次世代吸入製剤とデバイスの開発

Development of Formulations and Devices of Next-Generation Inhalations

監修：岡本浩一
Supervisor : Hirokazu Okamoto

シーエムシー出版

はじめに

本邦では，吸入麻酔薬を除いて，ほとんどの吸入剤が，気管支喘息，慢性閉塞性肺疾患，インフルエンザウイルス感染症の治療およびその予防など，肺局所作用を目的として用いられている。一方，経肺投与は，肺局所疾患治療薬のみならず，消化管からの吸収が期待できないペプチド・タンパク質性医薬の全身作用を期待した投与経路としても注目されている。

吸入剤が他の剤形と異なる点は，肺深部に製剤を到達させるために製剤が呼吸器に入る時点で直径数μmの粒子となっている必要があることである。そのためには，高度な微粒子製剤設計とともに，微粒子を分散させるためのデバイス設計が必要になる。また，他の投与部位と比べて呼吸器系は構造が複雑であり，種差が大きく，非臨床試験で吸入剤の有効性・安全性を評価するために，様々な工夫が必要である。

薬物の経粘膜吸収に関する専門書はシーエムシー出版をはじめ，いくつかの出版社から発行されているが，薬物の経肺吸収に特化した専門書は本邦ではほとんど出版されていない。本企画では，第Ⅰ編で吸入剤の市場ならびに薬物動態について概観していただいた。第Ⅱ編では吸入剤に特化した吸収性・安全性評価法ならびに薬物経肺吸収の特徴について多角的にまとめていただいた。第Ⅲ編では種々の微粒子化技術と高機能微粒子製剤の特性について最先端の研究成果を報告していただいた。第Ⅳ編では，吸入粉末剤の有効性を決定する吸入デバイスについて，基礎検討例ならびに実用化例について紹介いただいた。いずれも，各分野の第一線で活躍されている諸先生方に執筆いただいた。

有効な吸入療法確立のためには，薬物の経肺吸収性を理解し，適切な製剤設計をするとともに，製剤に適したデバイス・噴霧器の設計が重要となる。本企画では，上記のように，経肺投与に向けた製剤化技術や投与デバイスの開発について最新知見をまとめた。次世代吸入製剤・デバイスの開発・応用・普及の一助となれば幸いである。

最後に，今回の企画をご提案いただいたシーエムシー出版の渡邊翔氏ならびに原稿執筆を快くお引き受けくださり，次世代吸入製剤とデバイスに関する素晴らしい一冊に仕上げてくださった諸先生方に深く感謝します。

2018年11月

名城大学　薬学部
岡本浩一

執筆者一覧（執筆順）

岡本浩一	名城大学　薬学部　薬物動態制御学研究室　教授
岡田弘晃	㈱岡田DDS研究所　所長
高野幹久	広島大学　大学院医歯薬保健学研究科　医療薬剤学研究室　教授
吉田寛幸	国立医薬品食品衛生研究所　薬品部　第一室　室長
平　大樹	立命館大学　薬学部　助教；滋賀医科大学医学部附属病院　薬剤部　客員助教
奥田知将	名城大学　薬学部　薬物動態制御学研究室　准教授
浅井　歩	大阪大学　大学院医学系研究科　疾患データサイエンス学　特任研究員
夏目秀視	城西大学　薬学部　薬学科　製剤学研究室　教授
八巻　努	城西大学　薬学部　薬学科　製剤学研究室　助手
勝見英正	京都薬科大学　薬剤学分野　准教授
山本　昌	京都薬科大学　薬剤学分野　教授
中西猛夫	金沢大学　薬学系　薬物動態学研究室　准教授
宮崎雄太	小野薬品工業㈱　CMC・生産本部　製剤研究部　後期経口製剤グループ
竹内洋文	岐阜薬科大学　製剤学研究室　教授
田上辰秋	名古屋市立大学　大学院薬学研究科　薬物送達学分野　講師
尾関哲也	名古屋市立大学　大学院薬学研究科　薬物送達学分野　教授
大竹裕子	近畿大学　薬学部　医療薬学科　製剤学研究室　助教
尾上誠良	静岡県立大学　薬学部　薬物動態学分野　教授
戸塚裕一	大阪薬科大学　製剤設計学研究室　教授

門田和紀	大阪薬科大学　製剤設計学研究室　准教授
川上亘作	(国研)物質・材料研究機構　国際ナノアーキテクトニクス研究拠点　グループリーダー
山本浩充	愛知学院大学　薬学部　製剤学講座　教授
村上義彦	東京農工大学　大学院工学研究院　応用化学部門　准教授
丁野純男	北海道科学大学　薬学部　応用薬学部門　薬剤学分野　教授
田原耕平	岐阜薬科大学　薬物送達学大講座　製剤学研究室　准教授
佐藤秀行	静岡県立大学　薬学部　薬物動態学分野　助教
廣田慶司	新潟薬科大学　健康・自立総合研究機構　客員研究員；東京理科大学　総合研究院　客員研究員
友田敬士郎	東京理科大学　総合研究院　客員研究員
寺田　弘	新潟薬科大学　学長
牧野公子	東京理科大学　薬学部　薬学科　教授
山下親正	東京理科大学　薬学部　製剤学教室（DDS・製剤設計学）教授
石関一則	日立オートモティブシステムズメジャメント㈱　技術開発本部　開発部　担当部長
佐藤哲也	大塚製薬㈱　製剤研究所　製剤研究室第二室　主任研究員
石田稚人	アストラゼネカ㈱　メディカル本部　呼吸器／炎症／自己免疫領域　喘息メディカルアフェアーズグループ
佐々木絢子	アストラゼネカ㈱　メディカル本部　呼吸器／炎症／自己免疫領域

目　次

【第Ⅰ編　総論】

第1章　経肺投与製剤の市場・開発動向　岡田弘晃

第2章　薬剤の経肺吸収機序・体内動態　高野幹久

【第Ⅱ編　吸収性・安全性評価】

第1章　経肺投与製剤の*in vitro*評価法　吉田寛幸

第2章　ヒト吸入パターンに基づいた吸入剤の評価　平　大樹，奥田知将，岡本浩一

第3章　気液界面細胞培養系を用いた吸入剤の評価　浅井　歩

第4章　小動物を用いた経肺吸収評価法　岡本浩一

第5章 カチオン性高分子による薬物の吸収促進 夏目秀視，八巻 努

第6章 関節リウマチの骨破壊抑制を目指したビスホスホネートの経肺投与型DDSの開発 勝見英正，山本 昌

第7章 薬物の肺吸収および作用における輸送体の役割 中西猛夫

【第Ⅲ編　製剤開発】

第1章　粉末吸入製剤と微粒子製剤化技術　宮崎雄太，竹内洋文

第2章　スプレードライ法によるナノコンポジット粒子の調製と吸収剤への応用　田上辰秋，尾関哲也

第3章　吸入粉末剤開発における微粒子調製法と疎水性アミノ酸の組み合わせによる吸入効率改善アプローチ　大竹裕子

第4章　吸入剤応用を指向したナノクリスタル製剤技術による医薬品の物性改善　尾上誠良

第5章　機能性素材やコンピューターシミュレーションを用いた吸入用粒子の創成　戸塚裕一，門田和紀

第6章　多孔性レシチン粒子の薬物担体としての応用　川上亘作

第7章　PLGAナノスフェアによる経肺投与　山本浩充

第8章　自己乳化現象を利用した多孔質PLGA粒子の作製技術　村上義彦

第9章　リポソームを用いた肺投与型DDS　丁野純男

第10章　コロイド薬物キャリアの経肺投与応用　田原耕平

第11章　肺内安定性を高めたペプチド性粉末吸入製剤
佐藤秀行，尾上誠良

第12章　結核，肺がん治療を目的とした経肺吸収DDSの開発

廣田慶司，友田敬士郎，寺田　弘，牧野公子

第13章　遺伝子・核酸医薬品の吸入粉末製剤開発　**奥田知将，岡本浩一**

【第Ⅳ編　デバイス開発】

第１章　吸入剤開発における現状と課題　**山下親正**

第２章　経肺投与デバイスの開発事例　**石関一則**

第３章　医療ニーズに最適化した吸入システム：メプチンスイングヘラー　**佐藤哲也**

第４章　医療ニーズに最適化した吸入システム：シムビコート®タービュヘイラー®　**石田稚人，佐々木絢子**

第Ⅰ編

総　論

第1章　経肺投与製剤の市場・開発動向

岡田弘晃*

1　まえがき

経肺投与製剤は極めて古くから使用されてきた製剤である。現在は，喘息や慢性気管支炎および肺気腫を含む慢性閉塞性肺疾患（chronic obstructive pulmonary disease：COPD）などの呼吸器の局所適用製剤として多くの製剤が汎用されている。本製剤が適用される呼吸器系臓器には，入り口の気管支，細気管支から実際に酸素と二酸化炭素が瞬時に置換される肺胞まで，極めて広大な面積（シングルのテニスコートの面積，100～140 m^2）を有している。しかも，肺末端の肺胞は0.1 mmと小さく，0.1～0.2 μmの薄い1層の扁平上皮細胞で構成されている。そして，多くの血管網に覆われているため，薬物の吸収速度は極めて速やかでインスリンなどの親水性中分子ペプチド薬の吸収性が高く，全身投与を目的としたバイオ医薬品の投与部位としても期待されている。さらに，肺胞表面にはタンパク質分解酵素が少なく，吸収された薬物は肝臓によるfirst pass effectを受けずに全身に直接吸収される。

2　吸入剤の製剤設計

日本薬局方では「吸入剤はエアゾールとして吸入し，気管支または肺に適用する製剤である」，「本剤には吸入粉末剤，吸入液剤および吸入エアゾール剤がある」と定義されている。さらに，「吸入粉末剤dry powder inhalers（DPI）は，吸入量が一定となるように調製された固体粒子のエアゾールとして吸入される。有効成分を微細な粒子として，必要に応じて乳糖などの添加剤と混和して均質とする」とある。また，「有効成分の粒子は，空気力学的に適切な粒子径（空気力学径）を有する」，「吸入液剤は，種々のネブライザー（nebulizer（噴霧器））を用いて適用する液状（溶液あるいは懸濁液）の吸入剤である」，「吸入エアゾール剤は，容器に充填した噴射剤（プロペラント）とともに，一定量の有効成分を噴射する加圧定量噴霧式吸入剤（pressurized metered dose inhaler（pMDI））である」と記されている。

吸入剤で重要なことは，目的の部位に有効に送達するための薬物の粒子設計と適切な吸入デバイスの設計である。吸入デバイスには実に多くのモデルがあり，現在市販の吸入剤を表1，表2にまとめ，使用されているデバイス名を記載している。服薬を指導する薬剤師と患者が，適切な使用法を熟知することが前提となる。

---

* Hiroaki Okada　㈱岡田DDS研究所　所長

表1　気管支喘息およびCOPDにおける主な市販の吸入剤一覧

一般名	商品名	販売会社	吸入デバイス	注
β刺激薬				
アドレナリン	ボスミン® 外用液 0.1%	第一三共	ネブライザー	喘息
dl-イソプレナリン塩酸塩	アスプール® 液（0.5%）	アルフレッサファーマ	ネブライザー	喘息・COPD
トリメトキノール	イノリン® 吸入液 0.5%	田辺三菱	ネブライザー	喘息
短時間作用性β2刺激薬　SABA				
サルブタモール硫酸塩	アイロミール® エアゾール 100μg	大日本住友	pMDI	喘息・COPD
サルブタモール硫酸塩	サルタノール® インヘラー 100μg ベネトリン® 吸入液 0.5%	GSK	pMDI ネブライザー	喘息・COPD
フェノテロール臭化水素酸塩	ベロテック® エロゾル 100	日本ベーリンガー	pMDI	喘息・COPD
プロカテロール塩酸塩水和物	メプチン® キッドエアー 5μg 吸入 100 回 メプチン® エアー 10μg 吸入 100 回 メプチン® スイングヘラー10μg 吸入 100 回 メプチン® 吸入液 0.01 % メプチン® 吸入液ユニット 0.3mL メプチン® 吸入液ユニット 0.5mL	大塚製薬	pMDI pMDI DPI（スイングヘラー） ネブライザー ネブライザー ネブライザー	喘息・COPD
長時間作用性β2刺激薬　LABA				
インダカテロールマレイン酸塩	オンブレス® 吸入用カプセル 150μg	ノバルティス	DPI（ブリーズヘラー）	COPD
サルメテロールキシナホ酸塩	セレベント®25 ロタディスク セレベント®50 ロタディスク セレベント®50 ディスカス	GSK	DPI（ディスクヘラー） DPI（ディスクヘラー） DPI（ディスカス）	喘息・COPD
ホルモテロールフマル酸塩水和物	オーキシス®9μg タービュヘイラー28 吸入 オーキシス®9μg タービュヘイラー60 吸入	アストラゼネカ / MeijiSeika	DPI（タービュヘイラー）	COPD
短時間作用性抗コリン薬　SAMA				
イプラトロピウム臭化物水和物	アトロベント® エロゾル 20μg	帝人ファルマ	pMDI	喘息・COPD
オキシトロピウム臭化物	テルシガン® エロゾル	日本ベーリンガー	pMDI	喘息・COPD

（つづく）

（つづき）

一般名	商品名	販売会社	吸入デバイス	注
長時間作用性抗コリン薬　LAMA				
アクリジニウム臭化物	エクリラ®400 μg ジェヌエア 30 吸入用 エクリラ®400 μg ジェヌエア 60 吸入用	杏林	DPI（ジェヌエア）	COPD
ウメクリジニウム臭化物	エンクラッセ®62.5 μg エリプタ 7 吸入用 エンクラッセ®62.5 μg エリプタ 30 吸入用	GSK	DPI（エリプタ）	COPD
グリコピロニウム臭化物	シーブリ® 吸入用カプセル 50μg	ノバルティス	DPI（ブリーズヘラー）	COPD
グリコピロニウム臭化物	Lonhala® Magnair（図2b）	Sunovion（大日本住友）	ネブライザー（eFlow）	COPD（FDA）
チオトロピウム臭化物水和物	スピリーバ® 吸入用カプセル 18μg（図1a） スピリーバ®2.5μg レスピマット 60 吸入	日本ベーリンガー	DPI（ハンディヘラー） SMI（レスピマット）	COPD 喘息・COPD
抗アレルギー薬				
クロモグリク酸ナトリウム	インタール® エアロゾル 1mg インタール® カプセル外用 20mg インタール® 吸入液 1％	サノフィ	pMDI DPI（インヘラー） 電動式ネブライザー	喘息
吸入ステロイド薬　ICS				
シクレソニド	オルベスコ®50 μg インヘラー 112 吸入用 オルベスコ®100 μg インヘラー 56 吸入用 オルベスコ®100 μg インヘラー 112 吸入用 オルベスコ®200 μg インヘラー 56 吸入用	帝人ファルマ	pMDI	喘息
ブデソニド	パルミコート®100 μg タービュヘイラー 112 吸入 パルミコート®200 μg タービュヘイラー 56 吸入 パルミコート®200 μg タービュヘイラー 112 吸入	アストラゼネカ	DPI（タービュヘイラー）	喘息
	パルミコート® 吸入液 0.25 mg パルミコート® 吸入液 0.5 mg		ジェット式ネブライザー	喘息

（つづく）

（つづき）

一般名	商品名	販売会社	吸入デバイス	注
フルチカゾンプロピオン酸エステル	フルタイド®50 μg エアゾール 120 吸入用 フルタイド®100 μg エアゾール 60 吸入用	GSK	pMDI	喘息
	フルタイド®50 ロタディスク フルタイド®100 ロタディスク フルタイド®200 ロタディスク		DPI（ディスクヘラー）	喘息
	フルタイド®50 ディスカス フルタイド®100 ディスカス フルタイド®200 ディスカス		DPI（ディスカス）	喘息
ベクロメタゾンプロピオン酸エステル	キュバール®50 エアゾール キュバール®100 エアゾール	大日本住友	pMDI	喘息
モメタゾンフランカルボン酸エステル	アズマネックス® ツイストヘラー100μg60 吸入 アズマネックス® ツイストヘラー200μg60 吸入	MSD	DPI（ツイストヘラー）	喘息
2 薬配合剤　ICS/LABA				
ブデソニド／ ホルモテロールフマル酸塩水和物	シムビコート® タービュヘイラー30 吸入 シムビコート® タービュヘイラー60 吸入（図 1 b）	アストラゼネカ／ アステラス	DPI（タービュヘイラー）	喘息・COPD
フルチカゾンプロピオン酸エステル／ サルメテロールキシナホ酸塩	アドエア®50 エアゾール 120 吸入用	GSK	pMDI	喘息
	アドエア®125 エアゾール 120 吸入用			喘息・COPD
	アドエア®250 エアゾール 120 吸入用（図 1 c）			喘息
	アドエア®100 ディスカス 28 吸入用 アドエア®100 ディスカス 60 吸入用（図 1 d）		DPI（ディスカス）	喘息
	アドエア®250 ディスカス 28 吸入用 アドエア®250 ディスカス 60 吸入用			喘息・COPD
	アドエア®500 ディスカス 28 吸入用 アドエア®500 ディスカス 60 吸入用			喘息

（つづく）

（つづき）

一般名	商品名	販売会社	吸入デバイス	注
フルチカゾンプロピオン酸エステル／ ホルモテロールフマル酸塩水和物	フルティフォーム®50 エアゾール 56 吸入用 フルティフォーム®50 エアゾール 120 吸入用 フルティフォーム®125 エアゾール 56 吸入用 フルティフォーム®125 エアゾール 120 吸入用	杏林	pMDI	喘息
フルチカゾンフランカルボン酸エステル／ ビランテロールトリフェニル酢酸塩	レルベア®100 エリプタ 14 吸入用 レルベア®100 エリプタ 30 吸入用 レルベア®200 エリプタ 14 吸入用 レルベア®200 エリプタ 30 吸入用	GSK	DPI（エリプタ）	喘息
ブデソニド／ ホルモテロールフマル酸塩水和物	DuoResp® Spiromax	Teva	DPI（Spiromax）	喘息・COPD（EMA）
2 薬配合剤　LAMA/LABA				
ウメクリジニウム臭化物／ ビランテロールトリフェニル酢酸塩	アノーロ® エリプタ 7 吸入用	GSK	DPI（エリプタ）	COPD
グリコピロニウム臭化物／ インダカテロールマレイン酸塩	ウルティブロ® 吸入用カプセル	ノバルティス	DPI（ブリーズヘラー）	COPD
チオトロピウム臭化物水和物／ オロダテロール塩酸塩	スピオルト® レスピマット 28 吸入（図１e）	日本ベーリンガー	SMI（レスピマット）	COPD
3 薬配合剤　ICS/LAMA/LABA				
フルチカゾンフランカルボン酸エステル／ ウメクリジニウム臭化物／ ビランテロールトリフェニル酢酸塩	Trelegy® Ellipta（100/62.5/25μg）	GSK/Innovia	DPI（エリプタ）	COPD（FDA, EMA）
ブデソニド／ グリコピロニウム臭化物／ ホルモテロールフマル酸塩水和物	PT010（320/14.4/9.6μg）	アストラゼネカ	pMDI	COPD（第Ⅲ相）

COPD：慢性閉塞性肺疾患，p-MDI：加圧噴霧式定量吸入器，DPI：ドライパウダー吸入器，SMI：ソフトミスト定量吸入器

表2　適応症と市販の主な吸入剤

一般名	商品名	販売会社	吸入デバイス	注
嚢胞性線維症				
トブラマイシン	トービイ® 吸入液 300mg	ノバルティス	ネブライザー（パリ I-bevAAD）	抗緑膿菌，粒子径 1～5 μm
ドルナーゼ　アルファ（遺伝子組換え）	プルモザイム® 吸入液 2.5mg	中外製薬	ジェット式ネブライザー	肺機能改善（DNA 分解酵素）
インフルエンザ				
ザナミビル水和物	リレンザ®	GSK	DPI（ディスクヘラー）	
ラニナミビルオクタン酸エステル水和物	イナビル® 吸入粉末剤 20mg（図 2 d）	第一三共	DPI（TwinCaps inhaler）	
肺高血圧症				
イロプロスト	ベンティビス® 吸入液 10μg（図 2 a）	バイエル薬品	携帯型ネブライザー	
一酸化窒素	アイノフロー® 吸入用 800ppm	エア・ウォーター	人工呼吸器	
糖尿病				
インスリン	AFREZZA® inhalation powder（図 2 c）	MannKind	DPI（AFREZZA inhaler）	
新生児呼吸窮迫症候群				
肺サーファクタント	サーファクテン® 気管注入用 120mg	田辺三菱	26 G 注射針・カテーテルチップシリンジ	気管内挿管チューブを使用
去痰				
アセチルシステイン	ムコフィリン® 吸入液 20 %	エーザイ	気管内点滴・噴霧吸入	気道粘液溶解剤
狭心症				
亜硝酸アミル	亜硝酸アミル「第一三共」	第一三共	人工呼吸器	シアン化合物解毒
全身麻酔				
セボフルラン	セボフレン® 吸入麻酔液	アッピー合同	吸入麻酔薬専用気化器	

吸入剤の吸入では，正確な投与量を確保するために，薬剤の噴霧と患者の吸気が同期していることが重要で，それぞれの吸入剤の使用に際しては，適切な投与デバイスの選択が必要である。例えば，ネブライザーは連続的に噴射されるので，吸気の同期が困難な小児や高齢者に適用され，pMDI は一定量の正確な吸入のために噴霧と吸入の同期が可能な成人に使用される。また，DPI は患者の吸気によって薬剤が噴霧されるので同期が容易であり，小児および吸気の弱い高齢者，喘息や COPD の患者にも適用可能で，近年，その使用が急激に増加している。また，pMDI の場合，直接吸入する場合と，吸入力，吸入容積の影響を少なくするためにデバイスと口腔の間にプラスチック製のスペーサーをつける場合がある。これによって吸気の同期を必要とせず一定の薬物量を吸入でき，特に高齢者には有用である。

カプセルあるいはカートリッジに充填された粉末が，すべて排出・吸入され，目的の気道部位に送達させるために種々の粒子設計がなされる。まず，送達されやすい粒子形状および粒子径であることが求められ，ヒト呼吸器系臓器の構造に模した，薬物粒子の送達性評価装置（カスケードインパクター，マルチステージリキッドインピンジャー，ツインインピンジャー，次世代インパクターNGI など）によって求められる空気力学的質量中央粒子径（mass median aerodynamic diameter：MMAD，空気力学径）が評価される[1]。また，正確に微量の薬物を所定の場所に送達するには，いろいろ工夫された単回ないし複数回の投与が可能な吸入デバイスが設計されている。

粒子設計についても各論にその詳細な記述を譲るが，気管支および細気管支への送達には MMAD を 5～10 μm に，肺深部には 0.5～6 μm，肺胞への送達には 0.5～3 μm にする必要がある。0.5 μm 以下の粒子にするとタバコの煙のように，一度吸入されても肺に吸着されず，再び外気に排泄されるので，薬物粒子径は微細であるほど良いというものではなく適切な粒度幅がある。粒子の形状および粒子径は吸入剤の製剤設計において最も重要である。また，微細な軽量の粉末粒子にすると，湿度や静電気の影響により粒子の凝集，飛散が起こり，吸入デバイスやカプセル壁への付着による排出量の低下や，バラツキ，充填精度，1 回分の分取が問題となる場合がある。そのような場合，50～100 μm の吸入剤用乳糖粒子キャリア（Lactohale 200，Inhaler 250 など）と混合して軽く付着させて流動性を高めて充填するか，微細薬物粒子をキャリア粒子程度の大きさに軽く造粒するなどの工夫が必要である。

3　経肺吸入製剤の現状と開発状況

3.1　喘息・COPD

気管支喘息は，気道の慢性炎症，気道過敏性の亢進，可逆性の気道閉塞などを特徴とする慢性呼吸器疾患で，通常，アレルギー反応が誘発して，運動，天候の変化，疲労，冷気，喫煙，風邪などにより気管支が収縮して喘息発作を起こす。この発作を繰り返すうちに，慢性の気管支炎によって気管支の収縮が起こり，気道の機能障害や気道構造の変化（リモデリング）により，非可逆性の気道制限をもたらす。最初の発症の誘発には，多くは特定のアレルゲン（ダニ，ハウスダスト，ペット，カビなど）に反応する特異的IgE抗体が，マスト細胞に反応し多くの有害化学伝達物質（ロイコトリエン，ヒスタミンなど）を放出し，気道を刺激して気管支平滑筋が収縮し，気道炎症を生じて痘が増加し喘息発作（咳，喘鳴，胸苦しさ，呼吸困難など）が始まる。喘息患者には，小児では男児が1.5倍多く，成人ではほぼ男女同数である。病型は小児喘息の大半（70～90％）はダニをアレルゲンとするアトピー型であるが，成人喘息では非アトピー型が多くなる。近年の治療薬の進歩と全世界共通の治療ガイドライン（GINA）の充実により重症喘息は減少したが，成人は小児に比して慢性化，重症化し易く，とくに60歳以上の高齢者においては年齢とともに喘息死亡率が上昇する。それでも，1990年代は1年に5,000～6,000人の喘息死がいたが年々低下し，2009年には2,139人（65歳以上が88％）になっている。

まず，喘息治療薬には予防薬としての“長期管理薬（予防薬）”と急性発作を治す“発作治療薬”に分類される[2)]。長期管理薬では，アレルギー性炎症を抑える薬剤を継続して吸入し，発作や気道過敏性，非可逆的気道閉鎖を予防する。例えば，①副腎皮質ステロイド薬（抗炎症ステロイド薬，ICS，吸入・経口），②長時間作用性β2刺激薬（LABA，吸入・貼付・経口），③吸入ステロイド薬／吸入長時間作用性β2刺激薬の配合剤（ICS/LABA，吸入），④ロイコトリエン受容体拮抗薬（LTRA，抗アレルギー作用），⑤テオフィリン徐放性製剤，⑥抗IgE抗体，⑦ロイコトリエン受容体拮抗薬以外の抗アレルギー薬，⑧その他の薬剤，療法（漢方薬，特異的免疫療法，非特異的免疫療法）などがある。成人喘息においては，吸入ステロイド薬が第一選択薬と考えられている。次に，“発作治療薬”としては，①短時間作用性β2刺激薬（SABA，吸入・経口），②短時間作用性テオフィリン薬（気管支拡張作用，経口・注射），③ステロイド薬（経口・注射），④エピネフィリン皮下注射薬，⑤抗コリン薬（短時間作用性抗コリン薬SAMA，長時間作用性抗コリン薬LAMA，気管支拡張作用，吸入）などがある。小児・成人喘息とも気管支拡張薬の吸入β2刺激薬が第一選択薬と考えられている。なお，急性発作の家庭での治療において重要な点は，吸入β2刺激薬の治療に反応しない場合は，次の点滴治療が遅れないように出来るだけ速やかに喘息救急外来を受診することである。

慢性気管支炎や肺気腫を含むCOPD（慢性閉塞性肺疾患）は，主に喫煙，受動喫煙，大気汚染，または職業上の粉塵や化学物質の吸引に起因する進行性疾患である。2017年，世界中で推定3億8,400万人が罹患しており（http://goldcopd.org），2012年から死因の第3位になっている。日本では，2014年に特定されている患者は26万人であるが，診断されていない患者を含めると500万人以上であると推定されている（NICE study）。2016年の男性の死因の第8位で，2015年の調査では喘息死の約10倍であった。Lancet Respiratory Medicineのオンライン版（2017.08.16）によると，2015年のCOPDによる死者は全世界で320万人，喘息による死者数は40万人と推定されている。患者数は喘息の方が2倍多く，COPDの1億7,450万人に対して喘息では3億5,820万人であった。大気汚染が厳しい中国では，40歳以上のヒトの10人に1人はCOPDに罹患して年々増加しており，現在，死因の第3位である。2013年の全世界のCOPD市場は130億ドルで，2019年までに190億ドルに拡大すると予測されている。また，COPDによる死因の実に約90％が喫煙に起因していることが判明しており，かかる因果関係が明確な喫煙が自己責任として，国家的規制がなされていないことに驚きを禁じ得ない。せめて受動喫煙の根絶を図って欲しい。現在市販の喘息およびCOPD治療用の吸入剤は極めて種類が多く，表1に主な国内販売品を収載した。大きく分類して，気管支拡張剤，抗炎症ステロイド，メディエーター遊離抑制剤である。いずれの疾患も同様の薬物を使用するが，COPDの場合，特に気管支拡張薬が薬物治療の中心となり，長時間作用性抗コリン薬LAMAが最も多く使用されている。LAMAは1回の吸入で作用が24時間持続し，1秒量（最初の1秒間の努力呼気量，FEV1）や努力肺活量（FVC）の改善が翌朝まで認められる。その他，痰をとる喀痰調整剤，感染症を防ぐ抗生物質や増悪を繰り返す場合には吸入ステロイド剤を使用する。またさらに，COPD治療では呼吸器機能改善や増悪の減少，息切れなどの日常的症状を管理することが重要で，欧米の約25％の患者にはICS/LAMA/LABAの3剤併用療法が処方されており，多くは複数の吸入器によって投与されている。また，これまでにICS/LABA配合薬（レルベアエリプタ®）やLAMA/LABA配合薬（アノーロエリプタ®）などの2剤吸入製剤が開発され使用されている。さらに，GSK社はこれらよりさらに有効（増悪頻度の有意な低下）とされるICS/LAMA/LABAの3剤配合粉末吸入剤Trelegy Ellipta®を開発し，2017年9月欧米で許可された。その優位性を示す臨床試験結果が*New England J. Medicine,* **378**(18)(2018)に掲載されている。アストラゼネカ社も，ICS/LAMA/LABA 3剤配合のpMDIでの中等症から最重症のCOPD患者における第Ⅲ相臨床試験を実施し2剤同時吸入剤より優位である結果を*Lancet*に発表した（2018.1)。2018年に日本，2019年に欧米に申請の予定である。

この疾患領域の新薬開発のトピックスとしては，吸入剤ではないが好酸球を直接除去する抗体薬で，2018年1月にヒト化抗IL-5受容体αモノクローナル抗体ベンラリズマブ（ファセンラ®皮下注30 mgシリンジ，アストラゼネカ）が欧米で承認された。本品は既存治療によって治癒できない難治性喘息患者に限定されるが，ナチュラルキラー細胞を誘導して好酸球を除去する抗体依存性細胞障害（ADCC）活性も有し，血中，喀痰，気道中の好酸球を直接除去して喘息症状を緩和する。これまで，バイオ医薬品としては，ヒト化抗IgEモノクローナル抗体オマリズマブ（ゾレア®皮下注用），ヒト化抗IL-5モノクローナル抗体メポリズマブ（ヌーカラ®皮下注用）が臨床使用されるようになり治療効果も向上してきたが，IL-5の中和作用だけでは気道の好酸球を完全に除去することが困難な場合が生じていた。同社は，現在第Ⅲ相試験を実施中のtralokinumab（抗IL-13抗体），および標準治療抵抗性抗喘息薬としてT2免疫レギュレーターのTSLPに対する抗TSLPモノクローナル抗体tezepelumabの第Ⅲ相試験を実施中である。さらに，Pieris社と共同で，難治性の喘息を対象にして，炎症性サイトカインIL-4やIL-13経路を断つために，IL4 Raを標的としたAnticalinタンパク質性阻害剤（PRS-060）の経肺投与製剤の第Ⅰ相試験を開始している。一方，GSK社では，COPD治療薬として抗IL-5抗体（mepolizumab，申請中），フォスファチヂールイノシトール3-キナーゼδ（PI3 Kδ）阻害薬（nemiralisib，第Ⅱ相），ケ

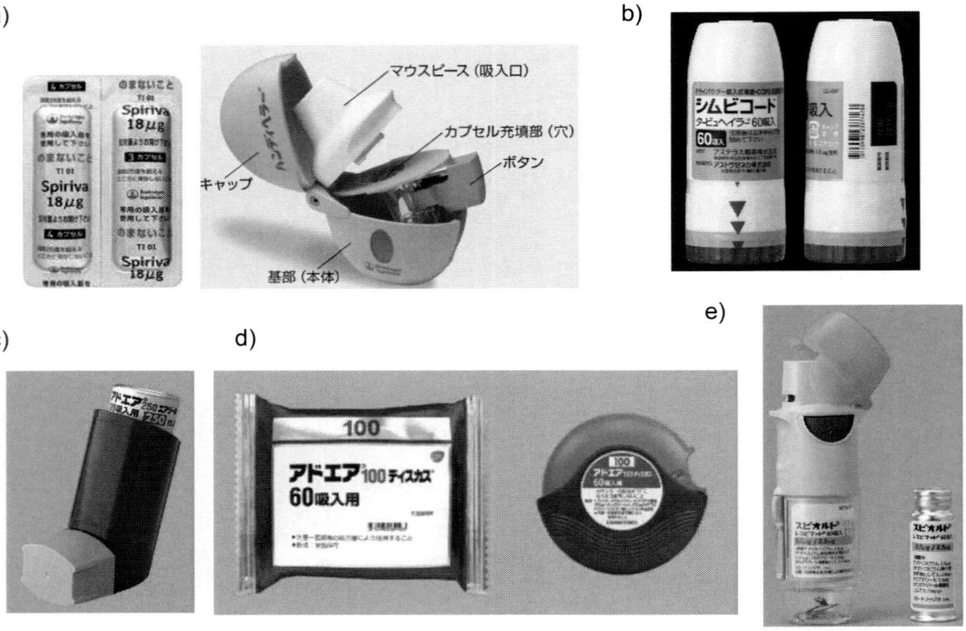

図1　市販の喘息および COPD 治療用吸入剤

a）スピリーバ® 吸入用カプセル 18μg（DPI，ハンディへラー），b）シムビコート® タービュヘイラー（DPI，タービュヘイラー），c）アドエア®250 エアゾール 120 吸入用（pMDI），d）アドエア®100 ディスカス 60 吸入用（DPI，ディスカス），e）スピオルト® レスピマット 28 吸入（SMI）

モカイン（C-X-C モチーフ）受容体 2（CXCR2）アンタゴニスト（danirixin，経口，第Ⅱ相），喘息治療薬として TLR7 アゴニスト（2245035，第Ⅱ相），抗 IL33 受容体抗体（3772847，第Ⅱ相）などを開発している。

この領域の吸入剤としては，1 剤で喘息のコントロールが可能，デバイスが使い易く正確で，小児の喘息管理が容易などの理由でアドエア，シムビコートなどの 2 剤配合剤が医師に圧倒的に支持されている。2016 年の世界売上上位から 16 位アドエア／セレタイド（図 1 c, d）が 4,730 M$（GSK），26 位シムビコート（図 1 b）3,350 M$（アストラゼネカ），29 位スピリーバ（図 1 a）3,311 M$（ベーリンガーインゲルハイム）と極めて大きな市場を有している。また，今後の患者増加に伴いさらに大きなビジネスチャンスが期待できる。次に本疾患以外の吸入剤をまとめて解説する（表 2）。

3.2　嚢胞性線維症

嚢胞性線維症 cystic fibrosis（CF）は，遺伝性疾患の一種で，塩素イオンチャネル（CFTR）の遺伝子変異により上皮細胞の分泌機能に異常をきたし，管腔内の粘液／分泌液が過度に粘調になることで管腔が閉塞したり感染し易くなる疾患である。したがって治療には，去痰薬，気管支拡張薬，感染症治療薬などの投与が行われている。欧米では出生児薬 2,500 人当たり 1 人程度に見られる比較的頻度の高い遺伝性疾患であるが，日本では約 187 万人に 1 人と極めて稀な疾患である。

ドルナーゼアルファ(遺伝子組換えヒト DNase I，プルモザイム® 吸入液 2.5mg）は，本疾患患者の粘液／分泌液中に大量に含まれ粘調性を高めている好中球由来の DNA を加水分解し，喀痰の粘度を下げ排出を容易にして肺機能を改善し，気道感染の相対的リスクを低下させる。厚生労働省「医療上の必要性の高い未承認薬・適応外薬検討会議」からの開発依頼を受けて中外製薬が開発し，2012 年に承認された。1 日 1 回 2.5 mg をジェット式ネブライザー(パリ・ジャパン）で吸入する[3]。吸入による薬物の吸収はほとんどなく典型的な局所適用剤である。

本疾患での緑膿菌感染症の治療には，抗生物質の静脈内注射しか治療法がなかったが，2012 年アミノグリコシド系抗生物質であるトブラマイシンの吸入製剤（トービイ® 吸入液 300mg）が製造承認を得た。1 日 2 回 28 日間噴霧吸入し，その後 28 日間休薬し，これを 1 サイクルとして投与を繰り返す。2010 年にこれも「医療上の必要性の高い未承認薬・適応外薬検討会議」からの要請でノバルティスファーマ社が開発した。1 アンプル 5 mL をパリ・LC プラスネブライザーで約 15 分間かけて吸入する。2～5 μm の粒子径を有するエアロゾル粒子が高い割合で存在し，薬物の多くは気道に留まり局所作用としての効果を発揮する。薬物本来の副作用である腎毒性や難聴は認めなかった。本疾患に対し，緑膿菌の感染増悪を抑制し呼吸機能（FEV1）を改善した。興味あることに，本疾患由来の気道上皮細胞上に，*P. aeruginosa* バイオフィルムを形成させた培養系にトブラマイシン 1,000 μg/mL を処置するとバイオフィルムが消失した。本疾患に限らず，吸入剤による薬物治療の際の疾患局所を覆うバイオフィルムや間質組織の薬物透過性の確保は局所投与とは言え一つのハードルになる。

その他，カリニ肺炎でのペンタミジン吸入剤，肺アスペルギルス症に対するアンホテリシン B 吸入剤，難治性緑膿菌感染症の末期びまん性汎細気管支炎へのトブラマイシン吸入剤での有用性が報告されている。また，同系統のアルベカシン吸入剤（1 回 50 mg を 1 日 3 回人工呼吸器ないしジェット式ネブライザーで吸入）による耐性グラム陰性菌および MRSA による肺炎患者における臨床学的有効性が報告されており，現在，Meiji Seika ファルマ社が海外で第 I 相臨床試験を進めている。感染症に関する吸入剤の検討については本総説[4] を参照して欲しい。

また，CF に関しては，たいへん興味あることに最近，根本的な治療を目指して Boehringer Ingelheim 社が，UK Cystic Fibrosis Gene Therapy Consortium，Imperial Innovations，Oxford Biomedica と共同で，正常な CFTR 遺伝子を導入するためのレンチウイルスベクターを用いた遺伝子治療薬の開発に乗り出した（2018.8.7）。

3.3　インフルエンザ

インフルエンザ influenza は，インフルエンザウイルスが喉や気管支，肺で感染・増殖することによって発症する。国内では例年 1～2 月に発生数がピークとなる。ウイルスが気道に付着すると20分程度で細胞内に取り込まれ増殖を繰り返すため，高熱を伴って急激に発症し，全身倦怠感，筋肉や関節の痛み，頭痛などが現れる。基本自然の免疫力で治癒する疾患であるが，重症化や長期化を防ぐために薬物治療がなされる。抗インフルエンザ薬にはノイラミニダーゼ阻害剤として4種類あり，オセルタミビルリン酸塩（タミフル®，経口），ザナミビル水和物（リレンザ®，吸入），ラニナミビルオクタン酸エステル水和物（イナビル®，吸入），ペラミビル水和物（ラピアクタ®，注射）で，発症から48時間以内に投薬する必要がある。吸入剤は，気道で直接作用するため効果の発現が早く，全身への影響も少なく副作用の発生が比較的少ない。また，何れもこれらの薬剤は治療薬としての使用と予防薬としての使用が許可されている（ペラミビルは除く）。一方，2018年2月に新しい作用機序のキャップ依存性エンドヌクレアーゼ阻害薬でインフルエンザウイルスのmRNA合成を阻害し増殖を抑制する単回経口投与製剤ゾフルーザ®錠10mg，20mg（バロキサビル マルボキシル）が治療薬として塩野義製薬より，「先駆け審査指定制度」に指定され早期承認された。現在主流のノイラミニダーゼ阻害薬の耐性ウイルスに有効であることも優位点である。

ザナミビル水和物（リレンザ吸入剤）は，A・B型のインフルエンザに有効でウイルス表面に存在する酵素ノイラミニダーゼの選択的阻害薬で，気道の上皮細胞から感染性のウイルスが遊離するのを阻害し，増殖を抑制して発熱を抑制する。1回10mg（5mgブリスター2個）を，1日2回，5日間専用の吸入器を用いて吸入する。本剤では10歳以上の未成年者において，使用後の異常行動による転落等の事故が報告されている。最近では，薬剤の服用の有無にかかわらず，発熱後数日（2日以内）の異常行動が報告されており，保護者の監視が必要である。

イナビル®吸入粉末剤20mg（図2d）は，抗インフルエンザウイルス作用を有するラニナミビルのオクタン酸エステル（プロドラッグ）で，1回の吸入により気管支，肺上皮細胞に速やかに吸収され，細胞内で加水分解され極性の高い活性物質になる。この親化合物は細胞膜透過性が低いため5日以上細胞の中に貯留して抗ウイルス活性が持続する。したがって，リレンザとは異なり低用量の1回吸入で効率よく治療できることが最大のメリットである。化学修飾とDDS技術が組み合わされた素晴らしい製剤となっている。吸入デバイスはポルトガルのHovione社のTwinCaps® inhalerが使用され，使い捨ての精巧なデバイスである。

2016／2017年シーズンにおける国内の推定処方患者数（企業拠出資料）は，タミフル：313万人，リレンザ：197万人，ラピアクタ：27万人，イナビル：475万人であった。イナビルの2017年度売上は253億円であった。また，パンデミック発生に備え毎年国が備蓄購入しているが，2018年度分としてイナビル粉末剤20mgを約381万人分購入することが公示されている。

3.4 肺高血圧症

肺高血圧症 pulmonary hypertension（PH）とは，肺の抵抗血管圧が上昇して肺動脈圧が上昇し，肺高血圧が生じる疾患である。5群に分類され，①肺動脈性肺高血圧症 pulmonary arterial hypertension（PAH），②左心性心疾患による肺高血圧症，③肺疾患および低酸素血症による肺

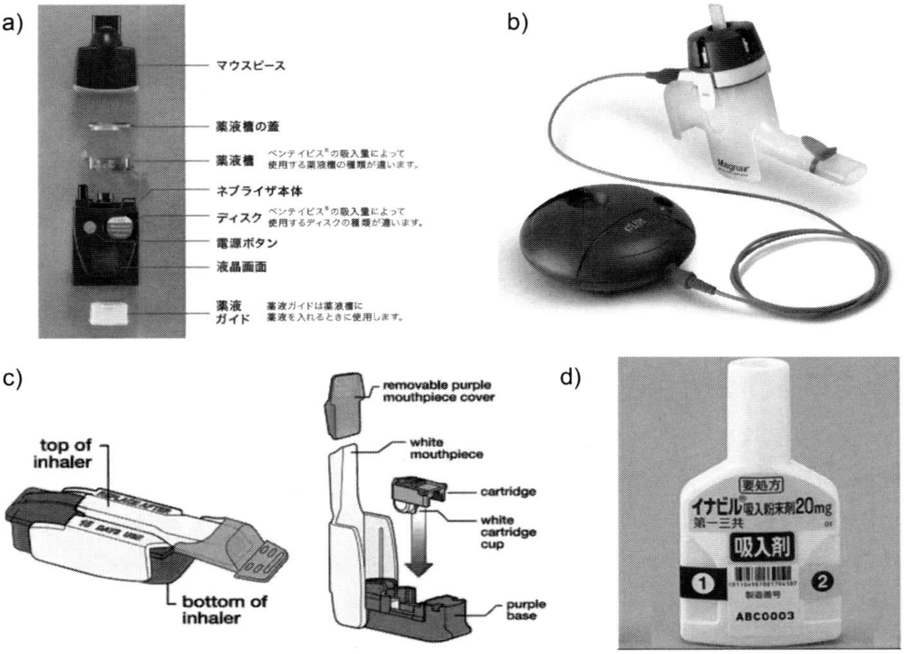

図2　市販の携帯用ネブライザー，インスリン吸入剤とインフルエンザ治療用吸入剤

a) ベンティビス® 吸入液：携帯型ネブライザー（I-neb AAD），b) Lonhala® Magnair（Sanovion 社）：グリコピロニウム臭化物 25μg/1 mL 入りカートリッジをネブライザー（PARI 社，eFlow）に装着して吸入する，c) Afrezza® inhalation powder：多回吸入デバイス（Gen2 inhaler）にインスリン充填カートリッジを装着して吸入する，d) イナビル® 吸入粉末剤 20mg：TwinCaps inhaler の薬剤トレー①②の内部に粉末各 10 mg が充填されている。成人の場合，この薬剤トレーを左右にずらしてそれぞれを吸入する。

高血圧症，④慢性血栓塞栓性肺高血圧症（CTEPH），⑤詳細不明な多因子の機序を伴う肺高血圧症がある。PAH 発症には，遺伝的背景に加え，大気汚染，喫煙などの環境因子が関連している。すなわち，肺動脈のリモデリングに基づく狭窄，閉塞により肺血管抵抗性や肺動脈圧が上昇し，右心不全に至る疾患である。PAH の患者数は 100 万人あたり 15～52 人で，国内では 2014 年 2,946 人，発症の平均年齢は 41.9 歳と若年発症が多く圧倒的に女性に多い。特徴として，血管内膜および中膜の平滑筋細胞の異常増殖による肺動脈内腔の狭小化・閉塞により肺高血圧・右心不全を呈する。進行した PAH の予後は悪く，薬剤による根治は困難なため肺移植の適応疾患である。死亡率は現在でも高く，診断から 1 年で 15％，3 年で 32％である。

治療薬としては，エンドセリン受容体拮抗薬，ホスホジエステラーゼ 5（PDE5）阻害薬および可溶性グアニル酸シクラーゼ（sGC）刺激薬，PGI_2 誘導体の製剤があり，いずれも血管拡張作用により肺動脈圧と肺血管抵抗性を低下させる。なるべく早期に複数の薬剤を適用すると予後改善に繋がることが知られている。吸入剤としては PGI_2 誘導体製剤イロプロスト吸入剤（ベンティビス® 吸入液 10μg，図 2 a）がある。「医療上の必要性の高い未承認薬・適応外薬検討会議」

での協議を経て，2010年に厚生労働省から要請を受けバイエル薬品が開発した。携帯型ネブライザー(メッシュ式ネブライザー I-neb AAD）が使用され，臨床試験で有効性の主要評価項目である12週における肺血管抵抗（PVR）が改善し，6分間歩行距離についても改善傾向が認められている。薬液のMMADは2.1 μmであった。通常，成人には初回2.5 μgを吸入し，忍容性を確認した上で2回目以降は5.0 μgに増量して1日6～9回吸入する。血管拡張作用と血小板凝集抑制作用を示す。PAH治療に対する吸入剤の将来については本文献[5]を参照されたい。

なお，新生児の肺高血圧を伴う低酸素性呼吸不全の改善と心臓手術の周術期における肺高血圧の改善に，肺血管拡張剤の一酸化窒素（アイノフロー® 吸入用800ppm）が使用されている。本剤は人工呼吸器などのガスフローに載せて吸入する。

3.5 新生児呼吸窮迫症候群

サーファクテン® 気管注入用120mgは，人工の肺サーファクタント（健康なウシ肺抽出物にリン脂質，遊離脂肪酸，トリグリセライドを添加したもの）で，生理食塩水4 mLによく懸濁して，全肺野に行き渡るように気管内に注入する。在胎37週未満で出生した未熟児に起こる呼吸窮迫症候群 respiratory distress syndrome（RDS）の治療に用いられる。肺サーファクタントを産生できない早産児の疾患で，本製剤の補充により比較的速やかに回復し，気胸，間質性気腫，脳室内出血，気管支肺異形成症のリスクが低減し，未熟児の救命率を飛躍的に向上させた。一方，その間に重度の低酸素血症により多臓器不全および死亡に至ることもある。本剤中のサーファクタントタンパク質は本来，肺胞Ⅱ型上皮細胞で合成されて分泌され，肺胞を押し広げる作用をしており，肺胞マクロファージの活性化や好酸球の死滅，局所免疫力を高め肺炎を誘発するB群溶連菌の増殖を抑制する効果がある。

3.6 自己免疫性肺胞蛋白症

本疾患 pulmonary alveolar proteinosis（PAP）は，肺胞内に逆にサーファクタント物質が蓄積して呼吸不全を呈する疾患である[6]。その患者の9割は，顆粒球／マクロファージコロニー刺激因子（GM-CSF）に対する自己抗体による肺胞マクロファージの機能障害のため，肺サーファクタント物質の除去能が低下してリポタンパク質様物質が蓄積し生じることが最近判明した。この疾患に対してGM-CSF吸入療法が，外来治療可能，標準治療の全肺洗浄より簡便であることから検討が進められている。径0.1 mm程の肺胞は，肺胞の毛細血管と空気のガス交換の場で，肺胞の表面張力を低減し肺胞が虚脱しないよう肺胞上皮細胞はサーファクタント物質を生成・分泌している。国内では100万人あたり有病率が6.0人と希少な疾患である。気管支鏡による気管支肺胞洗浄（BAL）では，洗浄液はミルク状の概観を呈する。GM-CSF 125 μmを生理食塩水2 mLに溶解して，PARI社製LC plusジェット式ネブライザーで1日2回吸入する。1週間吸入，1週間休薬するコースを12サイクル施行した全例で，肺胞気動脈血酸素分圧較差（AaDO2）の10 Torr以上の改善がみられている[6]。現在，米国Savara社のGM-CSF吸入剤

(Molgradex) が第Ⅲ相試験中である。また本剤は，非結核性抗酸菌 nontuberculous mycobacteria (NTM) による肺感染症に対しても有効で，第Ⅱ相試験中である。さらに，同社は嚢胞性線維症における MRSA 感染症に対するバンコマイシン吸入剤を第Ⅲ相試験中で，吸入剤による希少疾患の治療に特化したユニークなベンチャー企業である。なお，NTM は結核菌群とらい菌を除く，170 種類以上の抗酸菌の総称で，主に慢性呼吸器疾患を引き起こす。世界中で患者数が増加しており，米国の患者数は 5～8 万人，日本でも増加し，現在結核の新患者数を超えており，2014 年には 10 万人中 14.7 人の発生であった。

3.7　突発性肺線維症

肺炎には，肺胞内で主に炎症が起こる肺胞性肺炎と肺胞周囲の組織で起こる間質性肺炎があり，間質性肺炎の大部分は突発性肺線維症に起因する。突発性肺線維症 idiopathic pulmonary fibrosis (IPF，特発性とは原因不明の意味) は，喫煙が発症危険因子の一つで，肺胞周辺組織の炎症に始まり，病状の進行に伴いコラーゲンが分泌され間質が肥厚し，肺胞が潰れ肺組織が固く線維化する。これにより肺活量が減少し呼吸困難に陥る。線維化は肺胞上皮細胞から分泌される形質転換増殖因子 β (TGF-β1) によると考えられている。世界での有病率は 10 万人あたり 14～43 人，国内で患者数は約 1.5 万人で，IPF 診断確定後の平均生存期間は 2.5～5 年で，急性増悪後の平均余命は 2ヵ月以内とされる「指定難病」である。以前は肺線維化の進行を抑えるために，ステロイド薬や免疫抑制剤が使用されたが，悪化の危険性があり現在は使用が推奨されていない。現在は，ムコフィリン® 吸入液と，第一選択薬の線維化抑制剤ピルフェニドン (ピレスパ® 錠，塩野義製薬) あるいはニンテダニブエタンスルホン酸塩 (オフェブ® カプセル，日本ベーリンガー) の経口投与剤が推奨されている。

ピルフェニドンは日本で先駆けて承認を受けた薬剤で，TGF-β の産生抑制と，塩基性線維芽細胞増殖因子 (bFGF)，ストロマ細胞由来因子 1 (SDF-1α)，IFN-γ などの炎症性サイトカインの抑制作用を有する。副作用として消化器症状，光線過敏症があり吸入剤の有用性が示され，塩野義は DPI 型吸入剤を開発している (第Ⅰ相試験)。ニンテダニブは，血管内皮増殖因子受容体 (VEGFR)，FGF 受容体 (FGFR)，血小板由来増殖因子受容体 (PDGFR) の分子標的薬でトリプルチロシンキナーゼ阻害薬である。努力肺活量 (FVC) の年間減少率を有意に抑制した。副作用としては 50～60％に下痢が見られ，肝障害にも要注意である。一方，バイオ医薬品の吸入剤としてオリゴ核酸とタンパク質について興味ある試みがなされている。2018 年 7 月，ボナック / 東レ社の抗 TGF-β1 の siRNA 薬 (TRK-250) がネブライザーを用いた吸入剤として FDA から米国における第Ⅰ相試験の許可を得た。また，東北大学で骨髄間葉系幹細胞が分泌するタンパク質スタンニオカルシン (STC1) の吸入剤が TGF-β1 の産生・分泌を抑え，肺胞の線維化を抑制することをラットの実験で見出している。

3.8 結核

結核の世界的な感染動向は，2007年の年間新患者数800万人，2015年の死亡者数180万人で，国内では毎年3万人（2013年）が発生し，今なお世界最大の感染症である。同時に，多剤耐性結核症（multi-drug resistant tuberculosis：MDR-TB）が増加傾向を続けている。また，エイズ患者の1/3が結核との合併症例であり，同時治療は困難である。結核化学療法の現在の課題は，治療期間の短縮，多剤耐性結核の治療，エイズとの合併症の治療，薬剤耐性菌の発生防止，治療完了率の向上である。通常，治療には複数の薬剤を同時投与する。ヒト免疫不全ウイルス（HIV）非感染者あるいは感染者において，初期治療期間には，イソニアジド（INH），リファンピシン（RFP），ピラジナミド（PZA）に硫酸ストレプトマイシン（SM）またはエタンブトール（EB）の4剤を2ヵ月間内服し，続いてINH，RFPの2剤を4ヵ月間内服する。INH，RFPに耐性を示した場合は，新たに登場した薬剤耐性結核薬のデラマニド（DLM，大塚製薬）またはベダキリン（BDQ，ヤンセンファーマ）に他の3剤以上を併用して治療することが「結核医療の基準」に追記された（2018.4）。

抗菌剤については，噴霧吸入で直接患部である肺に投与する研究が世界中で進行している。PLGA，脂質マイクロ粒子（msp），ナノ粒子（nsp），リポソーム（lip）などに封入して薬物の物性に依存しない吸入剤の検討がなされている[7,8]。目的は，簡便な局所投与による投与量の低減と副作用の軽減，薬剤間相互作用の回避，粒子設計による高い肺深部への送達，作用の持続化などが検討されている。対象薬物としては，RFP，capreomycin，PA-824，SM（超音波式ネブライザー），RFP（PLGA msp，lip，DPI Rotahaler，FPF 92.5％），アミカシン（eFlow），シプロフロキサシン（eFlow）が報告されている。例えば，多剤耐性肺結核症に，KMの筋注にかえて，KM 200 mgを生理食塩水10 mLに溶解したものを超音波式ネブライザーで1日3回吸入した結果，吸入開始後まもなく喀痰量が減少し，8週後の喀痰の培養で菌の陰性化が確認できた。吸入による副作用は認められていない。

我々もRFPについてラットを用いて経肺投与製剤の検討を行った。薬物のPLGA nspを含むマンニトールのコンポジットmspとすることによって肺深部に送達し肺胞マクロファージへの高い取込みと徐放化が可能であることを報告している[9]。

3.9 肺がん

本疾患は極めて致死性が高く罹患者の致死率は0.87で，2012年の世界の推定肺がん患者の発生は180万人，肺がんによる死者は160万人でがん死の19％を占めていた。2035年までに全世界で本疾患による死亡者は300万人になると予想されている[10]。これまでに多くの薬物で，多くの粒子設計がなされ肺がん治療の可能性が検討されてきた[11]。組織学的分類である非小細胞肺がん（NSCLC）が肺がんの85％を占めており，通常，後期で診断される場合が多く，5年生存率は15％である。詳細は本総説[11]に委ねここでは省略するが，ゼラチン，ヒアルロン酸，PLGA，PEI，ポリリジン，キトサンなどの高分子を用いたmsp，nsp，コンジュゲート，ポリプレックス，lip，高分子ミセルなどが用いられている。最近では種々のオリゴ核酸，サイトカインや免疫賦活剤などに対する報告が増えてきている。また，細胞内への取り込みを促進するため，肺がん細胞表面に発現が増加した，LH-RH，葉酸，トランスフェリン，上皮成長因子（EGF），tumor necrosis factor-related apoptosis-inducing ligand（TRAIL），tumor-homing peptide（iRGD）などのレセプターを標的とした試みが行われている。

この中で上記の呼吸窮迫症候群RDSの治療薬としてすでに市販されているAlveofact®（Boehringer Ingelheim）は天然サーファクタントのlipで，肺吸入剤としてはlipが最も利用されている。現在，粉末吸入剤としてArikace®（アミカシン），Pulmaquin®（シプロフロキサシン）が臨床試験後期にある。肺がんにはシスプラチン，9-nitro-20-camphothecinのlip DPIがそれぞれ臨床試験中である。既存の抗がん剤とsiRNAをナノ粒子で投与したところ，薬物の局部への移行は注射の場合23％で，吸入剤の場合は83％と高かったことが報告されている。

3.10　糖尿病

世界における2015年の糖尿病患者は4億1,500万人で，2040年には6億4,200万人に増加するといわれている[12]。現在，ペン型注射器に充填されたインスリンおよび超速効型と持続型のインスリン誘導体の自己注射によって治療されている。特に，食後の過血糖を抑制するために食事前に注射することは患者にとっては負担であり，これまでに経鼻や経肺投与による非侵襲的投与法が検討されてきた。

MannKind社のAfrezza® inhalation powder（図2c）は，インスリンを添加剤としてfumaryl diketopiperazineとマンニトールを用いて多孔質の球形微粒子（Technosphere®）にしており，MMADが2～2.5 μmで粒度分布がシャープである。吸入特性に優れ，超速効型（T_{max}：12～17分）でBAは20～24％と良好，速やかな体内動態で低血糖の副作用の危惧も少なかった[11]。吸入デバイス（Gen2 inhaler）は小型で繰り返し使用でき，必要な投与量のカートリッジをセットするだけで容易に吸入できる。一方，Sanofi社が2015年から販売を開始したが，2016年1月，目標の販売額が達成できないとして撤退した。現在はMannKind社が自ら販売している。2018年上半期の売上が7.2 M$で，前年同期の1.61倍と増加しているが，当初の予定よりかなり低い。これには，喘息・COPDの患者では吸収が低いため投与に際して事前検診が必要であること，注射剤より少し高価であることなどが，保険会社と医師の処方箋が伸びない理由である。同社は，本吸入技術を用いてプロスタグランジンI_2誘導体treprostinilの吸入剤（肺動脈高血圧症）の第Ⅲ相試験中で，ペプチド薬としてPTH，サケカルシトニン，GLP-1などの吸入剤を開発している。

このAfrezzaより以前の2006年にインスリン吸入剤Exubera®（Nektar/Pfizer社）が発売されている。30 μmの多孔質微粒子（MMADは5 μm）を用いてBAは10％で世界最初の成功例であったが，喘息患者では使用できず，吸入デバイスが少し大きいとして販売が伸びず，Pfizer社はやはり1年足らずで市場から撤退した。この両製剤の比較が本文献[11, 12]に詳細に記述されているので参照されたい。インスリンは本来細胞の増殖を促進する作用があり，肺がん誘発の懸念もネックとなっている。以前から，Aradigm/Novo Nordisk 社（AERx iDMS）や Alkermes/Eli Lilly 社（Air inhaled insulin system）が開発していたが中止している。また，Nektar 社を立ち上げた J. Patton が別の Dance Biopharm 社を創設し，ポケットサイズのメッシュ型ネブライザー（Aerogen 社製）でインスリン溶液の吸入剤（Dance-501）を開発（第Ⅱ相試験終了）しているが進展は遅い。

3.11 その他の疾患

3.11.1 去痰

COPD，肺炎，肺結核，気管支喘息，嚢胞性線維症などの呼吸器系疾患では喀痰を除去することは必須である。ムコフィリン® 吸入液 20％は，単独または他の薬剤を混合して気管支内に直接投与するか噴霧吸入する。含有されるアセチルシステインの SH 基が粘液ムコ蛋白の-SS-結合を開裂して速やかに喀痰の粘度を低下させ喀出を容易にする。

3.11.2 血管拡張，シアン化合物解毒

亜硝酸アミル吸入剤は，虚血性心疾患薬として古い薬剤であるが，平滑筋弛緩ならびに血管拡張作用があり狭心症発作の急性期症状を速やかに緩解する作用を有する。また，本薬は血中のヘモグロビン（2 価）を酸化することによってメトヘモグロビン（3 価）を生成させ，シアンに対して競合的に作用し細胞呼吸を回復させ解毒作用を示す。シアン中毒の最も有効な治療法の一つである。被覆に吸収させ直接鼻孔に当てて吸入あるいは人工呼吸器の回路に入れて投与される。

3.11.3 全身麻酔

全身麻酔剤としてセボフルラン® 吸入麻酔液がある。本剤は，酸素もしくは酸素・亜酸化窒素混合ガスと共に導入する。その後の維持麻酔として患者の臨床徴候を観察しながら，通常，酸素・亜酸化窒素と併用し 4％以下の濃度で麻酔状態を維持する。患者は原則としてあらかじめ絶食させておき，必ず麻酔技術に熟練した麻酔専門医が使用する。円滑かつ迅速な導入と覚醒，優れた麻酔深度調節性が認められている。

4 あとがき

肺投与製剤としては，局所作用の喘息・COPD に対する治療薬が圧倒的に実用化されているが，インフルエンザや肺高血圧，肺サーファクタントの補充，肺線維症などでは副作用が少なく確実な効果が得られ，無くてはならない貴重な製剤となっている。さらに，投与面積が広く，吸収が良好で，投与が容易な点で，今後，ペプチド・タンパク質性医薬品やオリゴ核酸，ウイルスを使用した遺伝子治療など，全身投与と局所投与の両方において，繰り返し投与の必要な場合の新しい投与経路としての展開が期待される。その開発には，これら呼吸器系臓器の特性をよく理解し，それにあった粒子設計，投与デバイスの開発が最も重要である。吸入剤の現状と将来につ

いては，本総説[13]も参照されたい。

文　　献

1） 岡田弘晃，薬剤学実験法必携マニュアルⅠ物理薬剤学，p.289，南江堂（2014）
2） V. P. Moral and J. G. Donaire, *Med. Clin.*（*Barc.*）, **146**(7), 316（2016）
3） N. Collins, *J. R. Soc. Med.*, **102**, S11（2009）
4） J. Weers, *Adv. Drug Del. Rev.*, **85**, 24（2015）
5） T. Gessler, *Adv. Drug Del. Rev.*（2018）, DOI：10 .1016/j.addr.2018 .06 .003
6） 田澤立之，中田光，日薬理誌，**138**, 64（2011）
7） P. Khadka *et al.*, *Inter. J. Pharm.*, **548**, 244（2018）
8） Q. Zhou *et al.*, *Adv. Drug Del. Rev.*, **85**, 83（2015）
9） K. Ohashi *et al.*, *J. Cont. Rel.*, **135**, 19（2009）
10） M. M. Al-Tabakha, *J. Cont. Rel.*, **215**, 25（2015）
11） H. M. Abdelaziz *et al.*, *J. Cont. Rel.*, **269**, 374（2018）
12） 田上辰秋，尾関哲也，*Drug Delivery System*, **31**(5), 432（2016）
13） P. Strong *et al.*, *Drug Discov. Today*（2018）, DOI：10.1016/j.drudis. 2018.05.017.

第2章　薬剤の経肺吸収機序・体内動態

高野幹久*

1　はじめに

薬剤が患者に投与され期待される薬理効果（薬効）を発揮するためには，薬剤に含まれる薬物が標的組織へ到達する必要がある。薬物の生体内での動態は，吸収，分布，代謝，排泄（ADME）の4つの過程に支配される。例えば，経口投与製剤を服用した場合，薬物は消化管から吸収され血液の流れに乗って全身を循環し様々な組織に分布する。同時に肝臓での代謝や腎臓からの排泄などによって体内から消失していく。薬効は標的組織内の遊離形薬物濃度とその薬に対する生体の感受性によって決まるため，薬物の体内動態を理解し，さらには動態を予測・制御することは，医薬品の適正使用の観点からも極めて重要である。薬剤の経肺投与においてもADMEは薬効を規定する重要な要因であるが，特に吸収過程については肺に特徴的な構造や機能を理解する必要がある。

2　肺と肺胞の構造

2.1　肺の分岐構造

気道は，気管，気管支，細気管支と進むにつれて分岐を繰り返し，最終的に肺胞嚢に至る。Ewald R. Weibelの肺の分岐モデルによれば，第1分岐から第16分岐までが呼気をガス交換領域まで導く伝導気管支領域，第17分岐から第23分岐までが移行領域・呼吸領域とされる。このように何度も分岐を繰り返していることから，全体の構造として「樹木を逆さにしたような」形状にたとえられることもある。

2.2　肺胞とそれを構成する肺胞上皮細胞

枝分かれを繰り返した末梢部分は肺胞嚢と呼ばれ，そこでは外側に膨らんだたくさんの袋状の構造，すなわち肺胞が形成されている。1つの肺胞は直径0.2～0.3 mmと小さいが，ヒトの肺には4～5億個の肺胞があり，その表面積は50～100 mm^2にも及ぶ。このように広い表面積は，呼吸（ガス交換）に極めて適している。

個々の肺胞はⅠ型細胞およびⅡ型細胞と呼ばれる2種の上皮細胞から構成されている。Ⅰ型細胞は厚さ0.1～0.2 μmの非常に薄い扁平上皮細胞であり，この部分では肺胞表面から毛細血管ま

＊　Mikihisa Takano　広島大学　大学院医歯薬保健学研究科　医療薬剤学研究室　教授

での距離は 0.5〜1.0 μm に過ぎない。またⅠ型細胞は肺胞表面の 90％以上を覆っており，これらの形態的特徴から肺におけるガス交換の場となっている。一方，立方上皮のⅡ型細胞はⅠ型細胞の間に散在しており，面積的には肺胞表面の 5〜10％を覆うに過ぎないが，細胞数はⅠ型細胞と同数か，それよりも多いとされる。Ⅱ型細胞の主たる生理機能の１つに肺サーファクタントの産生・分泌がある。さらにⅠ型細胞が損傷した際には，Ⅱ型細胞が分裂・増殖し，その後，Ⅱ型細胞からⅠ型細胞に分化転換することで肺胞表面の修復にあたる。Ⅱ型細胞からⅠ型細胞への分化転換は，肺胞上皮Ⅱ型細胞を肺から単離・精製し，初代培養細胞として培養皿に播種した際にも観察される。

2.3　肺胞被覆液と肺サーファクタント

肺胞上皮細胞は，液体（alveolar lining fluid）の層で覆われている。肺の部位によって液体層の厚さは異なるが，肺胞では 0.07 μm 程度と考えられている。また，気管から肺胞にいたる肺全体の被覆液量は 15〜70 mL であり，そのうち肺胞領域の液量は 10〜20 mL とされる。加えて，肺胞被覆液中にはⅡ型細胞内の小器官である層板小体（lamellar body）で産生され細胞外へと分泌された肺サーファクタントが含まれている。肺サーファクタントは，肺胞被覆液の表面張力を低下させることで肺胞の虚脱を防いでおり，正常な呼吸に不可欠な物質である。肺サーファクタントにはサーファクタントプロテインＡなどのタンパク質が約 10％，リン脂質を中心とする脂質類が約 90％含まれており，リン脂質の成分として最も多いのはジパルミトイルホスファチジルコリンである。肺胞被覆液の表面には，これらリン脂質が，疎水性部分を空気側に，親水性部分を溶液側に向けた形で単層膜状に広がっている。したがって，経肺投与された薬物が吸収されるためには，このような肺に特徴的な液体層に溶解する必要があることも考慮しなければならない[1]。

3　肺胞上皮細胞におけるトランスポーターの発現・機能

3.1　単純拡散とトランスポーター介在性輸送

一般的に製剤には，全身作用を期待する製剤と局所作用を期待する製剤がある。経肺投与で全身作用を期待する場合，薬物は肺の上皮細胞や血管内皮細胞を経て全身循環血中に入り，標的組織に到達しなければならない。しかし肺局所での作用を期待する場合でも，例えば$\beta 2$アドレナリン受容体刺激剤が気管支拡張効果を発揮するためには薬物が気管支上皮細胞を通過して平滑筋に到達しなければならない。したがって，気道内や肺胞腔内の病原微生物などに対して直接作用する場合を除き，薬物の上皮細胞膜輸送や経上皮細胞輸送はその薬物が効果を発揮する上で重要な過程である。

多くの脂溶性低分子薬物は単純拡散によって細胞膜を透過することができ，その透過速度は Fick の法則に従う。Fick の法則によれば，広い表面積や短い拡散距離は透過速度の上昇に寄与するため，肺胞内のＩ型細胞で覆われた部分は脂溶性低分子薬物の透過に適した構造といえる。一方，低分子であっても水溶性の高い薬物では，単純拡散による生体膜透過は起こりにくく，その膜輸送にはトランスポーターが必要となる。さらに脂溶性低分子薬物についても，肺に存在する排出系のトランスポーターの基質となる場合には，肺胞腔内から上皮細胞内への移行が抑制される。肺胞上皮細胞におけるトランスポーターの発現・機能に関する情報については，小腸，肝臓，腎臓など薬物体内動態を支配する主要な臓器に比べると少ないが，経肺投与製剤開発の基盤情報としての重要性が認知され，現在，活発に研究が進められつつある。なお，肺におけるトランスポーターの発現に関する文献情報も増えてきているが，全ての研究グループで同じ結論が得られているとは限らない。情報収集に際しては，トランスポーター発現はmRNAとタンパク質の両方で確認されているか，タンパク質の発現はどのような手法で検討されているか（ウェスタンブロット，免疫組織染色，LC-MS/MSなど），どのような試料を用いて検討されているか（ヒトあるいは動物の肺組織，初代培養細胞，株化培養細胞など）などに留意する必要がある[2)]。

3.2 肺胞上皮細胞におけるSLCトランスポーターの発現と機能

SLC（solute carrier）トランスポーターは，促進拡散や二次性能動輸送（共輸送および逆輸送）を媒介するトランスポーター群であり，現在，約400種類のトランスポーターが知られている（http://slc.bioparadigms.org/ 参照）。促進拡散では，基質はトランスポーターを介し，基質の電気化学ポテンシャル勾配に従って受動的に輸送される。一方，二次性能動輸送は，共役する物質の電気化学ポテンシャル勾配に従った輸送のエネルギーを利用して，基質を電気化学ポテンシャル勾配に逆らって能動的に輸送するシステムである。共役する物質は，共輸送の場合，ナトリウムやプロトンであることが多いが，逆輸送では有機物質同士の共役も見られる。D-グルコースのトランスポーターを例にとれば，GLUTs（SLC2A）はナトリウム非依存性の促進拡散トランスポーターであり，SGLTs（SLC5A）はナトリウムとD-グルコースの共輸送トランスポーター（二次性能動輸送体）である。

肺胞上皮細胞において発現しており，薬物の輸送にもかかわることが知られているSLCトランスポーターの1つにペプチドトランスポーターPEPT2（SLC15A2）がある。PEPTにはPEPT1とPEPT2があるが，いずれもジペプチド，トリペプチド，およびこれらに構造が類似したβ-ラクタム抗生物質などを基質として輸送する。水溶性の高い経口投与β-ラクタム抗生物質が消化管から効率よく吸収されるのはPEPT1の働きによる。またPEPTは二次性能動輸送体（共輸送体）であり，プロトンと共役して基質を能動的に輸送する。基質に対する親和性は，PEPT2のほうがPEPT1に比べて高い。

すでに述べたように肺胞上皮は，Ｉ型細胞，Ⅱ型細胞という2種類の上皮細胞で構成されている。したがって肺胞上皮における物質輸送を考える上で，トランスポーターがどちらの細胞に発現しているのか，あるいは両方の細胞に発現しているのかを知ることは，当該トランスポーターの生理学的・病態生理学的意義や薬物動態に果たす役割を考える上で非常に重要である。さらに極性を持つ肺胞上皮細胞においては，トランスポーターの発現が肺胞腔内に面した細胞膜か血管に近い側の細胞膜のどちらに発現しているのかも重要である。ヒト肺胞における PEPT の発現はⅡ型上皮細胞に限局しており，その分子種は消化管とは異なり PEPT2 である[3)]。

ラット初代培養細胞系においてもⅡ型細胞では PEPT2 の発現・機能が認められるが，培養日数とともにⅠ型細胞への分化転換が進み，それに伴って PEPT2 の発現・機能が低下しⅠ型細胞になると消失する[4)]。初代培養細胞系は本来の肺胞上皮細胞の機能をよく保持しているが，分化転換に伴う形質変化のため長期間の観察には用いることができない。したがって PEPT2 のさらなる機能解析には PEPT2 を発現している株化培養細胞系が適している。しかし，例えば肺胞上皮Ⅱ型細胞由来とされる株化細胞であっても，本来のⅡ型細胞の形質をすべて保持しているわけではなく，適切なモデル細胞の選択が必要である。PEPT2 については，一般的に汎用されている肺胞上皮Ⅱ型細胞モデルである A549 細胞（ヒト由来）や RLE-6TN 細胞（ラット由来）では明確な発現・機能は認められない。一方，NCl-H441 細胞（ヒト由来）において PEPT2 の mRNA やタンパク質の発現ならびに PEPT2 介在性輸送活性が認められている。さらに PEPT2 は NCl-H441 細胞の頂側膜（肺胞腔内側の細胞膜）に発現しており，肺胞腔内からⅡ型細胞内への基質取り込みに働いているものと思われる[5)]。肺胞上皮の PEPT2 が経肺投与された基質薬物の吸収にどの程度寄与するのかなど，今後検討すべき課題は多い。

3.3　肺胞上皮細胞における ABC トランスポーターの発現と機能

ABC（ATP-binding cassette）トランスポーターは，ATP の加水分解エネルギーを使って基質となる物質を能動的に輸送する一次性能動輸送体であり，ポンプとも呼ばれる。ヒトの ABC トランスポーターは ABCA から ABCG までの7つのファミリーからなり，これまでに 48 種類の ABC トランスポーターが知られている。肺においても ABCA1 遺伝子によってコードされる P-glycoprotein（P-gp），ABCC 遺伝子によってコードされる multi-drug resistance-associated proteins（MRPs），ABCG2 遺伝子によってコードされる breast cancer resistance protein（BCRP）などの発現が知られているが，それらの中では P-gp に関する研究が最も進んでいる[2)]。これまでに，P-gp はヒトやラットにおいて，肺胞上皮Ⅰ型細胞の頂側膜側に発現しているがⅡ型細胞では発現していないこと，また初代培養細胞系ではⅡ型細胞からⅠ型細胞への分化転換に伴って発現・機能が上昇することなどが報告されている[6, 7)]。肺胞上皮細胞におけるこのような P-gp の発現パターンは，上述の PEPT2 とは全く逆である。肺胞上皮の P-gp は，呼吸に伴って肺胞内に取り込まれた生体異物がⅠ型細胞内に侵入するのを防ぐ生体防御系として働いているものと考えられるが，吸入剤として用いられている薬物の中にも P-gp 基質となるものがあるため，それら薬物の肺における挙動にも影響を与えることになる。

消化管の P-gp は，経口投与後の基質薬物の吸収を抑制する方向に働く。そのため，例えば Mdr1 a/1b ノックアウト（KO）マウスでは，基質となるジゴキシンやローダミン 123 の消化管透過性がワイルドタイプ（WT）マウスに比べて上昇する。一方，肺では必ずしも小腸の場合と

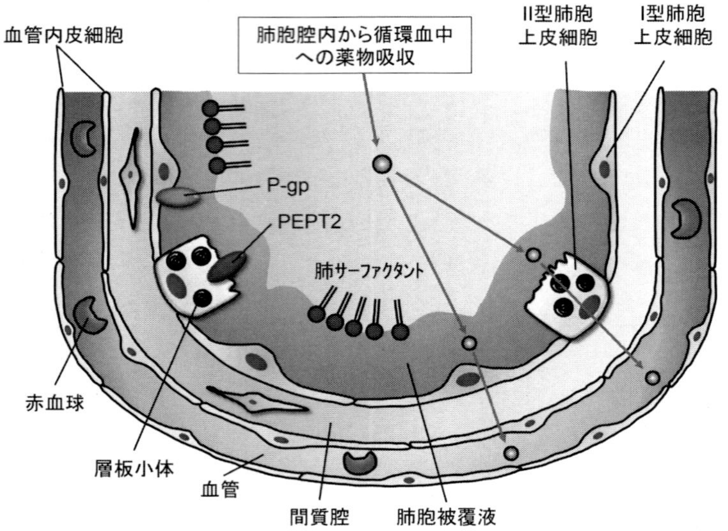

図１　肺胞の構造と P-gp および PEPT2 の局在
経肺投与された薬剤は肺胞腔内へ到達し，肺胞被覆液に溶解後，肺胞上皮細胞や血管内皮細胞を経て循環血中に吸収される。上皮細胞の間隙を通る輸送経路も存在するとされるが，ここでは経細胞輸送経路のみ示してある。

同じ結果にはならないようである。Price らは単離肺還流法を用いて，P-gp 基質とされる一連の化合物の経肺投与後の吸収を WT マウスと KO マウスで比較した[8)]。その結果，ローダミン 123 の経肺吸収は KO マウスのほうが有意に高い値を示したが，ジゴキシンでは両マウス群で差は見られなかった。彼らは化合物の物理化学的特性からこの差について考察し，肺の場合は非極性度の高い化合物がより P-gp の影響を受けやすいとしている。小腸と肺で P-gp の構造自体に差があるとは考えにくいため，このような違いがみられた理由については明確ではないが，同じ化合物であっても組織が異なると吸収挙動に対する P-gp の影響も異なる可能性があることに留意する必要がある。

肺胞の構造とⅠ型細胞，Ⅱ型細胞における P-gp，PEPT2 の局在を図１に示す。

4　肺胞上皮細胞における高分子のエンドサイトーシス

肺胞は表面積が広く，腔内から血管までの距離が短いことに加え，消化管に比べるとタンパク質分解酵素が少ないことからも，タンパク質性・ペプチド性医薬の非侵襲的な投与経路として期待されている。米国では FDA によって最初に認可されたインスリン吸入製剤 Exubera が 2006 年に市場に登場したが，利便性の問題などから販売中止となった。しかしその後，新たなインスリン吸入製剤 Afrezza が認可・販売され，現在に至っている。またその他さまざまなタンパク質性・ペプチド性医薬の経肺投与製剤の開発研究が進められている。

分子量の大きいタンパク質・ペプチドは，低分子化合物のように生体膜を単純拡散で透過することはなく，またSLCトランスポーターによっても運ばれない。したがって経肺投与されたタンパク質性・ペプチド性化合物の主たる吸収経路は，肺胞上皮細胞内へのエンドサイトーシスとそれに続く反対側へのエクソサイトーシス（全体として経上皮性のトランスサイトーシス）と考えられる。しかしトランスポーター介在性輸送と同様，肺胞上皮細胞における高分子のエンドサイトーシスについても，経肺投与製剤を設計するための基盤情報が充分とはいいがたい。

正常な肺の場合，肺胞被覆液中のアルブミン濃度は約5 mg/mLであり，血漿中（約40 mg/mL）と比べると低く保たれている。一方，肺浮腫などの病態下では肺胞被覆液中のアルブミン濃度は高まり，重篤な障害では血漿中濃度に近づく。アルブミン濃度が高くなるとそれに伴って膠質浸透圧が高くなるため，水のクリアランスが低下し，肺浮腫からの回復が遅くなる。したがって，肺胞腔内からのアルブミンクリアランスは，肺の恒常性維持や病態からの回復という生理学的，病態生理学的意義から注目を集め，比較的多くの研究がなされてきた。また，アルブミンには，高分子の肺挙動解析のモデル物質としての側面もある。

Johnらはラット肺胞上皮Ⅱ型細胞において，アルブミンはレセプターとされるgp60に結合し，カベオラ介在性にエンドサイトーシスされると報告した[9]。しかしgp60については，筆者が知る限り現在に至るまで遺伝子配列やアミノ酸配列に関する情報は不明である。筆者らはヒトやラット由来の培養肺胞上皮細胞を用い，アルブミンはカベオラ介在性でなくクラスリン介在性にエンドサイトーシスされること，アルブミンのエンドサイトーシス活性はⅡ型細胞のほうがⅠ型細胞に比べて非常に高いことなどを見出した[10~12]。その後，肺からのアルブミンクリアランスにクラスリン介在性エンドサイトーシスが関与することがインタクトな家兎の肺においても報告された[13]。なおこの報告においてはアルブミンレセプターとしてメガリンの関与が示唆されているが，確定するにはさらなる検討が必要と思われる。

肺胞上皮細胞を介したタンパク質・ペプチドの吸収メカニズムの解明とともに，タンパク質・ペプチドの吸収の向上を図るための技術開発も重要である。筆者らは肺胞上皮細胞へのアルブミン取り込みや*in vivo*経肺投与後のアルブミンの肺からのクリアランスを，カチオン性ポリアミノ酸であるポリ-L-オルニチンやポリ-L-リジンが著しく促進することを見出した[14]。ポリアミノ酸の効果には至適濃度が存在することから，アルブミン取り込み促進効果は負電荷を有するアルブミンと細胞表面の負電荷の電気的反発をカチオン性ポリアミノ酸が緩和することによるものと推察している[15]。そのため，アルブミンや細胞表面に過度のカチオン性ポリアミノ酸が結合すると，逆に正電荷同士の反発が生じるため取り込み促進効果の減弱が起こるものと考えられる。カチオン性ポリアミノ酸の効果はインスリンにおいても観察された[16]。インスリンについてもアルブミンの場合と同様，*in vitro*における肺胞上皮細胞内への取り込み促進効果のみならず，*in vivo*でカチオン性ポリアミノ酸をインスリンと併用投与することで，血糖降下作用の増強が認められた。米国で臨床使用されているインスリンの経肺投与製剤であるAfrezzaのバイオアベイラビリティはExuberaに比べて改善されたといっても20〜25％程度とされており，個体間変動の低減のためにもさらなるバイオアベイラビリティ向上が望まれる。カチオン性ポリアミノ酸は，インスリンやアルブミンなどのタンパク質・ペプチドと混合投与するだけで吸収促進効果があり，タンパク質やペプチド自体の構造修飾などを必要としないため，簡便で汎用性が高い吸収促進手法の候補として期待される。

5　おわりに

本書で取り上げられているように，吸入製剤の開発には，薬物の経肺吸収性，製剤，吸入デバイスの3つの視点からの検討が不可欠である。上述のように，薬物の経肺吸収メカニズムに関する情報は，現在のところ，消化管吸収に比べて多くないが，新たな経肺投与製剤開発の基盤を確立するためにも，さらなる研究の進展が望まれる。

文　　献

1) S. C. Das & P. J. Stewart, *Int. J. Pharm.*, **514**, 465 (2016)
2) S. Nickel *et al.*, *Expert Opin. Drug Deliv.*, **13**, 667 (2016)
3) D. A. Groneberg *et al.*, *Thorax*, **57**, 55 (2002)
4) M. Takano *et al.*, *Life Sci.*, **93**, 630 (2013)
5) M. Takano *et al.*, *Pharm. Res.*, **32**, 3916 (2015)
6) L. Campbell *et al.*, *J. Pharmacol. Exp. Ther.*, **304**, 441 (2003)
7) M. Takano *et al.*, *Drug Metab. Pharmacokinet.*, **31**, 417 (2016)
8) D. F. Price *et al.*, *Pharm. Res.*, **34**, 2498 (2017)
9) T. A. John *et al.*, *J. Physiol.*, **533**, 547 (2001)
10) R. Yumoto *et al.*, *Am. J. Physiol. Lung Cell. Mol. Physiol.*, **290**, L946 (2006)
11) M. Ikehata *et al.*, *Pharm. Res.*, **25**, 913 (2008)
12) R. Yumoto *et al.*, *Drug Metab. Pharmacokinet.*, **27**, 336 (2012)
13) Y. Buchäckert *et al.*, *J. Physiol.*, **590**, 5167 (2012)
14) R. Yumoto *et al.*, *Drug Metab. Pharmacokinet.*, **28**, 497 (2013)
15) M. Takano *et al.*, *Expert Opin. Drug Deliv.*, **12**, 813 (2015)
16) K. Oda *et al.*, *Drug Metab. Pharmacokinet.*, **27**, 570 (2012)

第Ⅱ編

吸収性・安全性評価

第1章　経肺投与製剤の *in vitro* 評価法

吉田寛幸*

経肺投与製剤の有効性・安全性を制御するためには，薬効発現を期待する気管支・肺に治療上必要な量の薬物粒子を送達することが重要となる。薬物粒子は，吸入デバイスから放出された後に空気力学的粒子径（気道内通過時に有する仮想的な粒子径）に依存して，気管支・肺に分布し，その後，気管支もしくは肺胞内表面で徐々に溶解して吸収される。本章では，経肺投与製剤の有効性・安全性に影響を及ぼしうる製剤特性を評価するための主な *in vitro* 評価法について，特に粒子径評価を中心に概説する。これらの評価法は，製剤特性の指標となるだけでなく，吸入剤後発医薬品の開発時において製剤間の同等性をサポートするデータとしての活用も期待できる。

1　送達量の均一性

吸入剤のうち吸入エアゾール剤（MDI）や吸入粉末剤（DPI）は一定量の薬物が吸入デバイスから放出されることを意図して開発されるものの，その薬物放出はそれぞれ噴射剤や患者の吸気により行われるため，薬物放出量が変動する可能性を有している。そのため，デバイスからの薬物の送達量（放出量）が一定の範囲に収まっていることを確認する必要がある。特に，1つの吸入デバイスから複数回の薬物吸入を行う製剤では，吸入剤の使用開始から使用終了まで（例えば100回吸入可能な製剤ならば吸入1回目から100回目まで）の送達量が一定であることが望ましい。いわゆる“吸入剤の送達量均一性試験法”が，日本薬局方[1)]や欧米薬局方に収載されており，各局でサンプリングのタイミングや適否判定の基準に違いがみられるものの，測定に用いる装置や基本的な操作は共通している。

試験には，吸入デバイスから放出された薬物を定量的に回収できる円筒形のサンプル捕集チューブやフィルターなどで構成される送達薬物捕集装置を使用する（図1）。DPIから放出される薬物量は吸入流量に依存するため，試験に用いる流量は使用する吸入デバイスの圧力損失が4 kPaとなる流量に設定する。そこで，DPIの評価ではデバイス内の圧力損失を測定するための圧力タップ（P1）が付属したサンプル捕集チューブが用いられる。

サンプリングのタイミングは製剤の特性により異なる。MDIおよび1吸入量の粉末が吸入器内で秤量されるDPIでは，吸入器内と吸入器間の送達量の均一性を確認することが必要となる。

＊　Hiroyuki Yoshida　国立医薬品食品衛生研究所　薬品部　第一室　室長

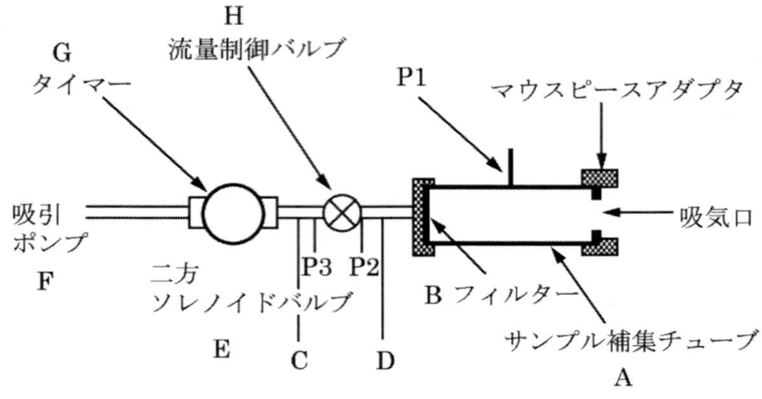

図１　吸入粉末剤用のサンプリング装置[1)]

一方，１吸入量の粉末があらかじめ秤量されているDPIは，各製剤の放出機構を考慮して個別に定めることとされている。

2　スプレーパターン（Spray pattern）と噴霧形状（Plume geometry）

デバイスから放出された薬物は，気道に入る際，まず咽頭・喉頭部を通過する必要がある。MDIはスプレーノズルから噴射剤により高速で放出されるため，咽頭・喉頭部への一部の薬物沈着は空気力学的粒子径に加え，スプレーパターンや噴霧形状の影響を受ける。米国FDAではMDI後発品の個別ガイダンスにおいて，スプレーパターンと噴霧形状の同等性の評価を求めている[2)]。

スプレーパターンとは，噴霧・拡散したエアゾールの断面形状で，ノズル部から一定のスプレー距離（3 cmや7 cmなど）を保ち１回噴霧を行い，薬物の断面形状を楕円率（長径／短径）や面積値などで表す。試験は，薄層版に衝突噴霧させる方法や，衝突によらない方法（レーザーライトシートとハイスピードカメラの併用），そのほか適切な方法が用いられる。

噴霧形状とは，ノズルから噴霧されたエアゾールの広がり（スプレー角度）やスプレー幅で，試験にはサウンドトリガ式カメラやレーザーライトシートなどが用いられる。スプレー角度はスプレー距離が長くなるに従い小さくなるので，できるだけ吸入デバイスに近い位置で測定する。スプレー幅は，一定のスプレー距離（3 cmや7 cmなど）における幅を測定する。スプレーパターンや噴霧形状は，充填された噴射剤の蒸気圧や共溶媒の種類や量，またノズルの形状（溜め部の深さ，オリフィスのジェットの長さおよびオリフィス径）に依存する[3)]。

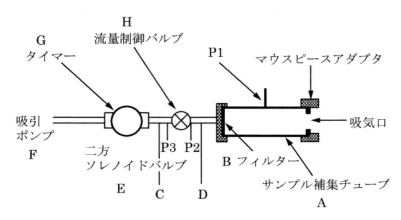

3　粒子径

吸入剤の評価に用いられる粒子径は，①幾何学的粒子径，②動力学的粒子径，および③光学的粒子径，の大きく3つに分類される。吸入剤の粒子は必ずしも球形ではないため，得られる粒子径は球の直径に変換した相当径を指す場合もある。幾何学的粒子径は，例えば粒子の持つ長短径，厚さまたはこれらの平均値，もしくは粒子の持つ面積や体積に相当する球に換算した面積径や体積径が用いられる。動力学的粒子径は，粒子の有する終末速度やブラウン拡散係数などの動力学的特性が等しい球の直径を指す。ストークスの抵抗則が成立する条件下で，流体密度を無視し粒子密度を1 g/cm^3 として得られるストークス径は，特に空気力学的粒子径と定義される。光学的粒子径は，粒子の持つ光散乱や回折パターンが等価な球の直径の相当径を指す。いずれの評価法においても，気管支・肺への適用を考慮する場合，1～10 μm を精度よく評価できることが重要となる。

3.1　画像法

画像法は，走査電子顕微鏡（SEM）や透過電子顕微鏡（TEM）による2次元画像に基づき測定するもので，ナノメーターレベルまで評価が可能である。粒子一つ一つの直接観察に基づくため，粒子径だけでなく粒子形状の情報も取得できる。個々の粒子径の評価を可能であるものの，1噴霧単位の粒度分布の評価は難しい。定量性がないため，吸入剤が有効成分と添加剤との混合物である場合や，2成分以上の有効成分を含む場合，成分の評価が困難であったが，ラマン分光法との併用により成分特異性を持たせることが可能となっている。

3.2　レーザー回折法・光散乱法

レーザー回折法・光散乱法および以下に示す評価法の特徴を表1に示した。レーザー回折法・光散乱法は，エアゾール粒子にレーザー光などの平行光を照射し，散乱光を検出器にて測定・解析することにより体積球相当径を得る手法である（図2）[4]。解析には，基本的に Mie 散乱理論が用いられるが，使用されるレーザー光の波長と比較して粒子径が十分大きい（10倍以上）場合は Fraunhofer 回折理論が用いられる。Mie 散乱理論の適用にあたり，粒子を滑面球と仮定した屈折率が必要となる。たとえば，吸入液剤の液滴のように十分に希釈された液滴では，水の複素屈折率（1.33＋0 i）が用いられる。1サンプル当たり1分以内と迅速な測定が可能であり，詳細な粒度分布の評価が可能である。一方，画像法と同様，有効成分特異性がないため，2成分以上の添加剤や有効成分が含まれる吸入剤の評価には適さない。また粒子濃度が高い場合，散乱光が別の粒子に衝突し多重散乱を起こすため，粒子径は過小評価される。そのため放出されるエアゾール粒子濃度が高い場合は，適切に希釈する必要がある。また，形状が複雑な粒子では乱反射や多重散乱の発生リスクが高まる。

MDI で使用される HFA-134 a などの噴射剤は，屈折率が高く測定への影響が大きいため誤差

表1　各種粒子径評価法の特徴

	レーザー回折法・光散乱法	飛行時間（TOF）法	多段インパクター法
1. 測定される粒子径	・体積相当径	・個数基準径 ・質量基準径への変換が必要	・質量基準径
2. 測定対象粒子径と分解能	・測定レンジは非常に広い ・0.5～200 μm	・0.5～20 μm ・1～10 μm の分解能は 0.02～0.03 μm	・0.4～10 mm ・0.5～5.0 mm に十分なステージ数（ACI, NGI）
3. 操作の簡便性	・試験法設定後は，非常に簡便	・試験法設定後は，非常に簡便	・非常に煩雑 ・操作者間で差が生じやすい
4. 測定に要する時間	・～1分	・～1分	・1～2時間
5. 定量性	・なし	・なし ・シングルインパクターや SPAMS との併用	・あり
6. 高濃度粒子への対応	・複数粒子の同時検出による誤差 ・要希釈	・複数粒子の同時検出による誤差 ・要希釈	・不要
7. 水溶液の液滴の評価	・吸入液剤では蒸発に留意	・吸入液剤では蒸発に留意 ・加速時に液滴が変形し誤差を生じる可能性	・吸入液剤では蒸発に留意 ・冷却した NGI の使用
8. 多孔性粒子の評価	・問題なし	・基準密度との乖離は誤差要因	・問題なし
9. 非球形粒子の評価	・乱反射や多重散乱の恐れあり	・ACI と比較して過小評価の傾向あり	・問題なし

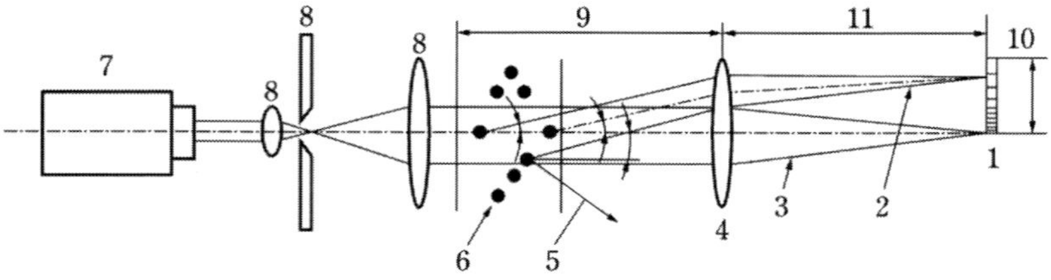

1：吸光度(オブスキュレーション)検出器
2：散乱光
3：直射光
4：フーリエレンズ
5：レンズ4で集められない散乱光
6：粒子集団
7：レーザー光源
8：ビーム調整部
9：レンズ4の有効距離
10：複数の素子を持つ検出器
11：レンズ4の焦点距離

図2　レーザー回折装置の構成例[4)]

要因となる。さらに懸濁タイプのMDIでは，液滴中に含まれる粒子数が一定ではなく，粒子を含まない液滴や複数粒子を含む液滴も存在する。これらの影響を低減するため，MDIの評価では，検出部通過までに粒子を十分に乾燥しておくことが望ましい。一方，吸入液剤の評価では，測定時の液滴の蒸発に留意する。本手法と多段インパクター法で得られる空気力学的粒子径との比較が多く報告されており，MDIでは噴射剤や共溶媒の十分な乾燥を，吸入液剤では逆に蒸発を最小限に抑えることで，空気力学的粒子径に相当する粒子径を期待できる場合がある[5)]。

DPIは，MDIや吸入液剤と異なり固体粒子として放出されるため，噴霧後の粒子形状は安定している。しかし，粒子の放出・解砕が試験流量に依存するため，試験中の流速管理が重要となる。可能であれば，薬物粒子を一定の流量で吸入デバイスから放出させるため，吸引ポンプなどと併用することが望ましい。

3.3　飛行時間（Time of flight：TOF）法

TOF法は，ノズルから放出され加速された粒子が2点間を通過する時間を測定することにより空気力学的粒子径を測定する手法である。粒子径が小さいほど慣性力が小さいため，ノズル部でより強く加速され2点間の通過時間が短くなることを利用している。多段インパクターよりも測定が迅速で分解能も高い。得られる空気力学的粒子径は個数基準の値であり，密度や粒子形状の情報を元にソフトウェアにより体積径相当径へと変換される。密度は，例えば1.05×10^3 kg/m^{3}の球形粒子で校正されている[6)]。粒子密度が大きい場合は過大評価される恐れがあり，2.45×10^3 kg/m^{3}の粒子で最大25％の誤差との報告がある[7, 8)]。基準密度と比較して粒子密度が極端に大きい，もしくは多孔性粒子など粒子密度が小さい場合は密度補正が必要となるが[9)]，密度設定が可能な装置も利用できる。粒子濃度が高くなると，検出部を同時に複数の粒子が通過するため誤差の原因となる。また，目的成分の直接定量ができないため，エアゾール中に添加剤を含むものや2成分以上の有効成分を含む場合，TOF法の適用は難しい。

吸入液剤への適用では，測定中の液滴の変形や蒸発に注意する。ノズル部での急激な加速により，液滴は扁球となり空気力学的粒子径が過小評価される。特に，粒子径が5 μmを超える場合や粘度・表面張力が低い液滴では変形が起こりやすい[10)]。

MDIの評価では，エアゾールを十分に蒸発させることが重要となる。噴射剤は噴霧後すぐに蒸発するため問題となりにくいが，共溶媒として使用されるエタノールは蒸発に比較的時間がかかる。またMDIは粒子濃度が濃くなりやすいため，希釈が必要となる場合が多い。希釈にあたっては粒度分布が変動しない（測定サンプルが特定の粒子径に偏らない）ように留意する。

非球形粒子は多段インパクターによる評価と比較して過小評価される傾向にあり，例えば粒子形状の指標であるdynamic shape factorが1.19（球は1）の単分散粒子を用いた場合，空気力学的粒子径が平均25％過小評価されるとの報告がある[11)]。DPIや懸濁液を充填したMDIから放出される粒子は通常非球形粒子であるため，MMADが小さくなることが多い[12)]。吸入剤から放出される粒子は多分散粒子であるため，個々の粒子の正確なdynamic shape factorや密度を求めることが困難であるが，通常非球形で 1.05×10^3 kg/m^3 よりも高密度の粒子が多いため，それぞれの誤差の一部は相殺される[5)]。

TOF法の弱点である定量性を補うため，質量分析を同時に行う手法も用いられる。TOF法と単一微粒子エアゾール質量分析法（single particle aerosol mass spectrometry：SPAMS）を組み合わせたTOF-SPAMS法は，TOF法で空気力学的粒子径を測定した粒子にさらに高強度パルス紫外レーザーの照射を行い，レーザーアブレーションにより粒子をイオン化後，TOF-MS法によって質量分析を行うものである[13)]。これにより，複数成分で構成される粒子にもTOF法の適用が可能となる。また，TOF法とシングルステージインパクターを併用した方法も報告されており，4.7 μmのカットオフ径を有するインパクター法を導入することで，臨床上重要とされる約5 μm以下の薬物量のみ直接定量が行われる[12)]。

3.4　インパクター法

インパクター法は，エアゾールを含む気流がジェットノズルを通過し捕集面に一定速度で衝突するとき，大きい粒子ほど慣性力により気流を逸脱し捕集面に衝突する機構を利用して分級することで，空気力学的粒子径を評価する手法である（図3）。

捕集面における空気力学的粒子径の50％カットオフ値（カットオフ径）は，次に示すストークスの式に基づき，ノズルを通過する粒子のストークス数（St）により決定される。理論上のカットオフ径は $\sqrt{\mathrm{St}}=0.49$ となる粒子径である。

$$\mathrm{St}=\frac{\rho_p C_c D_p U}{18\eta W}$$

ρ_p は粒子密度，C_c はカニンガムの補正係数，D_p は幾何粒子径，U は気流と同速度と仮定した

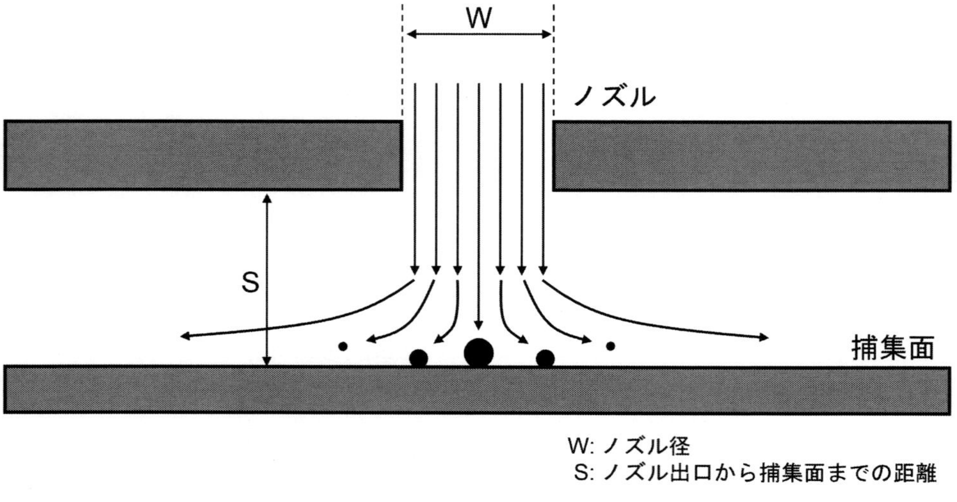

図3　インパクター法の原理

表2　各薬局方に収載されている多段インパクター装置

	日本薬局方	欧州薬局方	米国薬局方
マルチステージリキッドインピンジャー（MSLI）	装置1	Apparatus C	Apparatus 4 for DPIs
アンダーセンカスケードインパクター（ACI）	装置2	Apparatus D	Apparatus 1 for pMDIs Apparatus 3 for DPIs
ネクストジェネレーションインパクター（NGI）	装置3	Apparatus E	Apparatus 5 for DPIs Apparatus 6 for pMDIs
ガラスインピンジャー	*参考情報	—	—
Marple Miller Impactor	—	—	Apparatus 2 for DPIs

ときの粒子速度，η は気体の粘度，W はノズル径である。インパクター法で得られる空気力学的粒子径には，密度や粒子形状が反映されること，また有効成分の定量を行うため多成分を含有する吸入剤にも適用可能であることから，公定法として複数の測定装置が日米欧薬局方に収載されている（表2）。日本薬局方には4つの装置が収載されており，装置1〜3では4つ以上の分級ステージを有している[14]。DPIの評価において，乳糖水和物などの粗大粒子を含む場合，ACIやNGIではカットオフ径10 μm程度のプレセパレーターを捕集ステージの上流にセットし，あらかじめ粗大粒子の除去を行う。

ネクストジェネレーションインパクター（NGI）は，操作の簡便性に加え，シャープな捕集効率カーブを有すること，カットオフ径が対数換算で均等に配置されていること，任意の試験流量におけるステージカットオフ径を算出できること，30〜100 L/minの任意の試験流量において0.4〜5.0 μmの間に5つ以上の捕集ステージを有し詳細な粒度分布評価が可能であることなど，多くのメリットを有する。また，吸入液剤の評価では，液滴蒸発防止のためNGI本体を冷却（5℃以下，90分以上）して使用する。アンダーセンカスケードインパクター（ACI）は，環境中の微粒子評価を目的に開発され，多段インパクター装置の中で最も汎用されてきた装置である（図4）。各薬局方において28.3 L/minにおけるカットオフ径が定義されており，DPIで必要となる任意の流量の試験を行う場合は，カットオフ径の換算式の利用が報告されている[15]。また，装置メーカーからは60 L/minや90 L/minに対応した組み換え用の捕集ステージが提供されている。装置の構造上，後述するウォールロスが多いことや，最上段ステージとプレセパレーターのカットオフ径が近いことが変動要因として指摘されている[16]。マルチステージリキッドインピンジャーは，捕集部分に溶液を使用することから再飛散が起こりにくく，また装置内壁からの薬物回収が容易であるため，ウォールロスも発生しにくい[17]。ただし，捕集ステージ数はACIやNGIより少ない。

捕集面で衝突粒子を効率よく捕集・回収するため，一旦沈着した粒子が気流に乗って再度流れていくこと（再飛散）がないよう，ACIやNGIの捕集面はグリセロールなどの粘性溶媒でコーティングされる。また，噴霧した薬物が捕集面ではなく捕集ステージの縁など回収を意図してい

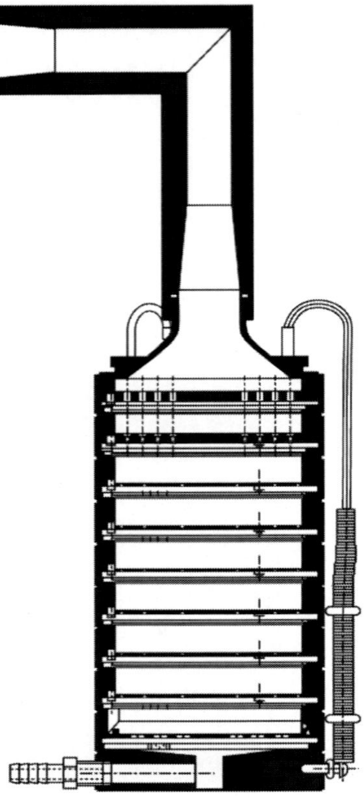

図4　アンダーセンカスケードインパクター（MDI 用）[14)]

ない部分に沈着する現象（ウォールロス）が，特に5 µm を超える粒子において顕著になる[18)]。ウォールロスが多い場合は，MMAD の過小評価につながるため，別途回収しておく必要がある。

インパクター法は，ほかの粒子径測定法と比較して操作の煩雑さが最大のデメリットであり，装置の組み立てから薬物噴霧，薬物回収，装置の洗浄操作を行う場合，現在最も汎用されているACI で1日3～4サンプル，操作がより簡便とされる NGI でも1日4～5サンプルの評価が限界である。

インパクター法は吸入された薬物粒子の肺・気管支分布を予測する代表的な手法であるが，インパクター法による粒度分布と実際のヒト吸入時の薬物分布との乖離が指摘されている[19)]。その原因として，流路構造（咽頭・喉頭部）や沈着機構，粒子の暴露環境（吸入流速，温度・湿度）の違いが影響していると考えられる。例えば，生体内では慣性衝突・重力沈降・分子拡散の3要素で薬物の沈着が起こるのに対し，インパクター法は主に慣性衝突による沈着のみで分級される。これらの課題を克服すべく，複数の試みがなされている。

咽頭・喉頭部への薬物沈着は，インパクター法ではインダクションポートおよびプレセパレーターが担っており，これまで複数の形状のインダクションポートが報告されている[20, 21]。局方に記載のインダクションポートは，円柱を水平および垂直に配置したシンプルな構造となっているが，より咽頭部に近い構造を有するインダクションポートを用いることで，*in vivo* 沈着プロファイルに近い結果が期待できる[22]。

吸入剤使用時のヒトの吸入流速は，ポンプによる吸引のように初めから終わりまで一定ではない。特にDPIにおけるデバイスからの薬物放出および粒子の分散は吸入流量に大きく依存するため，試験流量の時間変化の管理は非常に重要である。次章で詳説されるが，多段インパクターと併用される装置として，ヒトの吸入流速変化をプログラムされたbreath simulatorがある。breath simulatorをインダクションポートとプレセパレーターの間に配置することで，吸入デバイス内を通過する流量を可変としつつ，ACIやNGIを通過する流量は一定とすることができる[23]。これによりインパクター装置のカットオフ径は変動しないため，既知のカットオフ径を用いて粒度分布を評価できる。

吸入剤使用時に薬物粒子と共に吸入された外部空気は，気管支・肺を通過するわずかな時間で急激に加温・加湿される。例えば15.2 L/minで吸入した場合，喉頭付近の相対湿度はすでに90％を超え，気管支の第1分岐点ではほぼ100％となる[24]。実験上，流路途中からの加湿空気を注入する手法では100％近い相対湿度を達成することが難しいため，多段インパクターなどの装置ごと恒温湿管理チャンバーに入れ，評価が行われる[25~27]。

気流中における粒子の帯電状態は，気道表面への粒子の引力として作用するため，肺・気管支における薬物粒子の第4の沈着機構とされる[28]。そのため，噴霧中の帯電状態の管理は粒度分布を制御する上で重要となる。評価には，NGIの捕集カップやACIの捕集板に電極を装着し，粒度分布と併せて噴霧粒子の荷電状態の測定が行われている[29, 30]。粒子の帯電状態は温度・湿度の影響も受けるため，恒温湿管理チャンバーと併用することで，より *in vivo* 環境を反映した情報が得られると考えられる。

4　溶出性

気管支・肺に到達した薬物粒子は，溶解することで作用を発揮する。その溶出性は，有効成分の溶解性や，薬物粒子の幾何粒子径・形状，添加剤の有無，さらには薬物の沈着部位の影響を受けると考えられ，製剤開発時だけでなく生物学的同等性の評価においても重要な情報となる。

主に行われている溶出性の評価法は，吸入剤を濾紙やメンブランフィルター上に噴霧し，回収した粒子をフィルターごと溶出性測定用の装置へ移し，溶出速度を評価する手法である。溶出性の測定には，ベッセルを使用したパドル法やパドルオーバーディスク法，回転バスケット法，もしくはフロースルーセル法やフランツ拡散セル法など，既存の溶出試験法で使用される機器が応用されている。濾紙やメンブランフィルターをACIやNGIの捕集面に設置することで，空気力学的粒子径ごとに薬物を捕集し評価することも可能となる。またトランズウェル-細胞系を用いた膜透過性の同時評価も試みられている[31]。試験液には，PBS（pH 7.4）や人工肺液が使用されるが，より肺液に近い組成とするため界面活性作用を有するジパルミトイルホスファチジルコリンが添加される場合もある[32]。吸入剤の溶出試験は，その有効性・安全性を予測する手法として有用性が認識されているものの，評価手法が十分に確立されておらず，評価法の整備が求められている。

文　献

1) 厚生労働省，第十七改正日本薬局方第一追補（平成29年12月1日　厚生労働省告示第348号），6.14 吸入剤の送達量均一性試験法（2017）
2) US-FDA, Draft Guidance on Beclomethasone Dipropionate（2016）
3) H. Smyth, A. J. Hickey *et al.*, *Drug Dev. Ind. Pharm.*, **32**(9), 1033（2006）
4) 厚生労働省，第十七改正日本薬局方（平成28年3月7日　厚生労働省告示第64号），G2．レーザー回折法による粒子径測定法（2016）
5) J. Mitchell and M. Nagel, *KONA*, **22**, 48（2004）
6) J. P. Mitchell and M. W. Nagel, *J. Aerosol Med.*, **12**(4), 217（1999）
7) B. Chen, Y. Cheng et *al.*, *Aerosol Sci. Tech.*, **4**(1), 89（1985）
8) Y. Cheng, E. Barr *et al.*, *J. Aerosol Sci.*, **24**(4), 501（1993）
9) S. W. Stein, B. J. Gabrio *et al.*, *Aerosol Sci. Tech.*, **36**(7), 845（2002）
10) W. Griffiths, P. Iles *et al.*, *J. Aerosol Sci.*, **17**(6), 921（1986）
11) I. Marshall, J. Mitchell *et al.*, *J. Aerosol Sci.*, **22**(1), 73（1991）
12) J. P. Mitchell, M. W. Nagel *et al.*, *AAPS PharmSciTech*, **4**(4), E54（2003）
13) B. D. Morrical, M. Balaxi *et al.*, *Int. J. Pharm.*, **489**(1-2), 11（2015）
14) 厚生労働省，第十七改正日本薬局方第一追補（平成29年12月1日　厚生労働省告示第348号），6.15 吸入剤の空気力学的粒度測定法（2017）
15) S. C. Nichols, *Pharmeuropa*, **12**(4), 584（2000）
16) M. Taki, C. Marriott *et al.*, *Int. J. Pharm.*, **388**(1-2), 40（2010）
17) F. Grasmeijer, P. Hagedoorn *et al.*, *Int. J. Pharm.*, **437**(1-2), 242（2012）
18) J. P. Mitchell, P. A. Costa *et al.*, *J. Aerosol Sci.*, **19**(2), 213（1988）
19) C. Dunbar and J. Mitchell, *J. Aerosol Med.*, **18**(4), 439（2005）
20) M. Dolovich and R. Rhem, *J. Aerosol Med.*, **11 Suppl 1**(1), S112（1998）
21) Y. Zhang, K. Gilbertson *et al.*, *J. Aerosol Med.*, **20**(3), 227（2007）
22) Y. Zhou, J. Sun *et al.*, *J. Aerosol Med. Pulm. Drug Deliv.*, **24**(6), 277（2011）
23) D. Dellweg, H. Wachtel *et al.*, *J. Aerosol Med. Pulm. Drug Deliv.*, **24**(6), 285（2011）
24) E. Daviskas, I. Gonda, *et al.*, *J. Appl. Physiol.*, **69**(1), 362（1990）
25) C. F. Lange and W. H. Finlay, *Am. J. Respir. Crit. Care Med.*, **161**(5), 1614（2000）
26) A. R. Martin and W. H. Finlay, *Aerosol Sci. Tech.*, **39**(4), 283（2005）

27）F. M. Shemirani, S. Hoe *et al., J. Aerosol Med. Pulm. Drug Deliv.,* **26**(4), 215 (2013)
28）S. Karner and N. A. Urbanetz, *J. Aerosol Sci.,* **42**(6), 428 (2011)
29）S. Hoe, P. M. Young *et al., Drug Dev. Ind. Pharm.,* **37**(11), 1365 (2011)
30）M. J. Telko, J. Kujanpää, *et al., Int. J. Pharm.,* **336**(2), 352 (2007)
31）S. P. Velaga, J. Djuris *et al., Eur. J. Pharm. Sci.,* **113**, 18 (2018)
32）N. M. Davies and, M. R. Feddah, *Int. J. Pharm.,* **255**(1-2), 175 (2003)

第2章　ヒト吸入パターンに基づいた吸入剤の評価

平　大樹*[1]，奥田知将*[2]，岡本浩一*[3]

1　はじめに

吸入剤は薬物を疾患部位に直接送達できることから，静脈内注射や経口投与と比較して治療に要する薬物量が少なく，全身性の副作用を低減できるといった利点がある。そのため，気管支喘息ガイドラインにおいても，治療の最初のステップから吸入ステロイド薬の使用が推奨され，慢性閉塞性肺疾患（chronic obstructive pulmonary disease：COPD）ガイドラインにおいても治療の中心は吸入の気管支拡張薬と定義されるなど，呼吸器疾患の治療においては欠かすことのできない製剤である。

一方で，錠剤やカプセル剤などの内服薬と比較して，服薬操作が煩雑であることに加え，患者の吸入気流によって薬剤が呼吸器系治療部位へと送達されるという特徴から，患者の服薬操作によって治療効果や副作用発現に大きな個人差が生じることが懸念される。実際に，いくつかの臨床研究では，服薬手技による治療効果の変動が報告されている。このような問題点を解決するためには，①患者に対する適切な服薬方法の指導の徹底や，②吸入方法が変化しても治療効果が大きく変動しない製剤の開発が求められる。本章では，患者の服薬方法の中でも特に，吸入気流の経時的推移である「吸入パターン」の変動に着目した評価系の開発状況と応用例を紹介する。

2　呼吸器疾患患者での吸入パターンの変動

吸入気流の経時的推移である「吸入パターン」は，個人間はもちろんのこと，個人内でも大きく変動することが知られている。一般的には吸入粉末剤（dry powder inhalers：DPIs）では，吸入気流による薬剤の微細化が必要となるために「速く強く」吸入することが求められる一方で，加圧式定量噴霧式吸入剤（pressurized metered dose inhalers：pMDIs）やソフトミスト吸入剤（soft mist inhalers：SMIs）では，薬剤の微細化が噴霧ガスやバネの力を利用して行われるため，微細化された薬剤粒子を「ゆっくり」吸入することが推奨されている。

＊1　Daiki Hira　立命館大学　薬学部　助教；滋賀医科大学医学部附属病院　薬剤部　客員助教

＊2　Tomoyuki Okuda　名城大学　薬学部　薬物動態制御学研究室　准教授

＊3　Hirokazu Okamoto　名城大学　薬学部　薬物動態制御学研究室　教授

吸入パターンは最大吸気流速（peak inspiratory flow rate：PFR），吸入容量（area under the time-flow rate curve：AUC），吸入加速度（flow increase rate：FIR）という３つのパラメータで規定される（図１）。後述する筆者らの研究結果から，DPIs の肺内送達率の変動要因としては，３つのパラメータのうち，PFR がもっとも大きな影響を与えることを報告しており[1)]，現在臨床で使用可能な吸入器についても薬剤の微細化に必要な PFR 値に関する情報が公表されている（表１)[2)]。表１の通り，薬剤の微細化に必要な PFR 値は吸入器ごとに大きく異なるため，患者が使用する際には，規定される PFR 値を達成できるか否かを確認することが求められる。実臨床

表１　吸入器からの薬剤放出に必要な吸気流速一覧

吸入デバイス	吸気流速下限値（L/min）
レスピマット®，pMDI	なし
クリックヘラー®	＞20 L/min
ハンディヘラー®	
スイングヘラー®	
ツインキャップス®	
ディスカス®	＞30 L/min
エリプタ®	
タービュヘイラー®	
ツイストヘラー®	
ジェヌエア®	＞45 L/min
ブリーズヘラー®	＞50 L/min
ディスクヘラー®	＞60 L/min

D. Hira *et al.*, *PLOS ONE*（2018)[2)] を改変

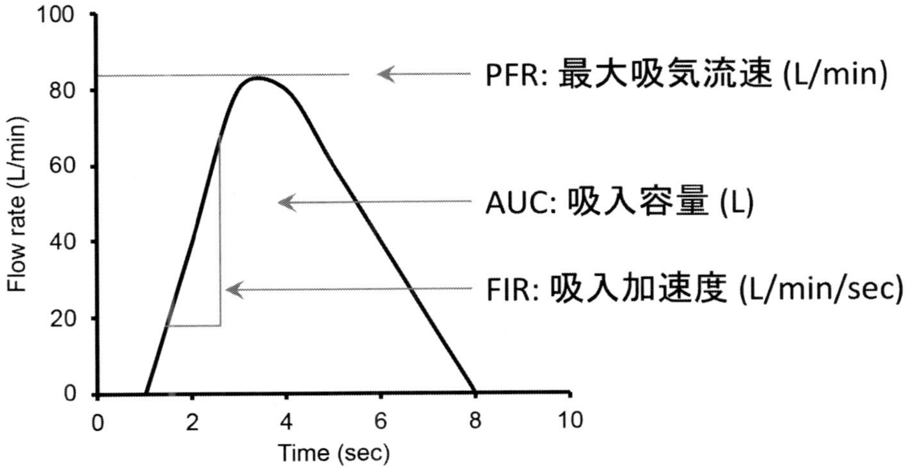

図１　典型的な吸入パターンと規定パラメータ

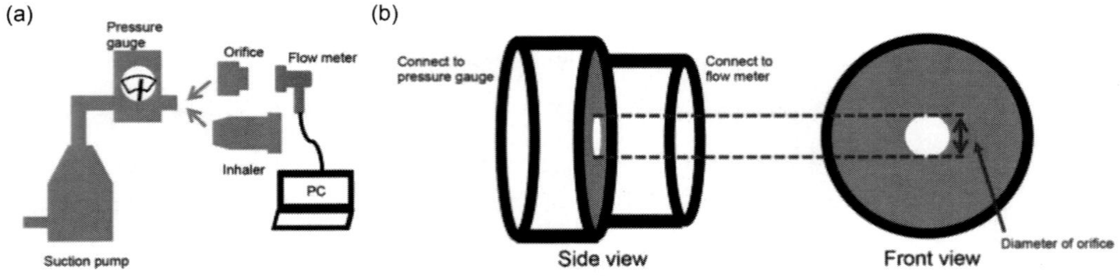

図2　本邦で入手可能なすべての吸入器に対応可能な吸入パターン評価ツール(a)と流量制御アタッチメントの構造図(b)

D. Hira *et al., PLOS ONE*（2018）[2) を一部改変。

での喘息患者を対象としたOhbayashiらの研究[3)から，加齢や体格指数の減少，呼吸器疾患スコアの低下（喘息の悪化）に伴い，PFRが低下することが報告されており，実際の患者使用時には吸入パターンの変動による治療効果の変動に十分な注意を払うことが求められる。

治療効果に与えるPFRの影響は，喘息の治療だけでなく，慢性副鼻腔炎の治療においても重要視されている。Hamadaらは，副腎皮質ステロイドを含むpMDI製剤を吸入後に，呼気を鼻から排出する経鼻呼出により，慢性副鼻腔炎が改善することを報告している[4)。この方法では，呼気中に含まれる本来排出されるだけの薬剤が経鼻呼出により副鼻腔に付着することで治療効果を発揮するものである。pMDI製剤のみならず，DPI製剤でも同様の効果が期待できることも報告されている。DPI製剤において低PFRでは経鼻呼出される薬物量はわずかである一方で，高PFRでは経鼻呼出薬物量が有意に高くなることから[5)，副腎皮質ステロイドを含むDPI製剤で経鼻呼出による副鼻腔炎治療効果を期待する場合には，高いPFRが求められる。

一方で，現在臨床において吸入パターンの評価を行うことのできる吸入器は限られており，近年相次いで上市された新規吸入器の吸入パターンを評価できるツールは存在しなかった。そこで筆者らは本邦で入手可能なすべての吸入器に対応可能な吸入パターン評価ツールの開発を行った。図2に示すハンディタイプの熱線流量計の流路をオリフィスによって制御することにより，吸入器と同程度の吸入抵抗を付与するこの評価アタッチメントでは，現在本邦で入手可能なすべての吸入器について測定可能であり，その測定結果がリアルタイムにコンピュータ上で確認できることから，実臨床での患者に対する吸入方法の指導時にも有用であることが示された[2)。さらに，この評価ツールでは，従来のPFRのみの測定で検出不可能であった吸入持続時間が短い患者を見つけ出すことに成功した。近年開発されたソフトミスト吸入剤では，薬剤ミストの放出が約1.5秒と長く，吸入持続時間が短いと治療効果が低減する可能性があることから，PFRの評価のみでなく，吸入持続時間も含めた吸入パターンの評価の重要性が示されている。

3　ヒト吸入パターン再現装置の開発と応用

前述の通り，種々の臨床研究から，疾患の程度や年齢，性別などの患者背景要因により，患者間・患者内での吸入パターンの大きな変動があることは広く認識されつつあるが，実際にその吸入パターン変動が肺内薬物送達率や治療効果に対し，どの程度影響を与えるのかについては検討が不十分であった。

吸入剤の肺内薬物送達率を評価する *in vitro* 実験系として，アンダーセンカスケードインパクターや次世代インパクターなどを用いた空気力学的評価系が頻用されている。これらの評価系では，一定の吸入流速での薬剤の分散性を評価することが可能であり，ロット間の差異の検出や，従来薬との肺内薬物送達性の比較など，吸入製剤としての品質管理の点からは極めて有用な評価ツールである。しかしながら，ダイナミックに変動する患者の吸入パターンを反映することを目的としたものではないため，実臨床での患者使用時の肺内薬物送達率や治療効果の予測は困難である。

このような問題点を改善するために，ヒトの吸入パターンを再現した条件での吸入剤評価系の開発が進められている。そのなかでも，筆者らは図3に示すヒト吸入パターン再現装置を用いた吸入剤評価系を構築し，様々な吸入剤の評価・開発を行ってきた[1]。吸入剤評価装置としては，ツインインピンジャーまたはアンダーセンカスケードインパクターを用い，吸入器の後方に吸入流量計（日立オートモティブシステムズメジャメント㈱製）を接続し，経時的な吸入パターンの

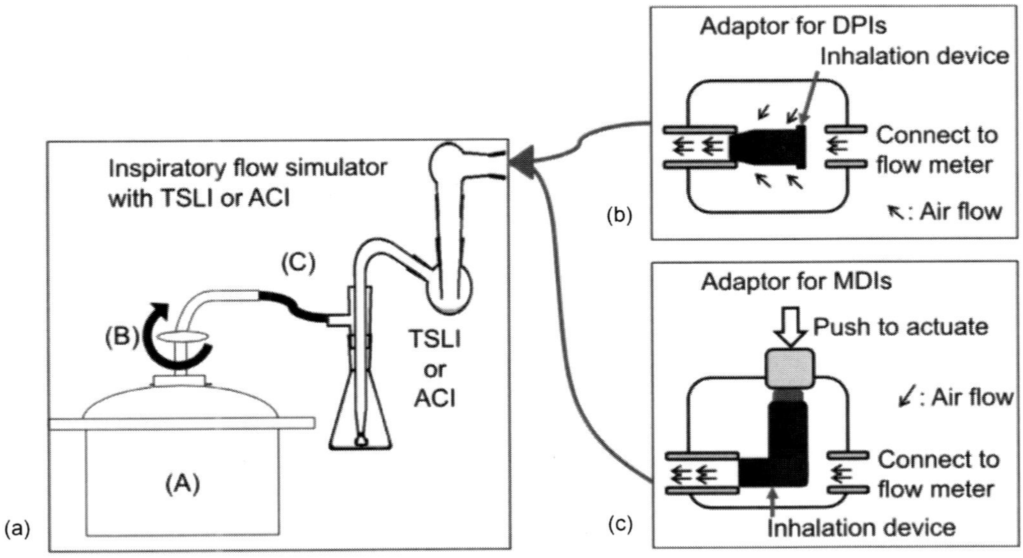

図3　ヒト吸入パターン再現装置を用いた吸入剤評価系(a)および DPI 製剤(b)と pMDI 製剤(c)用の接続装置
(A)デシケータ，(B)制御バルブ，(C)接続チューブ。D. Hira *et al., J. Pharm. Sci.*（2018）[6] より引用。

モニタリングを可能とした。通常であれば吸引ポンプを接続するツインインピンジャーまたはアンダーセンカスケードインパクターの吸引口に，内部を陰圧にしたデシケータを接続し，バルブをモーターで解放することにより吸引を行った。本装置は極めてシンプルな構造ながら，図1に示したヒトの吸入パターンを規定するパラメータについて，接続チューブ内径の制御によりPFR，デシケータの容積の制御によりAUC，バルブの解放速度の制御によりFIRがそれぞれ調整可能である。主薬粒子径の異なる2種類のモデル吸入剤を用いた検討から，上述の3つのパラメータのうち，PFRの変動が肺内薬物送達率に大きな影響を与えることが明らかとなった。さらに，通常の医薬品として用いられる製剤と同程度の微細な粒子（粒子径　約2.4 µm）を有する製剤では，PFRが大きくなるにつれて付着・凝集した粒子が解砕することによる微細粒子が増加するために，肺内薬物送達率が増加するという結果が得られた。逆に，粗大な主薬粒子（粒子径　約14 µm）から構成される製剤では，PFRが小さくなるほど肺内薬物送達率は向上した。粗大な粒子では，粒子間の付着・凝集を解砕するために必要な吸気流速は低くなる一方で，個々の粒子の質量が大きい。そのため，PFR増大に伴う慣性力の増大が口腔・咽頭部への薬物粒子付着の増加につながり，結果として肺内薬物送達率が低下したものと考えられた[1)]。すなわち，吸入剤の組成により肺内薬物送達率が最適となる吸入パターンは異なることが示されており，種々の吸入剤に合わせた最適な吸入パターンの決定が望まれている。

本評価系では，市販吸入薬の最適な吸入パターンの決定も可能である。その一例として，実臨床で頻用されるDPI製剤であるパルミコート®タービュヘイラー® とpMDI製剤であるサルタノール®インヘラーについて，PFRの変動による肺内薬物送達率と肺深部薬物送達率への影響を評価した[6)]。ここでは，肺内送達率および肺深部薬物送達率はそれぞれ，アンダーセンカスケードインパクターのステージ2以降およびステージ4以降に到達する薬物の割合と規定した。図4に示す通り，DPI製剤ではPFRが増加するにつれて肺内薬物送達率および肺深部薬物送達率はどちらも増加する傾向が確認された。一方，pMDI製剤では，肺内薬物送達率はPFRの影響を受けないが，肺深部薬物送達率はPFRの増大に伴い顕著に低下することが確認された。すなわち，DPI製剤では製剤の解砕が薬物送達率を決定するのに対し，噴霧ガスにより微細なエアロゾルが能動的に放出されるpMDI製剤ではエアロゾルにかかる慣性力が肺内送達率を決定する因子となることが示唆された。近年，気管支喘息やCOPDの治療においては，自覚症状の大きい中枢気道（全気道面積のわずか1割程度）の炎症改善に加え，自覚症状改善後も遷延する末梢気道（全気道面積の9割を占める）の炎症を改善することの重要性が提唱されている。このような背景を鑑みると，より肺深部への薬物送達が可能な吸入パターンの選択が推奨される。しかし，個々の吸入器で最適となる吸入パターンが異なるうえに，新規に上市される吸入器に対する最適吸入パターンに関する情報は圧倒的に不足していることから，今後さらなる研究が求められる。

吸入パターンは，同一の患者であっても吸入器の吸入しやすさ（吸入抵抗）によって変動する。筆者らが考案したヒト吸入パターン再現装置では，吸入器の評価も可能である。吸入粉末剤では，患者の吸入気流により効率的に薬剤を微細化させるため，吸入器の内部構造が複雑化され

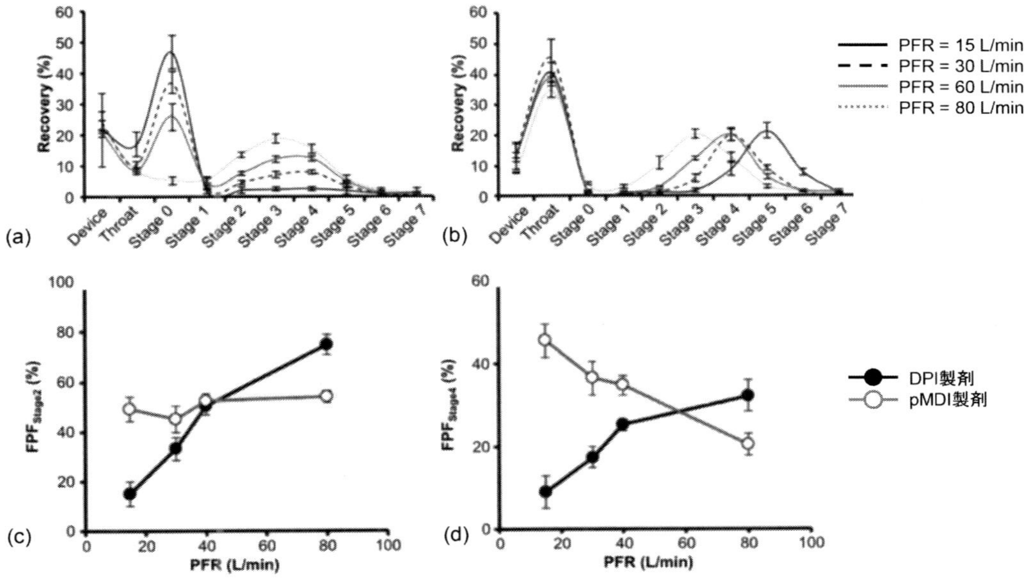

図4　DPI 製剤(a)および pMDI 製剤(b)における PFR 変動時の肺内送達分布と肺内(c)および肺深部(d)への薬物送達率の変化

D. Hira *et al., J. Pharm. Sci.* (2018)[6] より引用。

ているものも多い。内部構造の複雑化は吸入器の吸入抵抗を大きく変動させるため，市販されている吸入器であってもその吸入抵抗は大きく異なる[2]。実際に，吸入抵抗の異なる3種の吸入器を用いて健常人の吸入パターンを測定したところ，吸入抵抗の低い吸入器では高い PFR を達成できるものの，被験者間および被験者内のばらつきは大きくなることが示されている[7]。逆に，吸入抵抗の高い吸入器では，達成可能な PFR は低く，吸入時の労作を伴う可能性があるものの，被験者間および被験者内のばらつきは小さくなる。これまでにも報告されている通り，PFR が吸入粉末剤の肺内薬物送達率を規定する最も重要なパラメータであることを考慮すると，一定の吸入抵抗を付与することによる PFR 変動の制御は吸入剤の治療効果の個人差を低減する一つの方法として有用となる可能性がある。

吸入剤の治療効果の個人差を低減するもう一つのアプローチとして，吸入パターンの変動による肺内薬物送達率の個人差が生じにくい製剤の開発が挙げられる。これまでの報告から，特に吸入粉末剤においては，吸入気流による製剤の微細化（解砕）が肺内薬物送達率を左右する重要なステップであることが示されている。したがって，弱い吸入気流でも容易に解砕が起こる吸入粉末剤を設計することにより，吸入パターン変動の影響を低減できる可能性がある。筆者らは，超臨界二酸化炭素晶析（supercritical fluid：SCF）法や噴霧凍結乾燥（spray freeze dry：SFD）法を用いて嵩高い粒子を調製することで，吸入器内での付着凝集性を低減させ，吸入気流により容易に解砕される粒子の設計を行った[8, 9]。これらの製剤について，前述のヒト吸入パターン再現装置を用いた吸入特性評価を行った結果，健常人が達成可能なPFRの範囲内において，肺内薬物送達率の変動が極めて少ない製剤の開発に成功した。このように，ヒト吸入パターン再現装置を用いた吸入剤の評価系は，市販吸入剤に対する最適な吸入パターンの決定だけでなく，製剤開発においても有用となる。

4　おわりに

吸入剤評価系としての空気力学的特性評価系は日本薬局方にも収載されており，吸入剤の品質管理という観点からは有益な評価法である。一方で，内服薬や注射薬などと大きく異なる投与方法を要する吸入剤の特殊性から，実際の臨床現場で患者が使用した際の評価もまた必要となる。ヒトの吸入パターン再現装置を用いた吸入剤の評価はそのような実臨床での使用を想定した評価が可能であり，吸入パターンの最適化や吸入パターンに依存しない製剤開発への応用が可能である。

文　　献

1) D. Hira *et al.*, *Pharm. Res.*, **27**(10), 2131 (2010)
2) D. Hira *et al.*, *PLOS ONE*, **13**(2), e0193082 (2018)
3) H. Ohbayashi *et al.*, *Allergol. Int.*, **59**(4), 355 (2010)
4) S. Hamada *et al.*, *J. Allergy Clin. Immunol. Pract.*, **4**(4), 751 (2016)
5) S. Hamada *et al.*, *Int. J. Clin. Pharmacol. Ther.*, in press.
6) D. Hira *et al.*, *J. Pharm. Sci.*, **107**(6), 1731 (2018)
7) D. Hira *et al.*, *Chem. Pharm. Bull.*, **60**(3), 341 (2012)
8) D. Hira *et al.*, *Chem. Pharm. Bull.*, **60**(3), 334 (2012)
9) H. Otake *et al.*, *Pharm. Res.*, **33**(4), 922 (2016)

第3章　気液界面細胞培養系を用いた吸入剤の評価

浅井　歩*

経肺投与は呼吸器への局所作用のみならず，良好な吸収性・低酵素活性などの利点を活かした消化管吸収性の低い高分子医薬品の全身循環系への作用を期待した投与経路としても注目されている。中でも，吸入粉末剤は服薬手技が比較的簡便であることや，保存安定性・携帯性に優れるなどの利点を有することから，今後使用頻度が高まると考えられる。

吸入粉末剤の基礎研究においては，肺治療域に効率的に送達するための物性評価が主流である。一方，臨床応用に向けては有効性・安全性などの生物学的評価が不可欠であり，これらの評価には専ら小動物を用いた *in vivo* 実験および肺組織切片を用いた *ex vivo* 実験が行われる。しかし，小動物に吸入用粉末微粒子を投与し肺内送達を達成するためには，投与手技が煩雑であり，実験結果が不明瞭となるケースも少なくない。詳細な作用解析には，より簡便な培養細胞を用いた評価系の応用が好ましい。しかし，従来の細胞培養系（Submerged cell culture：SUB）（図1(a)，(b)）では細胞表面を液体培地で覆う必要があるため，厳密に肺内環境を反映しておらず，吸入された粉末微粒子製剤を正確に評価することができないことが問題であった。

一方，近年，細胞表面が空気と接触したまま培養することが可能な気液界面細胞培養系（Air-liquid interfaced cell culture：ALI）（図1(c)）に注目が集まっている。ALIは薬物膜透過実験で汎用される Transwell®（二層構造のウェル）を用いて樹立され，SUBでは粘膜および漿膜側の両方に培地を添加するものの，ALIでは漿膜側のみに培地を添加し，粘膜側の細胞層が空気に接触した状態で培養を行う。これにより，細胞層の粘膜側へ粉末微粒子製剤等の直接添加が可能となるのみでなく，ALIで培養された細胞層は繊毛形成，粘液分泌作用の獲得など実際の肺内環境をより反映した評価モデルであると考えられる[1)]。

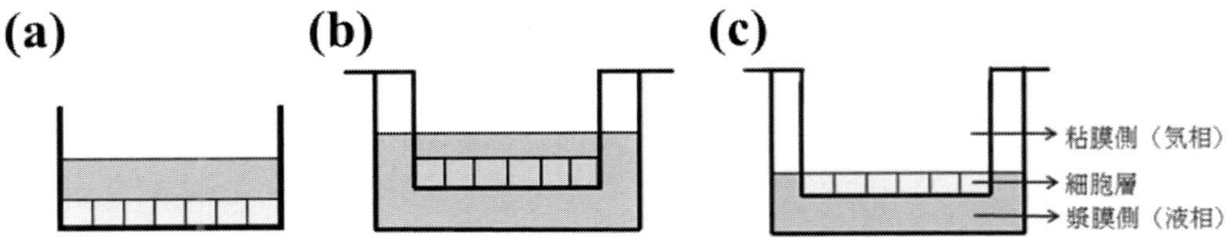

図1　(a)従来のウェルプレートおよび(b)Transwellを用いたSUB，(c)ALIの概略図

*　Ayumu Asai　大阪大学　大学院医学系研究科　疾患データサイエンス学　特任研究員

しかし，粉末微粒子製剤の評価系としてのALIの応用に向けては，粉末微粒子製剤を細胞層に安定して分散添加する方法が必須であるものの，未だ確立されていない。また，これまでにもALIを応用した粉末微粒子製剤の薬物膜透過性や細胞障害性が報告されているものの，詳細な検討は行われていない。

そこで，本研究では肺内環境を反映する気液界面細胞培養系を応用した粉末微粒子製剤の新規評価系を確立するとともに，粉末微粒子製剤の薬物吸収特性を評価した。

1 気液界面細胞培養系を応用した粉末微粒子製剤の新規評価系の確立

ALIを粉末微粒子製剤の生物学的作用評価に応用するために，これまでに様々なグループが粉末微粒子製剤をALIの細胞層上に分散添加する検討について報告してきた。しかし，その報告の多くはインパクターや真空ポンプなどの大がかりな機械を要するものであり，ウェルごとの曝露量がばらつく，ウェルごとに条件を変えて評価することが困難，一定量の微粒子を曝露するために大量の微粒子が必要，高気流量による細胞障害など様々な課題が残っているのが現状である[2)]。

そこで，本研究では粉末微粒子製剤を細胞層に簡便に直接かつ均一に分散添加するために，ディスポーザブルマクロチューブ，ディスポーザブルチップ，三方活栓，マイクロシリンジを連結させた新規分散添加用デバイスを新たに作製した（図2）。作製した新規分散添加用デバイスを用いて粉末微粒子製剤の充填量および圧縮空気量などの分散添加条件を最適化したところ，充填量の約40％を細胞層表面に沈着させることが可能となり，従来の報告（<10％）[2)] と比較して高い沈着効率を示した（図3）。この高い沈着効率は生理活性ペプチドや機能性核酸など貴重な医薬品候補を試料として用いて検討する上では，大きな利点となる。また，これらの条件は気液界面培養したCalu-3細胞において，粉末微粒子製剤の薬物膜透過性や細胞障害性に影響を及ぼさないことを確認している。さらに，小型であることからエタノール消毒や紫外線照射を介したクリーンベンチ内での無菌操作にも適しており，細胞障害性評価への応用も期待できると考えられる。以上のように，新規分散添加用デバイスを構築し，分散添加条件を最適化することで気液界面細胞培養系を応用した粉末微粒子製剤の新規評価系を確立した。

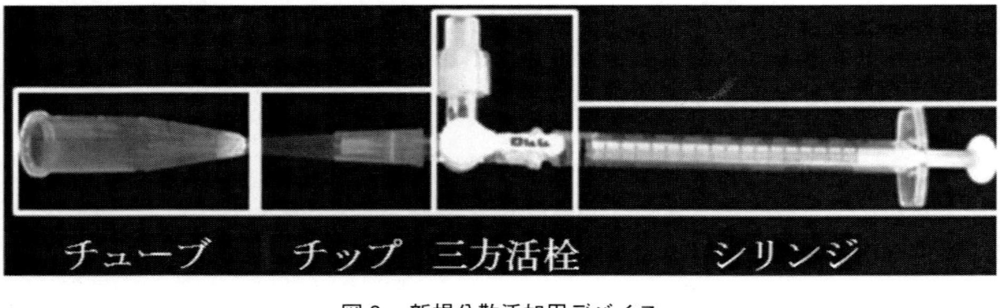

図2　新規分散添加用デバイス

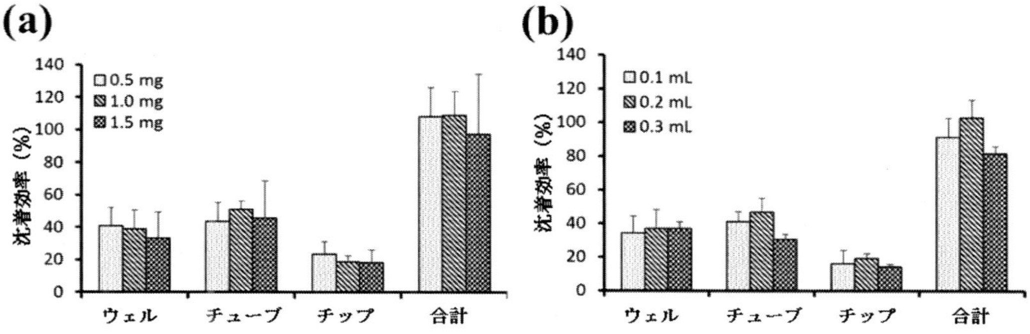

図3　細胞層上への粉末微粒子製剤の分散添加条件の最適化；(a)充填量および(b)圧縮空気量の影響

2　気液界面細胞培養系を応用した粉末微粒子製剤の吸収特性評価

構築した気液界面細胞培養系を応用した粉末微粒子製剤の評価系を用いて，粉末微粒子製剤からの薬物吸収特性を評価した。はじめに，モデル薬物としてFluorescein sodium salt（Fl-Na；分子量376）を粉末微粒子製剤に含有させて，薬物添加量を統一して気液界面培養したCalu-3細胞層へ5つの添加様式（「溶液」,「粉末微粒子製剤」,「再溶解」,「エアロゾル」および「吸収促進剤」）で添加後に漿膜側から経時的にサンプリングすることで薬物膜透過量を比較した。その結果，粉末微粒子製剤は薬物添加量を統一しているにもかかわらず，同組成の溶液よりも5.6倍高い薬物膜透過性を示した（図4(a)）。一方，細胞層上に添加した粉末微粒子製剤に溶媒を加えて速やかに溶解した「再溶解」の条件では薬物膜透過性は粉末微粒子製剤よりも低かった。すなわち，粉末微粒子製剤添加時の高い薬物膜透過性は粉末微粒子製剤添加時の物理的な刺激によるものではなく，粉末微粒子製剤が細胞層上で粉末微粒子製剤のまま存在することが重要であることが明らかとなった。また，エアロゾルは溶液よりも高い薬物膜透過性を示し，エアロゾルの低溶媒量による高濃度条件が起因したと考えられる。さらに，細胞間隙を開口させて吸収を促すC10を添加した「吸収促進剤」の条件においても溶液よりも薬物膜透過性が亢進したものの，その透過性亢進挙動は粉末微粒子製剤と異なった。粉末微粒子製剤では添加後即座に薬物膜透過量が増加し，その後の薬物膜透過量の増加は緩徐だった。しかし，吸収促進剤を添加した際は試料添加30分後まで薬物膜透過量の増加は緩徐であり，その後増加した。さらに，吸収促進剤添加によって細胞間隙開口の指標であるTransepitherial electrical resistance（TEER）の減少，細胞障害性の指標であるタンパク質漏出の増加を引き起こしたものの，他の条件では認められなかった（図4(b)，(c)）。さらに，以上の結果より，粉末微粒子製剤は細胞間隙の開口および細胞障害性を伴うことなく，吸収促進剤と同程度以上の透過性亢進効果および高い細胞内移行性を示した。また，粉末微粒子製剤添加後に，再溶解した条件では薬物膜透過性が低下したことから，粉末微粒子製剤の高い薬物膜透過性は粉末微粒子製剤が細胞層上で粉末微粒子製剤のまま存在することが重要であると考えられる。

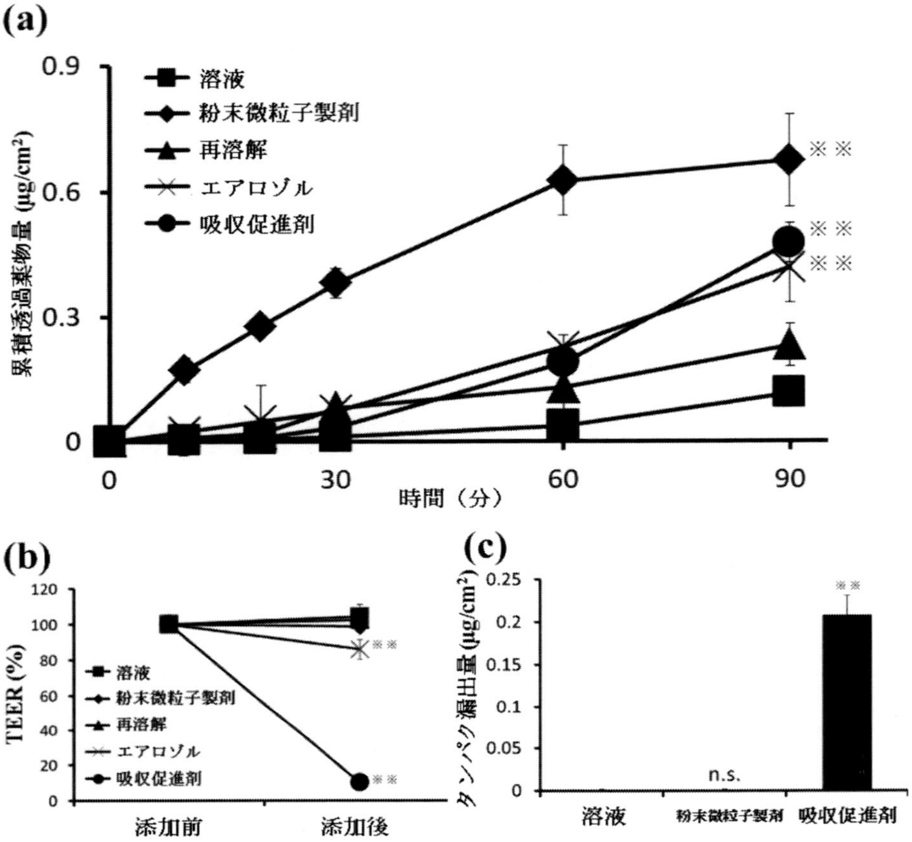

図4　異なる添加様式による薬物膜透過性評価；(a)試料添加後の累積透過薬物量，(b)添加前後の TEER 変化，(c)試料添加 90 分後のタンパク質漏出量

粉末微粒子製剤の高い薬物膜透過性に対する薬物の分子量の影響を検討するために Fluorescein isothiocyanate-dextran（FD-4；分子量 4,400 および FD-10；分子量 11,000）を含有する粉末微粒子製剤を調製し，それぞれ同組成溶液と薬物膜透過性を比較した。それぞれの粉末微粒子製剤と溶液の薬物膜透過性を比較したところ，FD-4 および FD-10 粉末微粒子においても TEER に影響を与えることなく，同組成の溶液よりもそれぞれ 6.0 倍，4.7 倍高い薬物膜透過性を示した（図 5）。よって，粉末微粒子製剤の高い薬物膜透過性は薬物の分子量に依存しないことが明らかとなった。

粉末微粒子製剤の高い薬物膜透過性の能動輸送の寄与を検討するために，薬物膜透過実験時の温度を変化（37℃，4℃）させて薬物膜透過性を評価した。その結果，いずれの温度においても Fl-Na および FD-10 粉末微粒子製剤は同組成溶液よりも高い薬物膜透過性を示した（図 6(a)，(b)）。また，Fl-Na 粉末微粒子においては 37℃よりも 4℃の方が薬物膜透過性は低下したものの，

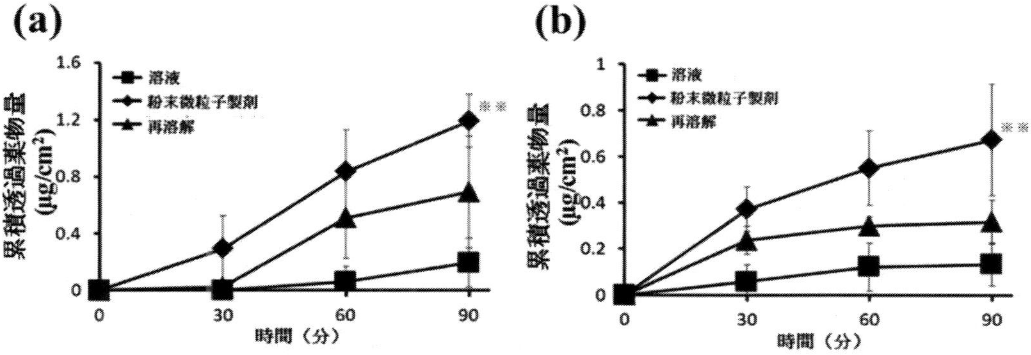

図5　分子量の異なる薬物における薬物膜透過性評価；(a) FD-4 または(b) FD-10 の累積透過薬物量

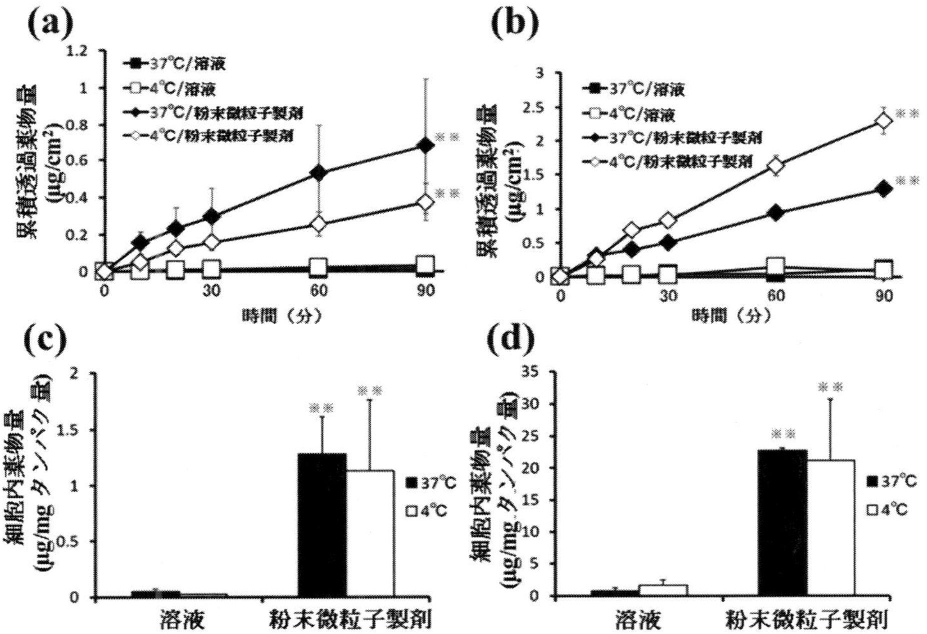

図6　透過実験時の温度を変化させた際の薬物膜透過性評価；(a) Fl-Na または(b) FD-10 の累積透過薬物量。試料添加 90 分後の(c) Fl-Na または(d) FD-10 の細胞内薬物量

FD-10 粉末微粒子においては 37℃よりも 4℃の方が薬物膜透過性は向上し，温度による一貫した薬物膜透過性への影響は観察できなかった。さらに，細胞内薬物量を測定したところ，Fl-Na および FD-10 粉末微粒子製剤は同組成溶液よりも高い細胞内薬物量を示したものの，透過実験時の温度の影響を受けなかった（図 6 (c)，(d)）。よって，粉末微粒子製剤は能動輸送を促進することなく，高い薬物膜透過性を示し，細胞内移行性も亢進することが示唆された。

粉末微粒子製剤は極限まで溶媒を減らした溶液と仮定することもできるため，薬物量を固定して溶液の溶媒量を変化させて，薬物膜透過性を評価した。その結果，溶媒量の減少（濃度の増加）に伴って，Fl-Na および FD-10 のいずれにおいても薬物膜透過量および細胞内薬物量は増加した（図 7）。溶媒量が減少した場合，細胞層に対する試料溶液の接触面積の低下が考えられる。Fick の第一法則（式(1)）からもわかるように，通常薬物膜透過において接触面積の低下は不利に働くものの，今回の検討では溶媒量の減少に伴う接触面積の低下よりも濃度の増加に伴う受動輸送の亢進の方が有意な影響を与え，薬物膜透過性が亢進したものと考えられる。

$$\frac{dQ}{dt}=\frac{A \cdot K \cdot D}{h}(C_2-C_1) \tag{1}$$

A は透過膜面積（cm^2），h は膜の厚さ（cm），K は薬物の膜／水間分配係数，D は拡散係数（cm^2/min），C_1 は粘膜側の濃度（mg/mL），C_2 は漿膜側の濃度（mg/mL）を示している。

粉末微粒子製剤添加時の薬物の透過経路を解明するために，Fl-Na および FD-10 の粉末微粒子製剤および溶液を細胞層に添加後，細胞間隙の ZO-1 を免疫染色して共焦点レーザー顕微鏡で観察を行った。その結果，粉末微粒子製剤添加後の細胞層から薬物由来の強い蛍光が検出された（図 8(a)～(d)）。溶液と比較して，粉末微粒子製剤の分散添加によるモデル薬物由来の強い蛍光は細胞間隙（ZO-1 由来の赤い蛍光の領域）および細胞内（ZO-1 由来の赤い蛍光で囲われた領域）で同程度増加していた（図 8(e)，(f)）。このことから，粉末微粒子製剤によって細胞内および細

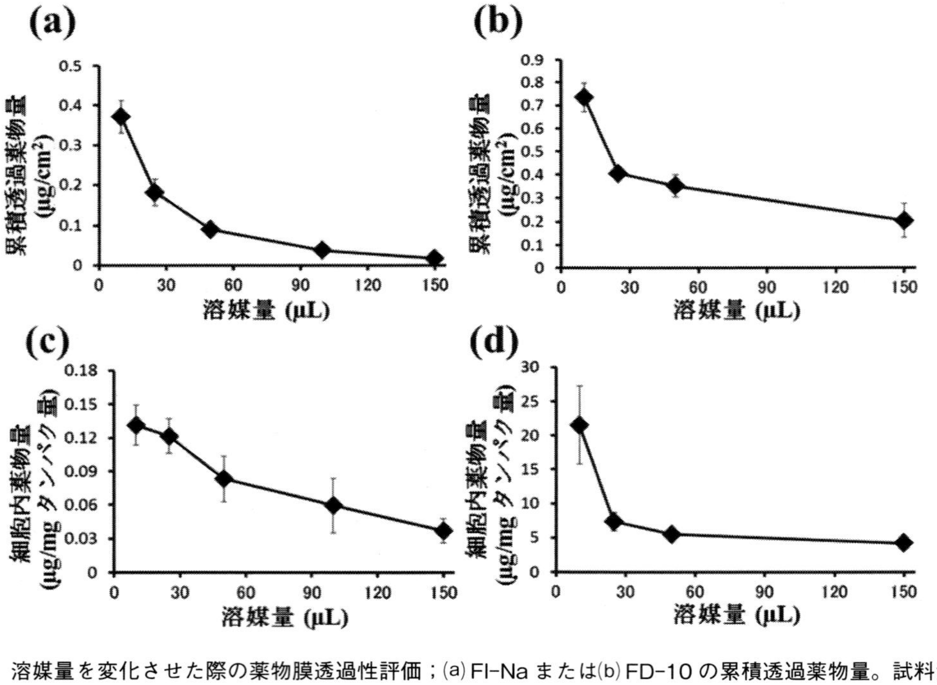

図 7　溶媒量を変化させた際の薬物膜透過性評価；(a) Fl-Na または(b) FD-10 の累積透過薬物量。試料添加 90 分後の(c) Fl-Na または(d) FD-10 の細胞内薬物量

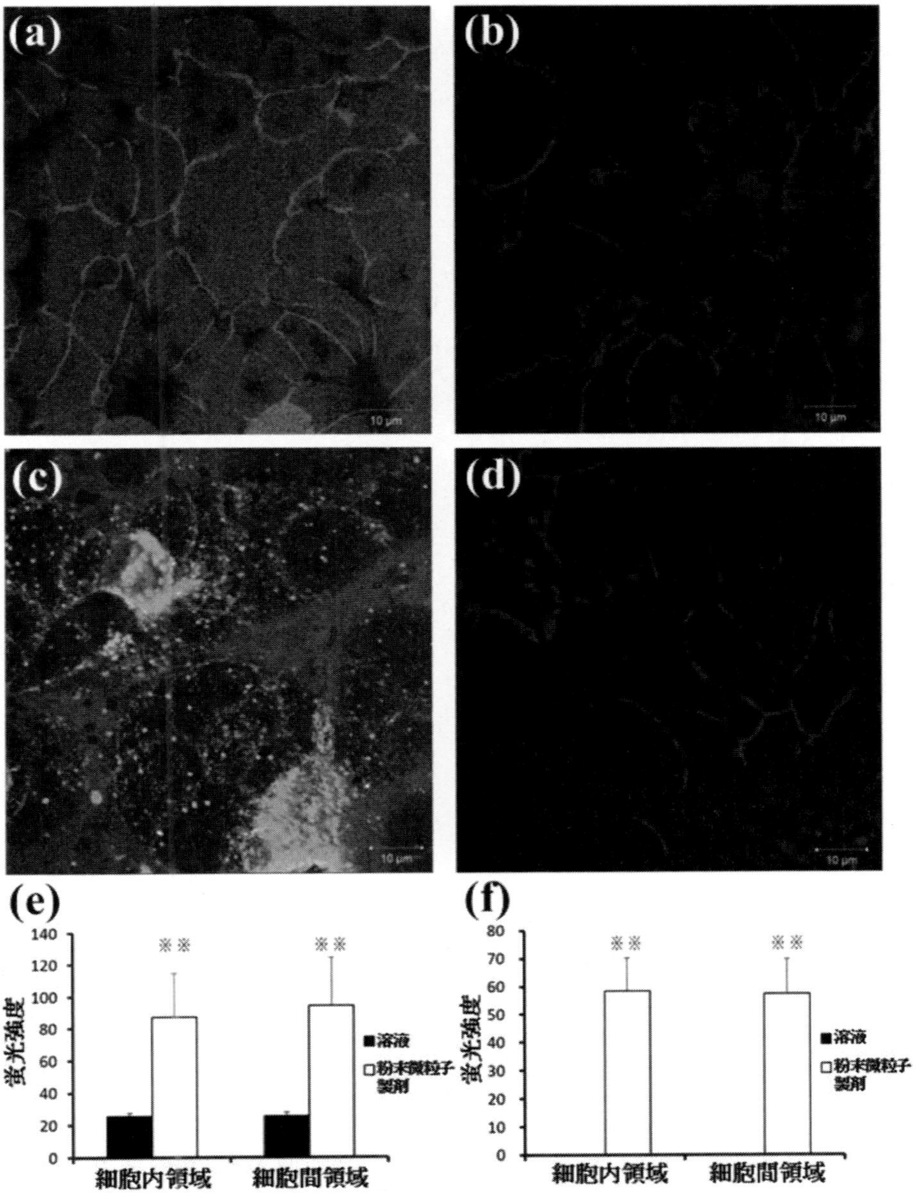

図８　試料添加 30 分後の共焦点レーザー顕微鏡画像；(a) Fl-Na 粉末微粒子製剤，(b) Fl-Na 溶液，(c) FD-10 粉末微粒子製剤，(d) FD-10 溶液。細胞内および細胞間隙領域における (e) Fl-Na または (f) FD-10 の蛍光強度

胞間隙経路の両経路の透過性が亢進していることが示唆された。FD-10 は一般的に細胞間隙経路を介して透過することが報告されている [3]。粉末微粒子製剤は局所的な高濃度条件を生じることで，細胞内移行性を亢進する可能性が示唆された。

以上の結果より，粉末微粒子製剤からの高い薬物膜透過性および細胞内移行性は分散添加された粉末微粒子製剤が細胞層上の極微量の粘液に溶解することで生じる局所的な高濃度条件に起因する細胞内および細胞間隙における濃度依存的な受動輸送の亢進によるものであると考えられる。

粉末微粒子製剤の高い薬物膜透過性および組織移行性は難吸収性の薬物の全身送達および肺組織への作用において大変有用であると考えられるものの，薬物の特性（溶解性，膜透過性，トランスポーター介在），賦形剤の性質，粉末微粒子製剤の物性（粒子径，形状，結晶性，表面特性）など薬物膜透過性，細胞内移行性および細胞障害性に影響を及ぼす可能性のある因子の検討については未だ報告が少ない[4, 5]。全身送達または肺組織への移行を目的とした吸入粉末剤の開発に向けては粉末微粒子製剤の高い薬物膜透過性／細胞内移行性を生じる適用範囲および粉末微粒子製剤の薬物透過性／細胞内移行性に影響を与える因子についてさらなる検討が必要であると考えられる。

3 結論

本研究では粉末微粒子製剤を細胞層に簡便に直接かつ均一に分散添加可能な新規分散添加用デバイスを新たに作製し，気液界面細胞培養系を応用した粉末微粒子製剤の新規評価法を確立した。この評価法を応用することにより，従来の *in vivo*, *in vitro* の評価系よりもより厳密で実作用環境を反映した粉末微粒子製剤の生物学的作用評価が可能となる。

また，確立した評価系を用いて粉末微粒子製剤の吸収特性について評価したところ，粉末微粒子製剤は薬物の分子量に依存せず，細胞間隙開口および細胞障害性を伴うことなく，吸収促進剤と同程度以上の透過性亢進効果および高い細胞内移行性を示した。その透過性／細胞内移行性亢進効果に及ぼす能動輸送の寄与は小さく，細胞内および細胞間隙の両経路の透過性が亢進していたことから，粉末微粒子製剤が細胞層上で局所的な高濃度条件を生じることによる受動輸送の亢進によるものであると考えられる。この粉末微粒子製剤の高い薬物膜透過性／細胞内移行性は難吸収性薬物の全身送達／肺組織への移行に対し，大変有用であり，今後の吸入粉末剤開発にとって有益な情報になると考えられる。

文　献

1) K. A. Foster *et al., Int. J. Pharm.,* **208**, 1 (2000)
2) H. X. Ong *et al., Mol. Pharmaceutics,* **10**, 2915 (2013)
3) M. A. Hurni *et al., J. Pharmacol. Exp. Ther.,* **267**, 942 (1993)

4）A. Asai *et al., Pharm. Res.,* **33**, 487（2016）
5）A. Asai *et al., Biol. Pharm. Bull.,* **39**, 368（2016）

第4章　小動物を用いた経肺吸収評価法

岡本浩一*

1　はじめに

吸入剤の開発において，粒子径や分散性の最適化が重要であるが，肺局所での薬理効果や安全性，あるいは薬物の全身移行性などの評価においては，小動物を用いた肺内投与実験が有用な手段となる。薬物の経肺吸収性を評価する際には，気道の構造が種によって大きく異なり，他の投与部位と比較して製剤の投与量ならびに到達部位が把握しにくい点に留意する必要がある。以下ではラットおよびマウスを用いた吸入剤の評価手技について解説した後，筆者の研究室での研究例を紹介する。

2　小動物とヒトの肺の生理学的特徴

経口剤や皮膚適用製剤など多くの剤形で，製剤開発段階で小動物を用いた吸収実験が行われる。他の剤形と比べ，吸入剤では，ヒトと小動物での投与部位（呼吸器系）の構造の違いが大きい。気道の太さはヒトでは10～15 mmであるが，マウスでは1 mm程度であり，気管の分枝回数や分枝の角度も異なる[1)]。表1にヒト，マウス，ラットの肺の解剖学的・生理学的パラメータをまとめた[1)]。肺容積や一回換気量は大きく異なるが，体重当たりに換算すると近い値になる。しかし，単位時間当たりの呼吸回数は小動物ほど多いので，体重当たりの換気速度はヒト＜ラット＜マウスの順になる。全身作用を目的とした吸入剤では，肺胞からの薬物吸収性が重要となるが，体重当たりの肺胞表面積はヒト，ラット，マウスで大きな差はない。しかし，心拍出量，すなわち肺を流れる血液量は，ヒトで5,600 mL/min（体重当たり0.080 mL/min/g），ラットで74 mL/min（0.30 mL/min/g），マウスで8 mL/min（0.40 mL/min/g）であり[2)]，小動物の方が豊富である。一般に薬物の肺胞上皮透過は速いので，血流速度が薬物の全身移行に影響する可能性がある。

3　小動物の肺への製剤投与法

小動物の肺内に製剤を投与するには，適切な手法で生じさせたエアゾルを小動物の自発呼吸によって吸入させる方法[3)]と，製剤を圧力により強制的に小動物の肺内に分散させる方法[4)]があ

*　Hirokazu Okamoto　名城大学　薬学部　薬物動態制御学研究室　教授

表 1　ヒト，ラット，マウスの肺の解剖学的・生理学的比較

		ヒト	ラット	マウス
体重	(g)	74,000	360	23
肺容積	(mL)	4,341	10.82	0.74
	(mL/g 体重)	0.0587	0.0301	0.0322
一回換気量	(mL)	500	1.4	0.2
	(mL/g 体重)	0.00676	0.00389	0.00870
呼吸回数	(回 /min)	12	130	220
換気速度	(mL/min)	6,000	240	40
	(mL/min/g 体重)	0.0811	0.667	1.74
肺胞表面積	(cm^2)	1,430,000	4,685	680
	(cm^2/g 体重)	19.3	13.0	29.6
肺胞の直径	(μm)	219	70	47
肺胞の数	($\times 10^6$個)	950	43	18
	($\times 10^6$個/g 体重)	0.0128	0.12	0.78
マクロファージの数	($\times 10^6$個)	6,460	4.73	0.666
	($\times 10^6$個/g 体重)	0.08730	0.01314	0.02896

文献 1 を参考に作成

る。前者は投与時の動物への負担は少ないが，一般に投与装置が大掛かりになる。後者は動物への負担は大きいが，簡便な装置で投与可能である。本稿では，筆者の研究室で採用している，実験室でも簡便に導入可能な後者の手法について解説する。

3.1　*In vivo* 切開気管内投与法

1970 年代に Schanker らにより公開された方法で [5]，実験手技の難易度は低い。麻酔下ラット頸部を切開し，気管にはさみを入れ，PE-240 チューブを肺の方向に，その先端がラットの気管支の手前に位置するように挿管する。ラットでは呼吸による腹部の運動を目視でとらえることができるので，腹部が凹み吸入が始まる直前で試料を投与する。麻酔したラットから数時間にわたり採血可能である。

ラットからの採血は頸静脈から行うことが多いが，短時間での薬物血中濃度推移を追跡したい場合には，頸動脈カニューレを施すことで，1 分間に数回のサンプリングが可能になる。ラットの頸部を切開し気管を露出させ筋肉を押し広げると，気管の両側に白い神経が付随した太さ 1 mm 程度の頸動脈が見える。図 1 に示すように，神経を剥がした後，PE-60 チューブを心臓側に向けて挿管する [6]。チューブの他端をバインダークリップで挟み，それを緩めることで採血できる。採血間隔が開く場合には，血液凝固を防ぐためにチューブ内にヘパリン溶液を注入しておく。

マウスに切開気管内投与法を適用する場合には，気管内に PE-60 チューブを挿管する。マウ

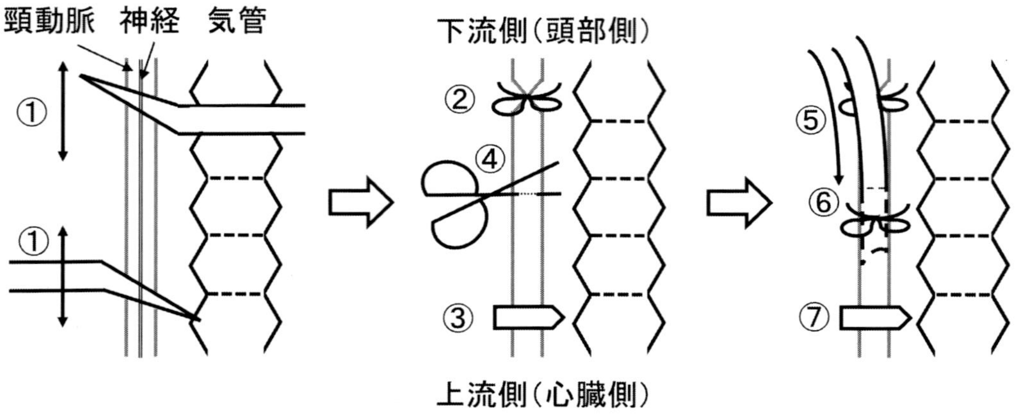

図1　ラット頸動脈カニュレーション法（文献6から改変）
①頸動脈から神経を剥がす
②頸動脈の頭部側を縛り血流を止める
③頸動脈の心臓側の血流をクランメルで止める
④頸動脈に切り込みを入れる
⑤心臓側に向けてPE-60チューブを挿入する
⑥チューブを縛る
⑦クランメルを外す

スでは腹部の運動を確認した投与や複数回の採血は一般に困難である。

溶液は，マイクロシリンジを用いて投与できる。溶液をミスト状に噴霧投与したい場合には，Penn-Century社のMicrospray Aerolizerを用いる方法がある。粉末製剤を投与するには，当研究室で開発した粉末投与デバイスを用いている[7)]。100 µLチップ内に0.5～1 mg程度の粉末を量り取り，三方活栓を介して1 mLのシリンジと接続する。このときチップに粉末を詰めすぎると噴霧されにくくなる。三方活栓を閉じ，シリンジ内の0.5～1 mLの空気を圧縮し，ラットが息を吐き終えるタイミングに合わせ，気管に挿入したPE-240チューブとチップを接続する（差し込む）。三方活栓を開き，圧縮空気の膨張力でチップ内の粉体を肺内に分散投与する。マウスでも同様に投与するが圧縮する空気量は0.2 mL程度とする。マウスは呼吸が速いので，呼吸のタイミングに合わせてチップを挿入することは困難である。当研究室では，ラットの呼吸に合わせた投与をしやすい気道確保機能付き投与デバイスも考案している[8)]。図2の装置のPE-50チューブをラット気管に挿管したPE-240チューブに挿入し，PE-240チューブを呼吸用三方活栓に差し込む。このときPE-50チューブの先端がラット気管支の手前に位置するようにあらかじめ長さを調節しておく。ラットが息を吐き終えたタイミングで呼吸ポートを閉じて，投与用三方活栓を開くことで，安定した粉体投与が可能である。

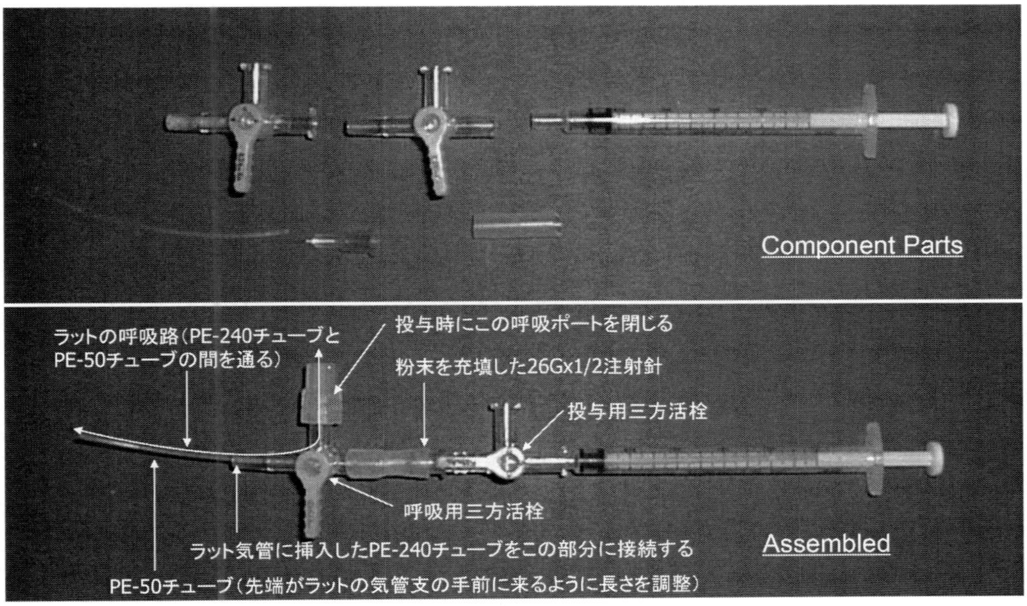

図 2　気道確保機能付き投与デバイス

3.2　*In vivo* 経口気管内投与法

気道を切開せずに経口的にカニューレを気道に挿管する方法で，製剤投与後動物を長期間飼育する場合に適した方法である[9]。麻酔下マウスの前歯を高さ 3.5～4 cm の保定台（太めの針金で自作可能）の金属棒に引っ掛けて，ピンセットで舌を押さえつつ口内を大きく開き，喉下にハロゲンライト（MegaLight 100）を適切な角度で当てると，気管の入り口が黄白色に光って見える。PE-60 チューブに通した探り棒の先を気管の入り口に挿入し，カニューレを残して探り棒のみ口内から抜き取る。このとき，カニューレの先に指を当てて呼吸を感じ取れれば気管内に挿管できているが，感じ取れない場合は，カニューレが食道に挿管されている可能性が高い。マウスを保定台から外して仰向けに寝かし，切開気管内投与法に記載した装置を用いて試料を投与する。ラットでの実施例はあまり見受けられない。

3.3　*In situ* 肺灌流法

前述の *in vivo* 実験法では，一般に薬物の血中濃度の時間推移で薬物の経肺吸収性を評価する。しかし，薬物が血中で代謝されやすい場合や組織移行性が高い場合など，血中濃度の測定が困難な場合がある。小動物の呼吸器系に投与された薬物の血中移行性を直接評価する方法に，*in situ* 肺灌流法がある。文献的には肺を摘出して灌流する方法があるが[10]，以下では，より短時間で実験を開始できる，肺を胸郭部に残したまま灌流する方法を紹介する。

麻酔下ラット頸部を切開し，気管にはさみを入れ，PE-240 チューブをその先端がラットの気

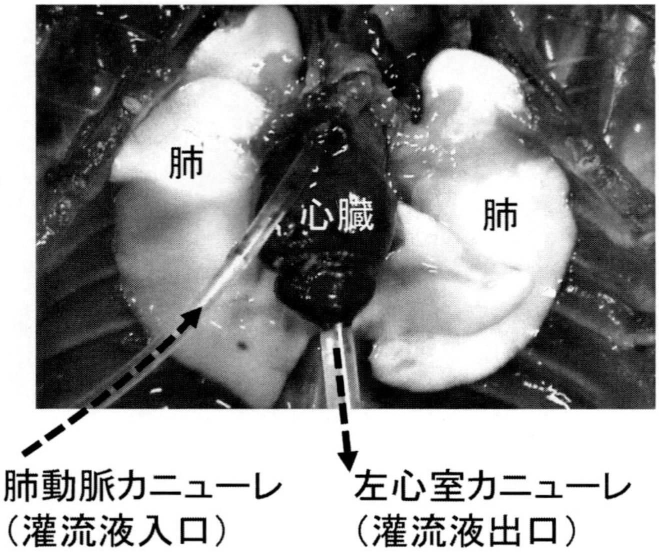

図3　ラット *in situ* 肺灌流図

管支の手前に位置するように挿管する。胸部を正中切開し，横隔膜を剥離し，左右の肋骨を切断して心肺を露出させる。小動物用ベンチレータ（例えばSAR-830，CWE, Inc.）を用い，気管カニューレにより換気を行う（例えば2.5～3.3 mL/回，20回／分）。右心房に切り込みを入れ，肺動脈にPE-160チューブを挿入し，ペリスタポンプを用いて37℃に加温した灌流液を送液し，左心室より回収する（図3）。肺組織の血液が抜け，肺が白くなった時点で人工呼吸器を外し，*in vivo* 切開気管内投与法に記載した装置を用いて試料を投与し，人工呼吸器を再度接続する。左心室から流出する灌流液を経時的に回収し，容積と薬物濃度から薬物透過量を算出する。

3.4　薬物の呼吸器系内分布評価法

患者が吸入剤を使用する場合，一般に吸入手技によって製剤の吸入効率が大きく異なる。小動物を用いた経肺投与実験でも，投与した溶液や粉末が呼吸器系の深部まで送達されているかを把握することは困難である。以下では，やや特殊なケースではあるが，*in vivo* imaging system（IVIS®）を用いて薬物あるいは製剤の呼吸器系内分布を評価する方法を述べる[11]。

薬物自体が蛍光を発する場合，その薬物の製剤を気道内に投与した直後に，IVIS® で胸部の蛍光強度を観察・測定する。肺全体に蛍光が観察されれば，投与が適切に行われたことが分かる。蛍光が頸部や呼吸器上部にのみ観察される場合は，投与が不適切であったとみなし，その動物は評価から除外する。蛍光を発しない薬物の場合は，製剤中に蛍光色素を添加し，同様に評価する。蛍光物質としては，近赤外領域の蛍光を発するものが望ましく，当研究室ではインドシアニングリーン（励起波長745 nm，蛍光波長820 nm）を用いることが多い。フルオレセイン（励起波長494 nm，蛍光波長521 nm）のような緑色蛍光色素は，動物の自家蛍光と重なり評価が困難になるので用いない。

また，マウスを用いた *in vivo* 実験でも，蛍光色素あるいは蛍光標識した薬物を経肺投与した後の体内挙動を，IVIS® を用いることで長期間にわたり追跡することができる。

3.5 肺洗浄による安全性評価法

吸入剤の肺局所安全性を小動物で評価する方法として，製剤投与後気道を洗浄して得られる気管支肺胞洗浄液（BALF）を分析する方法がある。切開気管内投与法もしくは経口気管内投与法で製剤を呼吸器系に投与したマウスを24時間後に屠殺し，頸部を切開し気管に注射針で孔をあける。注射針に接続したPE-60チューブを挿入し，4℃のリン酸緩衝液0.5 mLで気道内を洗浄する。この操作を3回繰り返し，回収したBALFを200×*g*で10分間遠心分離し，上清中の乳酸脱水素酵素（LDH）活性およびサイトカイン（IL-1βやIL-6など）濃度を測定する[12]。LDH活性の高さは細胞膜障害性の指標となり，サイトカイン濃度の高さは炎症反応の指標となる。また，肺組織標本を作製し，病理組織学的検査を行う。

4 超臨界二酸化炭素晶析法で調製したフルオレセイン粉末の経肺吸収性の評価

難水溶性蛍光色素であるフルオレセイン（FL，水への溶解度13.5 μg/mL）の粉末剤を超臨界二酸化炭素晶析法で調製し，8週齢のSD系雄性ラットを用いて前節で紹介した *in vivo* 切開気管内投与法と *in situ* 肺灌流法で吸収性を評価した。それぞれの評価法で吸収速度を算出し，FL原末と超臨界二酸化炭素晶析製剤の吸収速度の比較ならびに *in vivo* 法と *in situ* 法で得られる吸収速度の比較を行った。

4.1 超臨界二酸化炭素晶析法による微粒子製剤の調製

温度35℃，圧力25 MPaの条件下で，晶析カラム内上部に設置したV字型ノズル[7]の一端から超臨界二酸化炭素を流速14 mL/minで，他端からエタノールを流速0.035 mL/minで送液した。FLのエタノール溶液をマニュアルインジェクターからエタノール用配管に注入し，70分後にエタノールの送液を停止した。超臨界二酸化炭素を60分間流してカラム内のエタノールを除去し，減圧後，晶析カラム中からFL粉末（FLSCF）を回収した。

図4にFL原末とFLSCFの電子顕微鏡写真を示した。FL原末は10 μm以上の凹凸している凝集体であるのに対し，FLSCFは棒状の粒子が集合し，直径10 μm程度の大きさであった。高速ガス吸着分析器で測定した比表面積は，FL原末の1.6 m^2/gに対してFLSCFで7.3 m^2/gと大きくなった。

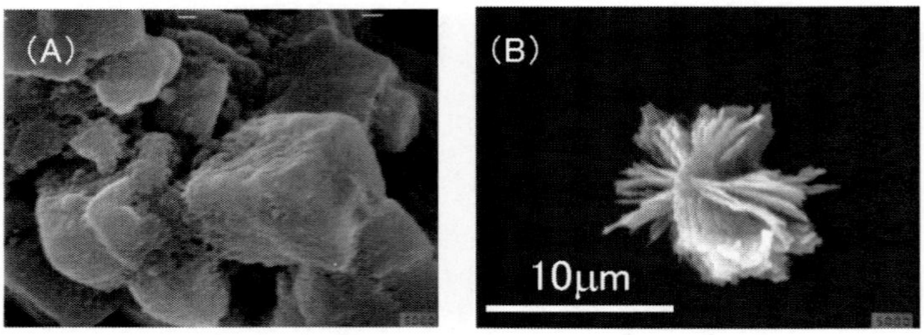

図4　FL の粒子形状観察
(A) FL 原末，(B) FLSCF

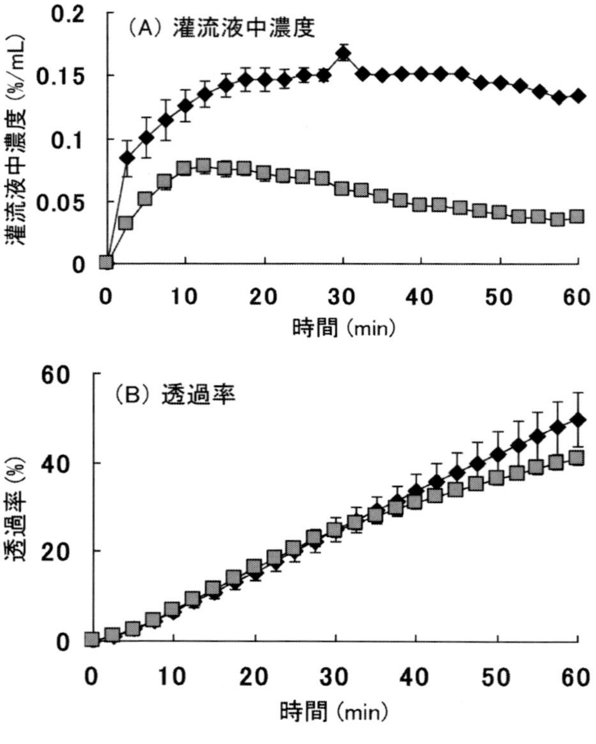

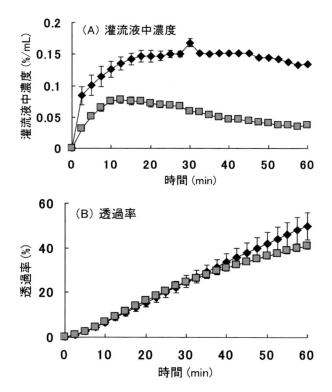

図5　FLSCF のラット経肺投与後の *in situ* 灌流液中 FL 濃度および透過率の時間推移に及ぼす灌流速度の影響
◆：7.5 mL/min，■：15 mL/min（平均値 ± 標準誤差）

4.2　*In situ* 灌流速度の検討

ラットの肺を灌流液（1 L 中に Krebs-Henseleit buffer modified 9.60 g，炭酸水素ナトリウム 2.10 g，炭酸カルシウム 0.37 g，ウシ血清アルブミン 40.0 g を含む）で流速 7.5 および 15 mL/min で灌流した際の，FLSCF の経肺投与後の灌流液中 FL 濃度と透過率の時間推移を図5に示した。灌流速度7.5 mL/minの灌流液中FL濃度は，灌流速度15 mL/minに比べ約2倍であった(図5(A))。FL濃度に回収液容積を乗じて求めたFL回収量は灌流速度によらず同じ時間推移を示したことから（図5(B)），FLの経肺投与における透過率は灌流速度の影響を受けないと考えられた。この結果から，FL原末とFLSCFのラット *in situ* 経肺投与実験を灌流速度7.5 mL/minで行った。

4.3　FL微粒子製剤のラット *in situ* および *in vivo* 経肺投与実験

図6は *in situ* におけるFL原末およびFLSCFの経肺投与後の灌流液中FL濃度(A)および透過率(B)の時間的推移を，図7は *in vivo* におけるそれぞれの経肺投与後の血漿中FL濃度(A)および吸収率(B)の時間的推移を示した。*In vivo* におけるFL吸収率は，ラット大腿静脈よりフルオレセインナトリウム溶液を静注して得たFLの血漿中薬物濃度の時間推移と，FL原末およびFLSCFの経肺投与後の血漿中FL濃度の時間推移から，デコンボリューション法により求めた[13)]。

図6(A)から，*in situ* において，FLSCF投与後の灌流液中濃度はFL原末投与時よりも極めて

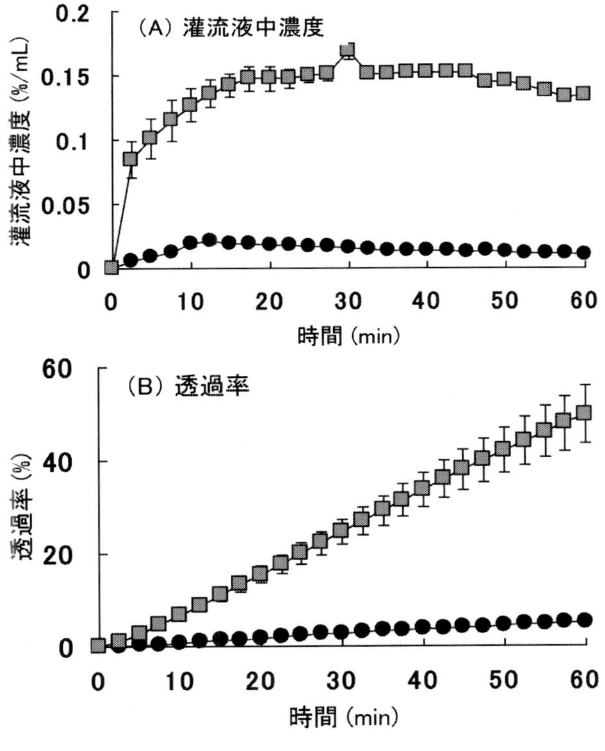

図6　FL微粒子製剤のラット経肺投与後の *in situ* 灌流液中濃度および透過率の時間推移
●：FL原末，■：FLSCF（平均値±標準誤差）

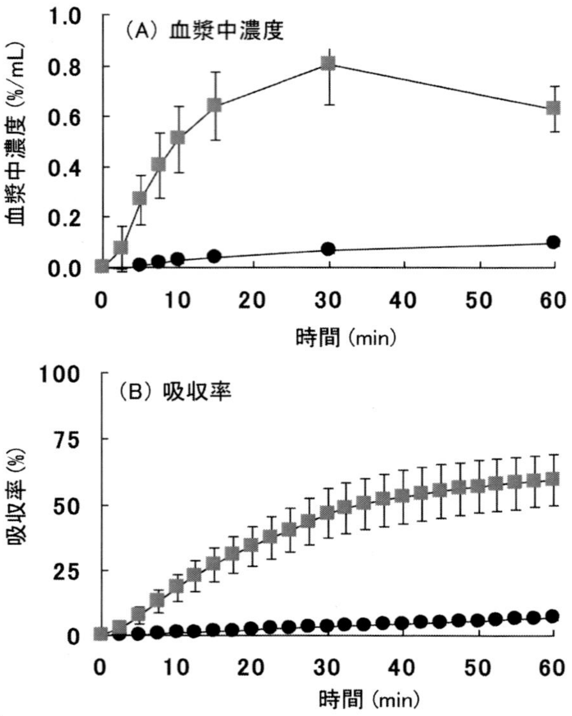

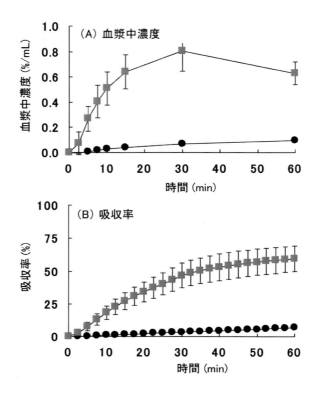

図7　FL 微粒子製剤のラット経肺投与後の *in vivo* 血漿中濃度および吸収率の時間推移
●：FL 原末，■：FLSCF（平均値 ± 標準誤差）

高く，透過ピークは投与 20 分後に現れ，その後 45 分までその濃度を維持した後，徐々に減少した。*In vivo* においても *in situ* と同様に FL SCF 投与により FL 原末投与よりも高い血中濃度を示したが（図 7(A)），FLSCF の吸収ピークは 30 分と *in situ* に比べて遅く現れた。これは FL の体内からの消失に時間がかかるため *in vivo* における薬物の吸収ピークが遅延したためと考えられる。図 6(B)，図 7(B)から，*in situ* および *in vivo* のどちらとも 60 分後の FL 原末の透過率および吸収率は約 10 % であったのに対し，FLSCF は約 50 % の値を示した。

In situ における FLSCF 製剤の透過率は FL 原末に比べて約 10 倍高く，*in vivo* における吸収率は約 3 倍高くなり，両者ともに FLSCF の方が有意に高い値を示した（表 2）。また，累積透過率および吸収率の時間推移の初期の傾きから求めた吸収速度定数も，どちらとも FLSCF が FL 原末よりも有意に高い値を示した（表 2）。

このように，FL 原末より FLSCF の透過率および吸収率が極めて高く現れたのは，SCF 製剤化により粒子径が小さくなり肺深部送達性が高くなり，比表面積が増大したことにより FL の溶解性が高くなったためと考えられる。

表 2　FL 微粒子製剤のラット経肺投与後の *in situ* および *in vivo* 薬物動態パラメーターの比較

		in situ	*in vivo*
透過率・吸収率	bulk	0.05 ± 0.001	0.069 ± 0.008
	SCF	0.498 ± 0.061 [@]	0.596 ± 0.099 [@]
吸収速度定数 ($\times 10^{-2}$ min^{-1})	bulk	0.098 ± 0.007	0.118 ± 0.016
	SCF	0.847 ± 0.088 [@]	2.175 ± 0.586 [@]

[@] bulk と比較して有意差あり（p<0.05）

5　おわりに

小動物を用いた吸入剤の吸収性・局所安全性評価は，製剤が肺深部に送達可能な条件で行うことが重要である。小動物での薬物経肺吸収性をもとにヒトでの薬物経肺吸収性を議論する際には，アンダーセンカスケードインパクタなどを用いて評価した製剤の吸入特性や，IVIS® を利用した肺内分布や吸入特性を加味して議論する必要がある。

文　　献

1)　A. Braun *et al.*, Pulmonary Drug Delivery（K. Bechtold-Peters and H. Luessen eds.）, p.82 , Editio Cantor Verlag（2007）
2)　B. Davies and T. Morris, *Pharm. Res.*, **10**, 1093（1993）
3)　Y. Kawashima *et al.*, *Pharm. Res.*, **15**, 1753（1998）
4)　P. R. Byron amd R. W. Niven, *J. Pharm. Sci.*, **77**, 693（1988）; F. Komada *et al.*, *J. Pharm. Sci.*, **83**, 863（1994）; S. Kobayashi *et al.*, *Pharm. Res.*, **13**, 80（1996）
5)　S. J. Enna and L. S. Schanker, *Am. J. Physiol.*, **222**, 409（1972）
6)　岡本浩一，奥田知将，呼吸研究，**34**, 391（2015）
7)　H. Okamoto *et al.*, *J. Pharm. Sci.*, **92**, 371（2003）
8)　H. Okamoto *et al.*, *J. Pharm. Sci.*, **89**, 1028（2000）
9)　岡本浩一，奥田知将，薬剤学実験法必携マニュアル（日本薬剤学会出版委員会編），p.82, 南江堂（2014）
10)　L. Min and P. R. Byron, *J. Pharmacol. Exp. Ther.*, **347**, 318（2013）
11)　T. Mizuno *et al.*, *J. Control. Release*, **134**, 149（2009）; K. Mohri *et al.*, *J. Control. Release*, **144**, 221（2010）; T. Okuda *et al.*, *J. Drug Target.*, **20**, 801（2012）
12)　T. Okuda *et al.*, *J. Control. Release*, **279**, 99（2018）; T. Ito *et al.*, *Mol. Pharm.*, in press
13)　杉山雄一ほか，ファーマコキネティックス 入門編―演習による理解―（花野学編），p.172, 南山堂（1987）

第5章　カチオン性高分子による薬物の吸収促進

夏目秀視[*1]，八巻　努[*2]

1　はじめに

一般に粘膜を介した薬物の透過は，薬物の分子量の増大および疎水性の低下によって制限される。近年，インスリンをはじめとして，ソマトロピンやテリパラチド，リラグルチドなど，生理活性を有するペプチドおよびタンパク質性医薬品が多く実用化されている。しかし，これらの医薬品は水溶性の高分子薬物であり，消化管粘膜などの上皮粘膜を介した吸収はほとんど期待できない。そのため，投与方法はほとんどが注射によるものであり，治療は長期にわたり，かつ頻回投与が必要であるものが多く，患者自身または患者家族や介護者が投与する自己注射製剤として使われることも多い。自己注射製剤は投与に痛みを伴うだけでなく，注射部位に炎症をきたすおそれがあること，また，自己注射操作や注射針等医療廃棄物の処理が煩雑であることなど，患者への負担が大きく，quality of life（QOL）の低下を招く。そのため，それらの難吸収性薬物の注射に代わる非侵襲的な投与方法の開発は，患者のQOLの向上に大きく貢献でき，そのためより簡便で非侵襲的な投与法や剤形の工夫が望まれている。

上記のような問題点を回避する目的として，経肺投与が注目されている。経肺投与は注射と異なり，非常に簡便に投与が可能であり，肝初回通過効果の回避も可能であること，主な吸収部位である肺胞の表面積は小腸の表面積の1/4程度であるが非常に大きく，肺胞上皮細胞は単層扁平上皮からなり，その厚みは小腸上皮細胞よりも薄いことから，肺胞においての水溶性の薬物や比較的分子量の大きな薬物は，良好な吸収性を示すものと考えられている。しかしながら，経肺投与においても，ペプチドやタンパク質性医薬品の製剤化には至っていない。ペプチドやタンパク質医薬品の吸収が乏しい主な要因として，経肺投与でさえも薬物の分子量に依存した薬物の上皮粘膜透過速度の減少が挙げられる。したがって，これら薬物の吸収性を改善するためには，添加物を含め製剤学的な工夫を施さなければならない。

これまで，上皮細胞膜からの薬物輸送を改善する吸収促進剤，上皮細胞間からの薬物輸送を改善する吸収促進剤，あるいは両方の経路の輸送を促進する吸収促進剤を主薬に添加することが試みられている。それらには，界面活性剤や胆汁酸塩，脂肪酸塩などの多くの物質が検討されてきた。しかし，それらの多くは薬物の吸収性を大きく改善するものの，膜タンパク質の漏出や細胞の脱落等の不可逆的な障害性が認められた[1~4]。それゆえ吸収促進剤を利用した製剤が臨床の場

＊1　Hideshi Natsume　城西大学　薬学部　薬学科　製剤学研究室　教授
＊2　Tsutomu Yamaki　城西大学　薬学部　薬学科　製剤学研究室　助手

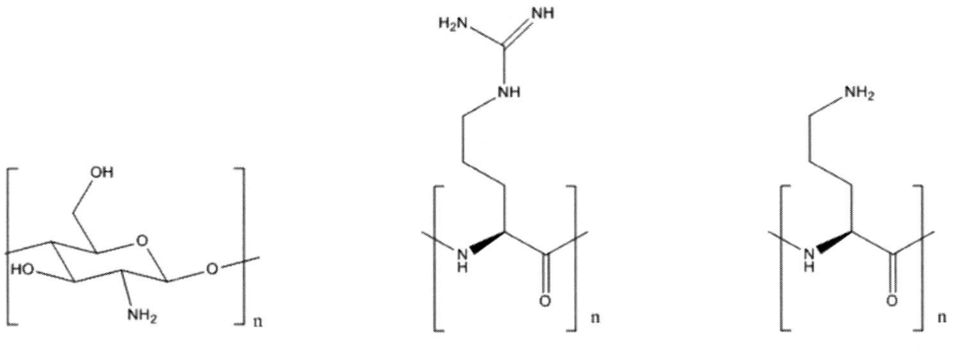

図1　カチオン性吸収促進剤の構造

で用いられることは，いまだほとんどないのが現状である。したがって，安全性に優れた吸収促進剤の開発は，その吸収促進効果に加え，上皮粘膜に対する毒性についても十分な検討を行うことが必要である。

本章ではカチオン性高分子の吸収促進剤として多糖類であるchitosan，chitosan誘導体，sperminated gelatin，sperminated pullulans，poly-L-arginineおよびpoly-L-ornithineに焦点を当てて，ペプチドやタンパク質製剤の吸収性の改善と興味深い知見を中心に述べる（図1）。

2　Chitosanの吸収促進効果

Chitosanは甲殻類の殻から得られたchitinを脱アセチル化することにより得られる多糖類の高分子ポリマーである。分子内にプラスチャージを有するカチオン性の経鼻吸収促進剤としてIllumらが1994年に報告して以来，研究・開発されている。Insulinを含む0.5％ chitosan溶液を羊の鼻腔内へ投与すると，鼻粘膜に損傷を与えずに血漿中のinsulin濃度を顕著に増大させ，AUCはおよそ7倍増加したことを報告している[5)]。また，ヒト結腸がん由来細胞株であるCaco-2細胞において，細胞透過性が著しく低いマンニトールをキトサンとともに投与することにより，有意にマンニトールの透過性が促進された。この際，細胞間隙のバリアー能の指標である経上皮電気抵抗値（transepithelial electronic resistance：TEER）は有意に低下し，細胞間隙部の透過性を制限している本体であるtight junction（TJ）の構成成分であるTJタンパク質のoccludinとZO-1の分布が低下していた。しかしながら，溶液中のキトサンを除去することにより，マンニトールの透過性，TEER値およびTJ関連タンパク質の局在性は元に戻った。このような結果から，キトサンは安全性に優れた吸収促進剤であると示唆されている[6)]。

さらに，キトサンとrecombinant human growth hormone（rhGH）の混合粉末を調製して，

鼻粘膜に投与した場合，皮下投与と比較して，バイオアベイラビリティが15％程度得られたことも報告している。したがって，キトサンは溶液のみならず粉末での投与においても高分子薬物の吸収促進効果を示す[7]。

また別の試みとして，キトサンの誘導体も研究されている。Chitosanの水への溶解性を改善し，カチオン性を増大させたtrimethyl chitosan（TMC）も吸収促進剤として研究されている。脱アセチル化度97％，分子量がおよそ264 kDaのTMC溶液とrhGHをラット鼻腔へともに投与すると，rhGHのAUCがおよそ50倍にまで増大することを報告している[8]。さらに，TMCのアルキル基を伸長した*N*-alkyl-*N*, *N*-dimethyl chitosan誘導体も合成されている。ヒト株化気管支基底細胞であるVA10において，*N*-alkyl-*N*, *N*-dimethyl chitosan誘導体の吸収促進効果は，そのアルキル基の伸長に伴い，TEERの低下効果の増強と，分子量4,000のfluorescein isothiocyanate-dextran（FD-4）の透過性増大をもたらした[9]。このように，キトサンの持つアミノ基に他の分子を修飾することにより，新規の機能性を持った吸収促進剤の開発も可能であることが示されている。

Chitosanの吸収促進メカニズム

Chitosanの吸収促進効果はCaco-2細胞の検討から，細胞間隙部のTJ関連タンパク質を一時的に消失させることにより細胞間隙透過性を高め，高分子薬物の吸収を改善することが報告されている。細胞間隙経路の開口メカニズムはchitosanが細胞接着因子の一つであるインテグリンと相互作用することにより，FAKやSrcのリン酸化を引き起こすこと，ならびにRho GTPasesの活性化によるF-actinの再編成を生じさせる。それらの変化を介して，TJの膜貫通型タンパク質であるclaudin-4が細胞間隙部から細胞内へエンドサイトーシスされる結果，細胞間隙経路からのペプチドやタンパク質の吸収が増加することが示唆されている[10, 11]。

3　Sperminated gelatinおよびsperminated pullulansの吸収促進効果

Sperminated gelatin（SG）およびsperminated pullulans（SP）はgelatinおよびpullulanにスペルミンを修飾したカチオン性高分子ポリマーである。分子量が100 kDaのgelatinとスペルミンを反応させ，合成したSGをインスリンとともに，ラット鼻腔内へ投与したところ，SG濃度が0.1％以上において血漿中グルコースの低下が認められた。さらに5(6)-carboxyfluorescein（CF）の鼻腔内投与においても，SGをともに投与することにより，AUCが著しく増大した。さらに気道上皮細胞であるCalu-3においては，0.2％のSGが有意にFD-4の透過性を増大させた[12]。また，分子量が112 kDaのpullulanとスペルミンを反応させ，アミノ基の含量が異なる2つのSP-L（total amino group content：2.41 mmol/polymer）およびSP-H（total amino group content：5.37 mmol/polymer）をインスリンとともに，ラット経肺投与したところ，SGと同様に血漿中グルコース濃度を低下させた。また，気道上皮細胞株であるCalu-3細胞においては，FD-4の透過を促進した。これらの吸収促進効果を比較すると，アミノ基が多く含まれるSP-H

が最も吸収促進効果が高かった。この要因として，吸収促進剤の電荷密度が重要であることが示唆されている[13]。

SG および SP の吸収促進効果のメカニズムの詳細は不明ではあるが，他のカチオン系吸収促進剤と同様に TJ の開口を介して細胞間隙経路の水溶性高分子薬物の透過を改善している。

4　Poly-L-arginine による水溶性高分子薬物の吸収促進効果

Poly-L-arginine（PLA）は塩基性のアミノ酸である L-arginine のポリマーであり，分子内のグアニジノ基に由来するプラスチャージを持つカチオン性の吸収促進剤である。ラット鼻腔内に分子量 42.4 kDa の PLA とともに α-心房性ナトリウム利尿ペプチドまたはサケカルシトニンを投与すると，これらの薬理効果が，静脈内注射した場合と同程度まで達成可能であり，分子量 18.8 kDa の顆粒球コロニー刺激因子では，1％程度であった生物学的利用率を 10％程度まで高めることが可能であった[14, 15]。さらに，PLA は水溶性高分子薬物のモデルとして汎用されている種々分子量の FDs の吸収を著しく改善した。生物学的利用率を考慮すると，PLA は少なくとも分子量が 20 kDa 程度までの薬物の鼻腔を介した全身循環系への送達が可能な吸収促進剤と考えられる。実際に rhGH を PLA とともにラットに経鼻投与した際には，生物学的利用率が 15％程度にまで改善することが可能であり，PLA の濃度や分子量の違いにより，rhGH の体内動態が異なったことから（図2），PLA の分子量と濃度を適切に選択することで，体内動態を制御可能な製剤の開発が期待できる[16]。

一方で，PLA による吸収促進効果は，その濃度と分子量に依存して増加し，その持続性の消失は，PLA が鼻腔内でペプチダーゼのようなトリプシン様酵素によって分解を受けることに起因し，一過性の促進効果を示すこと，さらに，繰り返し PLA を投与すると再び FD-4 の吸収が

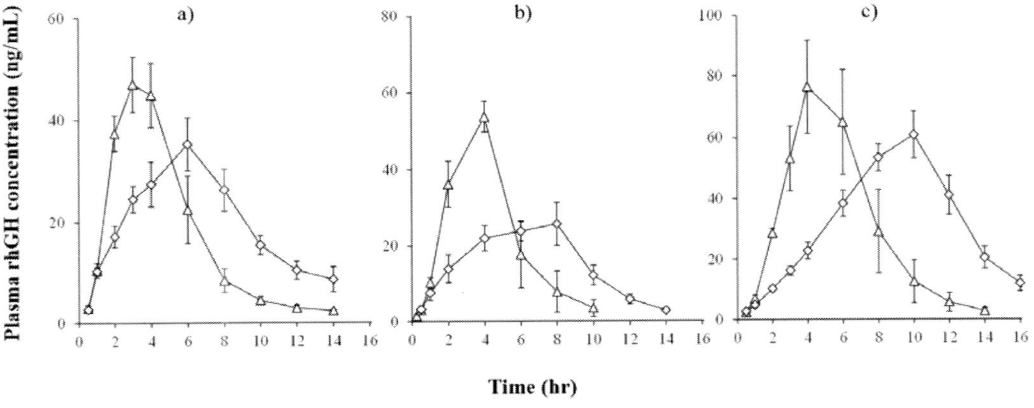

図2　ラット鼻腔内に 15 kDa（△）または 150 kDa（◇）の PLA（濃度：a) 0.25％，b) 0.5％，c) 1.0％）と rhGH（0.583 mg/kg）混合溶液投与後の血漿中 rhGH 濃度推移[16]

促進し，上皮細胞の形態学的変化や線毛の電子顕微鏡画像にも障害がみられなかったことから，PLA は可逆的な促進効果を示すことが明らかとなった[17)]。

Poly-L-arginine の吸収促進メカニズム

PLA の吸収促進のメカニズムは家兎摘出鼻粘膜およびヒト結腸がん由来細胞株 Caco-2 細胞を用いて検討されている。家兎摘出鼻粘膜を用いた研究では，PLA が，FD-4 の吸収性の改善が主に細胞間隙経路を介したものであることを報告している。これは TJ 関連タンパク質の ZO-1 や occludin，adherens junctions（AJs）を構成するタンパク質の E-cadherin の分布を細胞－細胞連結部位から細胞内へ内在化させ，細胞間経路が拡がりペプチドやタンパク質性医薬品のような水溶性高分子薬物の透過を促進するものと結論づけている[18)]。

さらに，Caco-2 細胞を用いた検討では，TJ 関連タンパク質の occludin，ZO-1，claudin-4 および tricellulin が PLA の適用濃度に依存してその発現量をほとんど変化させずに細胞間隙部から消失した。しかしながら，細胞から PLA を除去することによって，再び細胞間隙部にこれら TJ タンパク質が再分布することから，PLA の作用は可逆的であることが示唆されている[19)]。さらに，細胞間隙部の TJ 関連タンパク質の内在化メカニズムについて，3 つのエンドサイトーシス機構を評価した。クラスリン依存性エンドサイトーシス阻害剤存在下において，PLA による FD-4 の透過促進効果が低下した。加えて，PLA による TJ 関連タンパク質の細胞間隙部位からの消失も著しく抑制した。すなわち，PLA の適用によりクラスリン介在性エンドサイトーシスが惹起され，TJ 関連タンパク質のいずれもエンドサイトーシスされることを示唆した。また，低分子モデル薬物 erythritol の透過実験から，クラスリン介在性エンドサイトーシス阻害剤により TJ 関連タンパク質の内在化を強く抑制しても，細胞間隙部での TJ 構造の部分的な変化が起こっていることが明らかとなった。また，PLA の適用でエンドサイトーシスされた occludin のその後の細胞内運命を検討した結果，初期エンドソームからリサイクリングエンドソームに移行していた。その他の TJ 関連タンパク質もリサイクリングエンドソームに移行していると推察しており，PLA は TJ 関連タンパク質をリサイクリングエンドソームまで移行させ，細胞間隙部からこれらを消失させることで，細胞間隙経路が開口し，水溶性高分子薬物の透過を促進すると結論づけた（図 3）[20)]。

今後は，PLA がどのような細胞内シグナル伝達経路を介して TJ 関連タンパク質を細胞内へ内在化させるのかを明らかにしていく必要があり，これらを明らかにしていくプロセスや方法論こそが，有効性や安全性の高い細胞間隙路の透過性を改善する吸収促進剤の開発・発展に寄与するものを思われる。

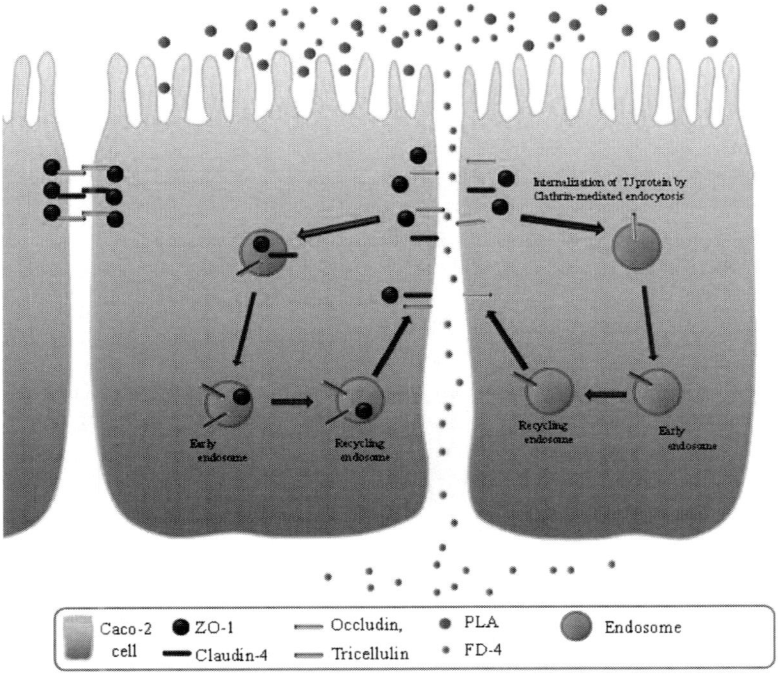

図3　予想されるPLAによる水溶性高分子薬物の透過促進メカニズム[20)]

5　Poly-L-ornithineの吸収促進効果

Poly-L-ornithine（PLO）は前述のPLAと同様に塩基性アミノ酸であるL-ornithineのポリマーであり，PLAと同様に生理的条件下においてカチオン性を有した吸収促進剤である。肺胞上皮Ⅱ型細胞のRLE-6TNにおいて，分子量23.5kDaのPLOはインスリンの細胞内への取り込みを増加させ，インスリンとPLOの混合溶液をラット経肺投与したとき，血中グルコース濃度を有意に低下させた[21)]。

また，Caco-2細胞において，分子量18.5kDaのPLOはその適用濃度に依存してTEERを低下させ，FD-4の透過を促進させる。また，十分な吸収促進効果を示すPLOの濃度において，細胞障害性をほとんど示さなかった。同様に，ラット鼻腔内にFD-4とともにPLOを投与すると，生物学的利用率は最大で70％程度まで改善が可能であった[22)]。

PLOとPLAの吸収促進効果は分子量が同じならほぼ同等であるが，PLOの特徴として，側鎖のアミノ基に他の分子を修飾させることが容易であることが挙げられる。投与液に粘性を付与する目的で，45kDaのPLO 1分子に対して10kDaのpolyethylene glycol（PEG）を10分子結合させたPEG-PLOを合成し（図4），吸収促進効果を確認するために，FD-4とともにCaco-2細胞に添加すると，未修飾のPLOよりも力価は低下するが十分な吸収促進効果を得ることがで

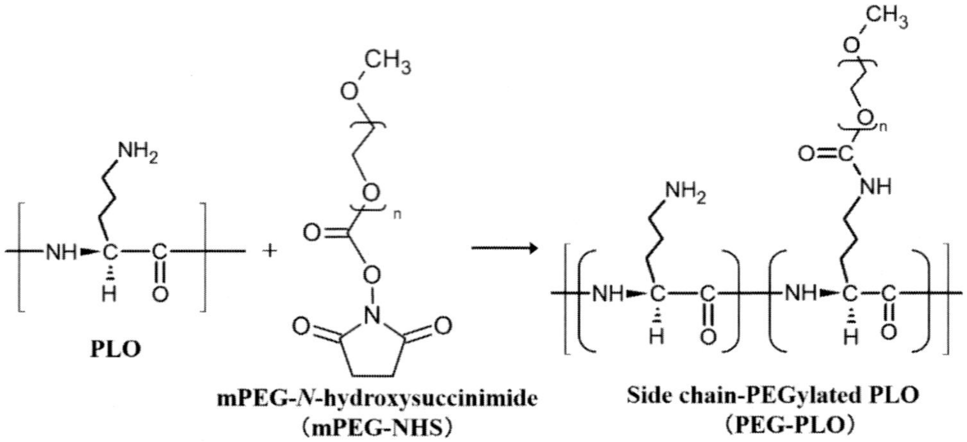

図4　PLO 側鎖への PEG の導入 [22]

表 1　PLO または PEG-PLO と FD-4 をラット鼻腔内に投与したときの FD-4 の体内動態パラメーター[23]

Enhancer		C_{max} (μg/mL)	T_{max} (min)	AUC_{0-540} (μg/mL・min)	MRT (min)	F_{0-540} (%)	ER	MAR (μg/min)	$F_{o/c}$ (%)
Closed system									
None (Control)		2.3 ± 0.5	187.5 ± 52.5	902.4 ± 186.2	259.1 ± 16.8	6.2	1.0	2.7	
PLO	0.25 %	35.9 ± 3.5	60.0 ± 9.5	6667.6 ± 1361.1	153.8 ± 14.8	45.6	7.4	67.3	
	0.50 %	44.0 ± 4.3	82.5 ± 14.4	10470.4 ± 1522.8	186.8 ± 14.1	71.6	11.6	56.0	
PEG-PLO	0.50 %	24.4 ± 2.1	60.0 ± 0.0	5906.6 ± 493.8	201.4 ± 4.7	40.4	6.5	32.9	
	1.00 %	29.9 ± 2.3	67.5 ± 7.5	6064.3 ± 332.7	171.7 ± 3.5	41.5	6.7	38.4	
	2.00 %	38.6 ± 5.8	70.0 ± 10.0	8813.2 ± 2463.9	173.9 ± 18.4	60.2	9.8	52.7	
Open system									
None (Control)		1.8 ± 0.5	80.0 ± 36.7	710.6 ± 135.6	269.9 ± 12.9	4.9	1.0	3.6	78.7
PLO	0.25 %	22.7 ± 0.9*	60.0 ± 0.0	4448.3 ± 336.5	159.8 ± 7.0	30.4	6.3	37.7	66.7
	0.50 %	26.5 ± 4.3*	60.0 ± 0.0	6020.9 ± 1009.5	189.9 ± 8.8	41.2	8.5	34.1	57.5
PEG-PLO	0.50 %	22.6 ± 3.8	80.0 ± 20.0	5486.5 ± 1904.8	190.7 ± 23.1	37.5	7.7	25.0	92.9
	1.00 %	25.1 ± 3.0	60.0 ± 0.0	5416.5 ± 348.6	186.9 ± 11.0	37.0	7.6	36.1	89.3
	2.00 %	35.3 ± 2.4	80.0 ± 20.0	8328.3 ± 935.5	182.0 ± 20.9	56.9	11.7	50.7	94.5

Each data represents the mean ± S.E. (n = 3～7). The mean residence time (MRT) was calculated by moment analysis ($AUMC_{0-540}$ / AUC_{0-540}).
The maximum absorption rate (MAR) was determined by a deconvolution method.
The enhancing ratio (ER) was expressed as the ratio of the AUC_{0-540} of each group to the control group.
The retentivity improvement rate ($F_{o/c}$) was calculated as the ratio of AUC_{0-540} in the open system to that in the closed system.
* $p<0.05$ compared with the same concentration in the closed system.

きた。加えて，PEG を修飾したことにより，より高濃度の PLO 濃度においても細胞障害性が認められなかった。鼻腔外に流出する条件（open system）において PEG-PLO を含む FD-4 溶液を鼻腔内に投与すると，PLO を含む FD-4 溶液よりも鼻腔外へ流出しないために，より高い生物学的利用率を得ることができた（表 1）[23]。

したがって，PLOは吸収促進剤として期待できることに加えて，機能性化合物を結合させることにより，さらなる機能性を持った吸収促進剤の合成が可能である。

Poly-L-ornithineの吸収促進メカニズム

PLOの吸収促進メカニズムはおそらくPLAと同様に細胞間隙経路の透過を制限しているTJ関連タンパク質に対して影響を与えているものと考えられている[22,23]。また，PLOの側鎖にPEGを付与すると，カチオン性が減弱することで，PEG-PLOの吸収促進効果がPLOよりも弱まったと考えられる。一方で，インスリンのような等電点が酸性側のペプチドやタンパク質はPLOと直接相互作用する。このような薬物はPLOと複合体を形成させると，エンドサイトーシスを介して細胞内への取り込まれた後，全身循環系へ移行すると考えられる[21]。

6　おわりに

本章で述べた実験の多くは経鼻投与もしくはヒト結腸がん由来細胞株が多くを占めており，経肺吸収に対する吸収促進剤の検討例が少ないのが現状である。したがって，このようなカチオン性の吸収促進剤が経肺投与において他の投与経路と同様な吸収促進効果を示すことや，経肺投与における吸収促進剤の挙動に関してさらなる研究を行うことが重要である。しかしながら，気道上皮細胞株であるCalu-3細胞は鼻粘膜上皮と同様な円柱線毛上皮細胞であり，鼻粘膜上皮の代替として用いている研究もある。したがって，鼻粘膜上皮において吸収促進効果が認められる吸収促進剤は気道上皮に投与しても，鼻粘膜上皮とほぼ同様な吸収促進効果が発揮されることが推察される。

一方で，肺胞をターゲットとした吸収促進剤の効果に関しての情報は不足しているのが現状ではあるが，肺胞上皮細胞にはTJ関連タンパク質のclaudin-3, -4, -5, -7, -18が発現しており[24]，カチオン性吸収促進剤はこれらTJ関連タンパク質に対して内在化を引き起こすことが可能であることが推察されるため，カチオン性吸収促進剤が経肺投与においても他の粘膜上皮と同様に吸収促進できる標的経路であると思われる。特に，肺胞を吸収部位として標的とする場合，吸収促進剤による水溶性高分子薬物の吸収促進効果や安全性の検討，さらには肺胞に吸収促進剤と薬物を効率よく到達させる適切な粒子の調製が必要であろう。

文　　献

1) K. Hosoya *et al., Biol. Pharm. Bull.*, **17**, 316 (1994)
2) E. Marttin *et al., Pharm. Res.*, **12**, 1151 (1995)
3) N. M. Zaki *et al., Int. J. Pharm.*, **327**, 97 (2006)

4) S. Sharma *et al., Pharmzie,* **61**, 495 (2006)
5) L. Illum *et al., Pharm. Res.,* **11**, 1186 (1994)
6) V. Dodane *et al., Int. J. Pharm.,* **10**, 182 (1999)
7) Y. H. Cheng *et al., Eur. J. Pharm. Sci.,* **26**, 9 (2005)
8) D. Steyn *et al., J. Pharm. Sci.,* **13**, 263 (2010)
9) B. E. Benediktsdottir *et al., Eur. J. Pharm. Biopharm.,* **86**, 55 (2014)
10) L. W. Hsu *et al., Biomaterials,* **33**, 6254 (2012)
11) L. W. Hsu *et al., Biomaterials,* **34**, 784 (2013)
12) T. Seki *et al., Int. J. Pharm.,* **338**, 213 (2007)
13) T. Seki *et al., J. Control. Release,* **125**, 246 (2007)
14) M. Miyamoto *et al., Biopharm. Drug Dispos.,* **22**, 137 (2001)
15) M. Miyamoto *et al., Int. J. Pharm.,* **226**, 127 (2001)
16) R. Kawashima *et al., Biol. Pharm. Bull.,* **39**, 329 (2016)
17) K. Ohtake *et al., J. Control. Release,* **82**, 263 (2002)
18) K. Ohtake *et al., Pharm. Res.,* **20**, 1838 (2003)
19) T. Yamaki *et al., Biol. Pharm. Bull.,* **36**, 432 (2012)
20) T. Yamaki *et al., Pharm. Res.,* **31**, 2287 (2014)
21) K. Oda *et al., Drug Metab. Phamacokinet.,* **27**, 270 (2012)
22) Y. Kamiya *et al., Biol. Pharm. Bull.,* **40**, 205 (2017)
23) Y. Kamiya *et al., Pharmaceuticals,* **25**, 11 (2018)
24) C. E. Overgaard *et al., Ann. N. Y. Acad. Aci.,* **1257**, 167 (2012)

第6章　関節リウマチの骨破壊抑制を目指したビスホスホネートの経肺投与型DDSの開発

勝見英正＊1，山本　昌＊2

1　はじめに

骨粗鬆症，癌骨転移，関節リウマチなどの骨疾患は骨折，疼痛を伴うため，患者の quality of life（QOL）を著しく低下させる。さらに近年，高齢化社会の著しい進展のため，高齢の骨疾患患者の QOL の低下は深刻な問題である。これら骨疾患の多くは骨吸収を行う破骨細胞と骨形成を行う骨芽細胞による骨のリモデリングのバランス崩壊，特に破骨細胞の異常活性化による骨吸収の亢進が原因となって発症する。したがって，破骨細胞の機能を強力に抑制し高い骨吸収阻害作用を有するビスホスホネートが骨疾患治療薬として注目されている。ビスホスホネートは生体内において石灰化抑制物質であるピロリン酸の構造類似体として開発された P-C-P 骨格を有する化合物の総称である（図1，表1）[1]。また，骨のハイドロキシアパタイトに親和性を有することから，投与後，骨に高い移行性を示すとともに，骨吸収を行う破骨細胞の機能を強力に抑制する。そのため，ビスホスホネートは悪性腫瘍の骨転移，高カルシウム血症や骨粗鬆症，多発性骨髄腫，骨ページェット病など多くの骨疾患に対して臨床使用されている[2~4]。なかでも，ゾレドロネートは最も強力な破骨細胞抑制作用を示すビスホスホネートの一種であり，癌骨転移治療の第一選択薬として汎用されている。また近年では，関節リウマチ（RA）の骨破壊に対して抑制効果を示すことから，RA の新しい治療薬候補としても注目を集めている[5~9]。

しかしながら，ゾレドロネートは，経口投与後の bioavailability が極めて低いため，臨床上，静脈内注射に投与が限定されている。静脈内注射の場合，投与時の痛みに加えて，急激な血中濃度増大により惹起される腎臓障害を回避するため，15分間かけて点滴静脈内注射する必要があり，これが治療の効率と患者のコンプライアンス・QOL を著しく低下させる要因となっている。したがって，ゾレドロネートの吸収性や患者のコンプライアンス・QOL を改善するゾレドロネートの新しい投与形態の開発が強く望まれている。

筆者らはこれまでに，ゾレドロネートの新しい投与経路として肺に着目し，ゾレドロネートの経肺投与型 DDS 開発を試みてきた[10]。本稿では，マウスにおけるゾレドロネートの経肺吸収性，ゾレドロネート経肺投与による RA 骨破壊抑制効果ならびに安全性に関する著者らの研究成果の一端を紹介する。

＊1　Hidemasa Katsumi　京都薬科大学　薬剤学分野　准教授

＊2　Akira Yamamoto　京都薬科大学　薬剤学分野　教授

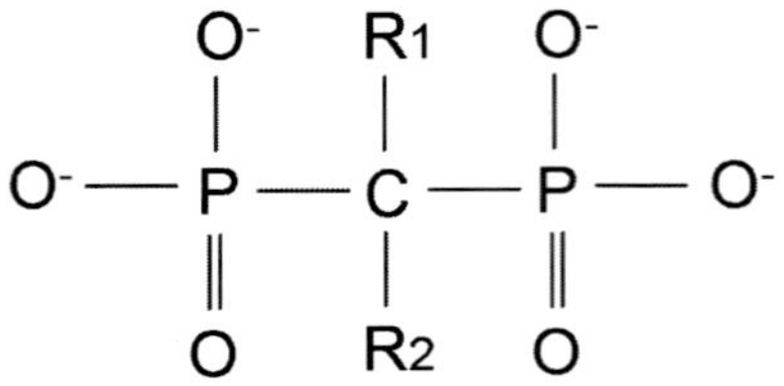

図1　ビスホスホネートの基本構造

表1　主なビスホスホネートの側鎖構造と骨吸収抑制活性

世代	ビスホスホネート	R_1	R_2	骨吸収抑制活性
第1世代	エチドロネート	OH	CH_3	1
第2世代	パミドロネート	OH	$CH_2CH_2NH_2$	30
	アレンドロネート	OH	$(CH_2)_3NH_2$	1,000
第3世代	リセドロネート	OH	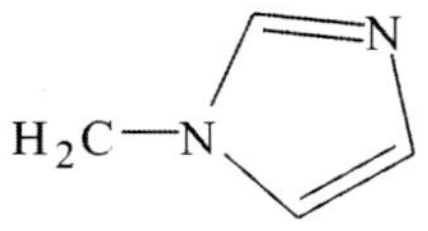	3,000
	ゾレドロネート	OH	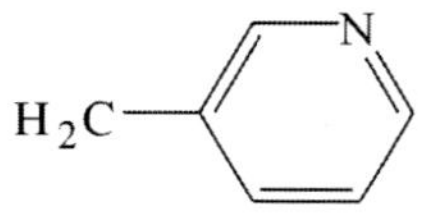	10,000

2　ゾレドロネート経肺投与後の吸収性

著者らは，ビスホスホネートの経肺投与型 DDS の開発を目指して，ゾレドロネートの基本的な経肺吸収性について検討している。すなわち，Schanker らの *in situ* 気管内投与実験法を用いて[11]，ゾレドロネートをマウスに経肺投与したところ，速やかに血中濃度が上昇し bioavailability は約 55％を示した（図2，表2）[10]。肺の薬物の吸収部位である肺胞の表面積は小腸粘膜の表面積に匹敵すること，肺胞上皮細胞層の厚さが極めて薄く肺胞腔内と毛細血管との距離が極めて短いことなどが知られている。したがって，このような組織学的特徴から，ゾレドロネートの経肺吸収は消化管吸収に比べて速やかであり，比較的良好な吸収がみられたものと考えられる。

3　ゾレドロネート経肺投与による関節リウマチの骨破壊抑制

筆者らは，RA マウスモデルを用いて，ゾレドロネート経肺投与後の骨破壊抑制について評価している。すなわち，RA モデルは，マウスのウシⅡ型コラーゲンに対する免疫応答を利用し，コラーゲン誘発関節炎（CIA）を惹起させることにより作製した。DBA/1 J マウスにコラーゲンエマルションを3週間隔で2度免疫をかけ，2次免疫から3週間後である 43 日目のマウス下

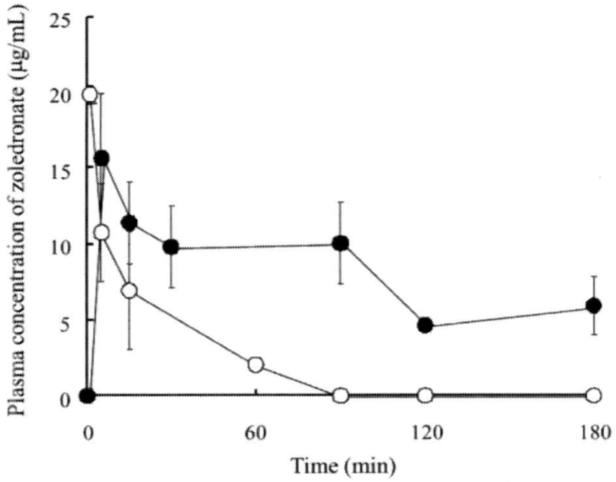

図2　ラットにおける静脈内および肺内投与後のゾレドロネートの血漿中濃度推移
●：経肺投与（10 mg/kg），○：静脈内投与（1.0 mg/kg）。

表2　ゾレドロネート経肺または静脈内投与後の薬物動態学的パラメータ

	Dose (mg/kg)	C_{max} (μg/mL)	T_{max} (min)	$AUC_{0\to\infty}$ (μg-min/mL)	BA (%)
Intrapulmonary administration	10	15.6 ± 4.3	5.0	2,904 ± 456	55 ± 8.7
Intravenous administration	1	—	—	524 ± 254	—

Dose：投与量，C_{max}：最高血中濃度，T_{max}：最高血中濃度到達時間，AUC：血中濃度下面積，BA：bioavailability

肢骨をμCTを用いて観察した。その結果，マウス下肢骨における骨密度が顕著に低下することが認められ，骨破壊が惹起されていることが確認されたことから，本手法を用いることによりRA様の骨破壊モデルが作製できることが示された。そこで，ゾレドロネートを二次免疫の1週間前に経肺投与し，同様に下肢骨を観察したところ，静脈内投与時と同様に下肢骨における骨密度の顕著な低下が認められなかったことから，ゾレドロネート経肺投与により関節リウマチにおける骨破壊が抑制可能であり，その効果は静脈内投与と同等であることが示された（図3）[10]。

ビスホスホネートの多くは急速静注時に，急激な血中濃度の増大によりビスホスホネートが血中のカルシウムなどとキレートを形成し，凝集塊が形成されることが報告されている[12]。したがって，本検討における静脈内投与時には，ゾレドロネートの急速な血中濃度の増大により血中において凝集塊が形成され，ゾレドロネートの薬理活性が減弱した可能性が考えられる。一方，経肺投与は，静脈内投与と比較して緩やかに濃度を上昇させることから，静脈内投与時にみられる凝集塊が形成されにくいと考えられる。以上の理由から，ゾレドロネート経肺投与は，静脈内投与と同等の骨破壊抑制効果を示したと推察される。

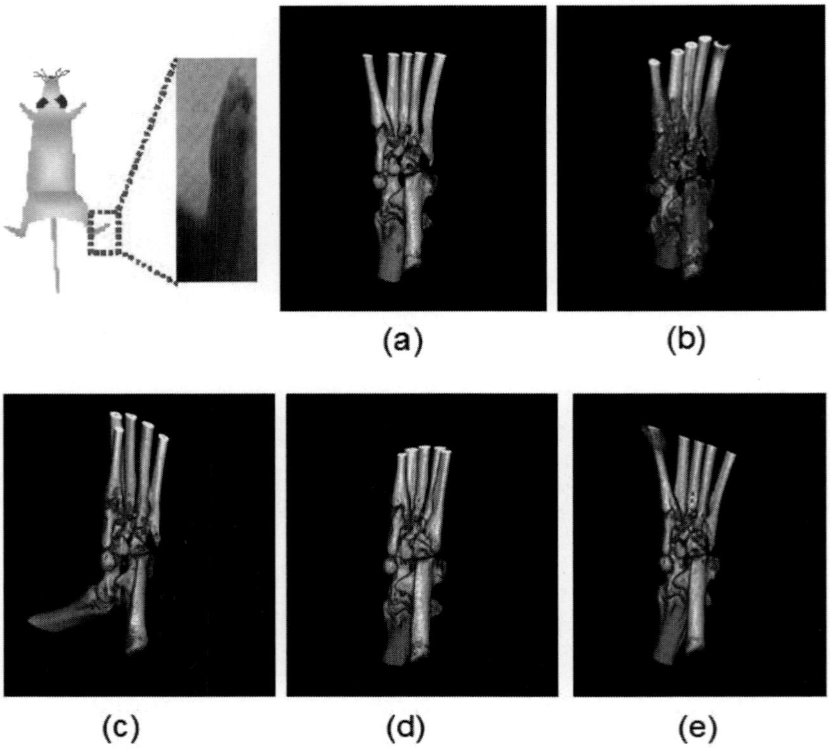

図3　関節リウマチモデル（コラーゲン誘導関節炎）マウスの下肢骨のμCT 画像
骨密度が低下した部分を色付けした。(a)コントロール，(b)コラーゲン免疫＋PBS 経肺投与，(c)コラーゲン免疫＋ゾレドロネート経肺投与（0.1 mg/kg），(d)コラーゲン免疫＋ゾレドロネートの経肺投与（1.0 mg/kg），(e)コラーゲン免疫＋ゾレドロネート静脈内投与（0.1 mg/kg）。

4　ゾレドロネート経肺投与後の肺障害性評価

ビスホスホネートは経口投与した際に食道のびらんや潰瘍など吸収部位である消化管粘膜に障害を惹起することが報告されている[13~15]。したがって，経肺投与した場合においても吸収部位である肺粘膜に何らかの障害を惹起する可能性が考えられる。そこで，筆者らはゾレドロネートを経肺投与した際の肺粘膜障害を評価した。ゾレドロネートを RA 治療実験と同じ投与量である 0.1 mg/kg および 1.0 mg/kg で経肺投与した 4 時間後の肺胞洗浄液中の乳酸脱水素酵素（LDH）活性を測定したところ，これら投与量において PBS 経肺投与群とほぼ同等の LDH 活性を示した（図 4）[10]。これらのことから，関節リウマチ治療効果を示した 0.1 mg/kg，1.0 mg/kg の投与量においては，吸収部位である肺に粘膜障害は認められないことが示された。

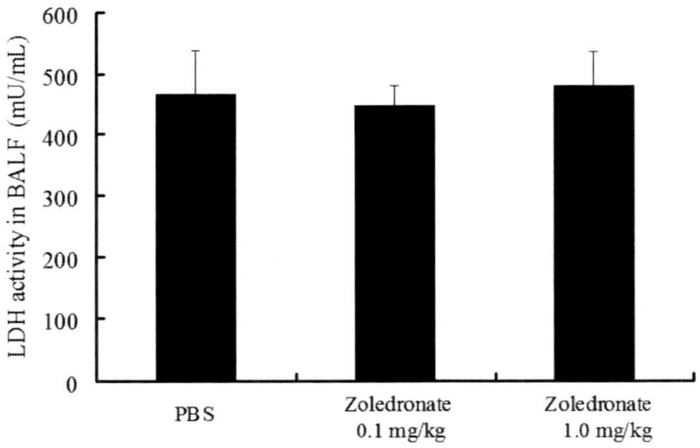

図4　ラットにおけるゾレドロネート経肺投与後4時間の肺胞洗浄液中の乳酸脱水素酵素（LDH）活性

5　ゾレドロネート経肺投与後の腎臓障害性評価

一方，臨床においてゾレドロネートは，急速静注後，急激な血中濃度増大により，副作用として腎障害が惹起されるという報告がある[16~19)]。ゾレドロネートを含むビスホスホネート投与による腎障害発生機構には様々な考察がなされている。一般的に，静脈内投与したビスホスホネートは代謝されず，ほとんど腎臓から排泄される。そのため，活性を有した未変化体が腎臓に作用することで障害が惹起されると考えられている。また，ゾレドロネートは急速静注後，急激な血中濃度増大により，血中でカルシウムなどと不溶性の凝集塊を形成し，それらが腎尿細管や腎臓内に蓄積することにより障害性を惹起すると考えられている。そこで，筆者らは，ゾレドロネート経肺投与後の腎障害に関しても評価を行った。その結果，ゾレドロネートを静脈内投与した群では，腎障害の指標である血漿中クレアチニン濃度が有意に上昇し，腎障害が認められたのに対して，静脈内投与時と同投与量のゾレドロネート経肺投与では，血漿中クレアチニン濃度の顕著な上昇は認めらなかったことから（図5），経肺投与は静脈内投与と比較して，ゾレドロネートによる腎障害が惹起されにくい投与方法であることが示された[10)]。これは，経肺投与においては，静脈内投与時と比較してゾレドロネートが血中に緩やかに移行するためにカルシウムなどとの不溶性の凝集塊の形成が回避されたためであると推察される。

6　おわりに

本稿では，骨粗鬆症治療薬ビスホスホネートの一種であるゾレドロネートの経肺投与型DDS開発における経肺吸収性ならびRA骨破壊抑制効果について，その研究の一端を紹介した。経肺投与型DDSを臨床応用するには，より詳細な安全性の評価，製剤処方の最適化，デバイスの開

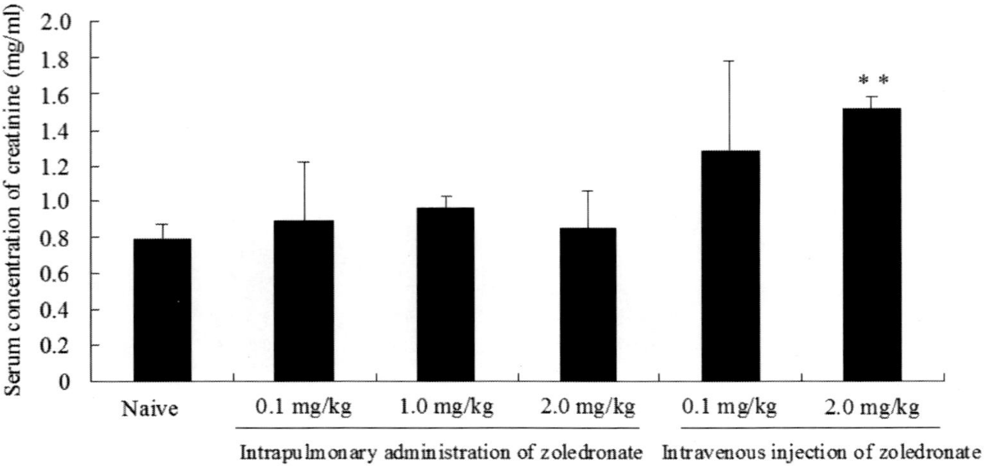

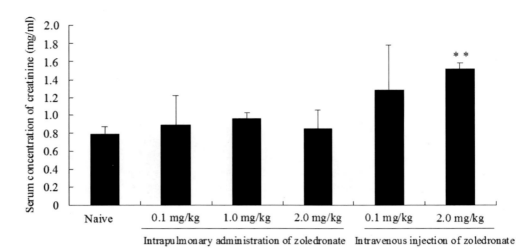

図5　ゾレドロネート経肺または静脈内投与後３日目の血漿中クレアチニン濃度
有意差は naive に比べ（**）$p<0.01$ を示す。

発などが必要であるが，肺は吸収性の観点からゾレドロネートの新規投与経路の一つとして有望と考える。

文　献

1）勝見英正ほか，薬学雑誌，**130**，129（2010）
2）K. Moser *et al., Eur. J. Pharm. Biopharm.,* **52**, 103（2001）
3）A. Ezra *et al., Adv. Drug. Deliv. Rev.,* **42**, 175（2000）
4）M. T. Drake *et al., Mayo Clin. Proc.,* **83**, 1032（2008）
5）P. Herrak *et al., Arthritis Rheum.,* **50**, 2327（2004）
6）N. A. Sims *et al., Arthritis Rheum.,* **50**, 2338（2004）
7）S. J. Jarrett *et al., Arthritis Rheum.,* **54**, 1410（2006）
8）B. Le Goff *et al., Arthritis Res Ther.,* **11**, R185（2009）
9）J. N. Hoes *et al., Expert. Opin. Pharmacother.,* **16**, 559（2015）
10）H. Katsumi *et al., J. Drug Target.,* **24**, 530（2016）
11）S. J. Enna and L. S. Schanker, *Am. J. Physiol.,* **222**, 409（1972）
12）N. Zojer *et al., Drug Saf.,* **21**, 389（1999）
13）C. E. Lowe *et al., Am. J. Gastroenterol.,* **95**, 634（2000）
14）G. Sener *et al., Clin. Pharmacol.,* **19**, 93（2005）
15）G. Sener *et al., Dig. Dis. Sci.,* **50**, 1506（2005）

16) G. S. Markowitz *et al., Kidney Int.,* **64**, 281 (2003)
17) P. Thomas *et al., Pharmacol. Toxicol.,* **97**, 374 (2005)
18) M. A. Perazella *et al., Kidney Int.,* **74**, 1385 (2008)
19) R. Yachoui, *Clin. Cases Miner. Bone Metab.,* **13**, 154 (2016)

第7章　薬物の肺吸収および作用における輸送体の役割

中西猛夫*

概要

肺に発現する輸送体の生理的意義と肺へ投与される医薬品の体内動態に対する役割について述べる。特に，喘息患者に使用される気管支拡張薬には生理的条件下で塩基性薬物が多いことから肺に発現する有機カチオンを中心に，アミノ酸・ペプチド輸送体，さらに生体異物や薬物を細胞外へ排出するABC（ATP-binding cassette）輸送体等の薬物の作用や肺動態に関する知見を紹介する。

1　はじめに

肺は，静脈血中の二酸化炭素を酸素と交換する生命維持に重要な臓器の1つである。鼻や口から生体に取り込まれた空気は気管より肺へ入り，気管支，細気管支，呼吸細気管支を経てガス交換が行われる肺胞に達する。鼻部や気道上皮では，粘液により防護された上皮細胞間に密着結合が存在し比較的頑強なバリアが存在する。広大な表面積を有する肺胞の内腔は薄い扁平なI型肺胞上皮細胞に覆われ，基底膜を挟んで毛細血管と近接するため，ペプチドなどの難吸収性高分子薬物を循環血に吸収させる投与ルートとして期待されている[1)]。これまでの研究により，肺へ投与された薬物は主に単純拡散により気道や肺胞から吸収されると考えられているが，近年，生体異物の汲み出しに働くP-糖タンパク質（P-gp）が一部の基質薬物の肺吸収を制限することもわかってきた。一方，喘息や慢性閉塞性肺疾患（COPD）の吸入療法に使用される医薬品の多くは塩基性化合物であり，有機カチオン輸送体の基質となる薬物も少なくない。気道上皮細胞には有機カチオン輸送体が発現するため，基質薬物の作用や肺組織内での分布に影響する。また，気道や肺胞上皮細胞に発現する生理的に重要な輸送体として，アミノ酸やペプチド輸送体が知られている。これらの輸送体は，肺高血圧症に有用な一酸化窒素（NO）のドナーであるニトロソ化されたシステインやジペプチドなどの細胞蓄積に関わる。

小腸や肝臓，腎臓など薬物の体内動態に重要な組織と比べ，肺における輸送体の役割には未解明な点が数多く残されている。そこで，本稿においては，有機カチオン輸送体を中心に，肺組織における輸送体の発現や生理的役割に関する知見を紹介する。

---

*　Takeo Nakanishi　金沢大学　薬学系　薬物動態学研究室　准教授

2　薬物の肺吸収

1970年頃から，様々な薬物の肺吸収が調べられてきた。Schankerらは，齧歯類やウサギの気管に投与された薬物の吸収が一次速度過程に従うと仮定し，肺からの薬物の消失半減期（$t_{1/2}$）から見かけの吸収速度定数（$k_{a,\ app}$）を求め，様々な薬物の肺吸収過程を比較している。図１はラット気管に水溶液として滴下投与された薬物の $t_{1/2}$ と Log$P$ 値(A)または分子量(B)との関係を示す。脂溶性の違いから，肺からの薬物の吸収は２つのパターンに大別される。脂溶性薬物（Log$P>0$）の $t_{1/2}$ は数分，親水性薬物（Log$P<0$）では $t_{1/2}$ は増加するが数十分程度である。

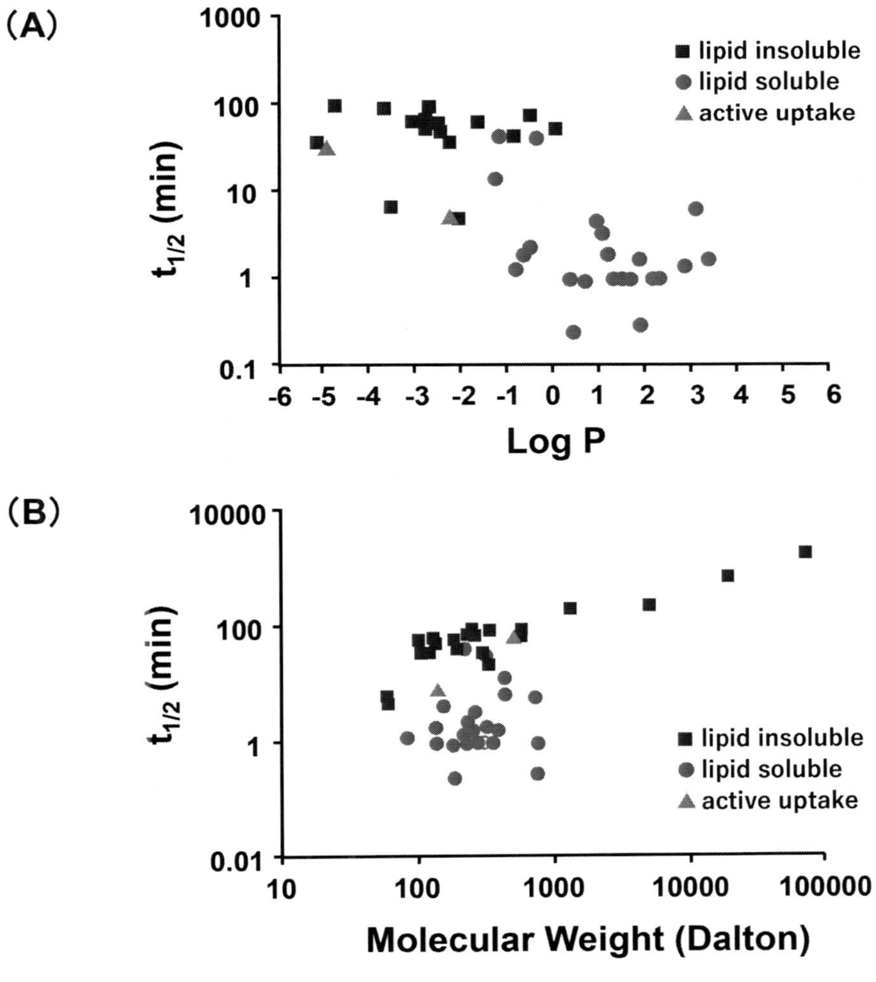

図１　薬物のLogP(A)および分子量(B)と肺吸収との関係
図は文献3）から一部改変して引用した。薬物はラット気道内に投与され，$t_{1/2}$ は投与量の50％が肺から消失つまり吸収されるまでの時間を表す。

Log$P$ 値と $t_{1/2}$ に有意な相関関係はみられない（図1(A)）アンチピリン（Log$P$=5.37）やペントバルビタール（Log$P$=3.3）などの脂溶性薬物の拡散係数は水溶性の細胞間隙マーカーであるマンニトールと同程度であったが，$k_{a, app}$ は約70倍の高値を示したことから[2]，これらの脂溶性薬物は主に細胞膜脂質二重層への単純拡散による経細胞経路を介して吸収されることがわかる。一方で，図1(A)で扱われた17個の水溶性化合物のうち，クロモグリク酸や1-アミノシクロペンタンカルボン酸（シクロロイシン）の2化合物を除く15個の水溶性薬物の吸収には濃度依存性がみられなかった[3]。実際，Schankerらは4級アミン化合物テトラエチルアンモニウム（Log$P$=0.59）やスルファニル酸（Log$P$=－0.71），p-アミノ馬尿酸（Log$P$=－1.51）等の水溶性化合物の投与量をそれぞれ25，50，2000倍増加しても，肺吸収には飽和がみられず，薬物の吸収速度はマンニトールとほぼ等しいことを報告している[2]。図1(B)に示すように，水溶性化合物の肺吸収には，分子量と $t_{1/2}$ に正の相関がみられ，分子量が大きくなるにつれ吸収が制限されることがわかる。したがって，水溶性薬物の肺吸収は主に細胞間隙経路を介した単純拡散で起こると考えられている。また，薬物の肺吸収は，消化管吸収に比べて迅速に起こることも示されてきた。このように，主に齧歯類を用いた *in vivo* 実験で特徴付けされた薬物の肺吸収は，ラット摘出肺灌流（IPRL）実験（*ex vivo*）や正常ヒト気管支上皮細胞，Calu-3や16 HBE14 o-細胞等のヒト気道上皮由来細胞株を用いて観測される *in vitro* の膜透過試験の結果に再現性良く反映されるため，これらの実験系は肺吸収を予測するモデルとして汎用されている[4]。一方，肺吸収に飽和がみられたクロモグリク酸[5]やシクロロイシン[6]の膜透過には能動輸送の関与が示唆されるが，これらの化合物を認識する輸送体に関する情報は得られていない。

P-gpは，MDR遺伝子によりコードされる薬物排出輸送体である。ATPを駆動力とする一次性能動輸送により基質を細胞外へと汲み出すポンプとして機能し、気道や肺胞上皮細胞の管腔側に発現するため，マウスP-gpをコードする *Mdr1a* および *Mdr1b* 遺伝子をノックアウトした *Mdr1a/b*$^{-/-}$ マウス摘出肺灌流法（IPML）を用いた検討が報告された。表1に示すように，18個のP-gp基質薬物のうち，サルブタモールやサルメテロールを含む10個の薬物（B群）で $AUC_{0\text{-}30}$ の値が *Mdr1a/b*$^{+/+}$ に比べて *Mdr1a/b*$^{-/-}$ マウスで有意に増加した[7]。IPML実験によりAUCに変化がみられなかったA群とB群の薬物の物理化学的性質を表1に示す。B群の薬物分子はA群よりも，水素結合数や極性表面積を表す指数が低く，固定化人工膜カラムや多重ラメラ小胞を用いて測定された脂質に対する分配係数（LogK^{IAM} やMLV Partitioning）が有意に高値を示したことから，P-gp基質の中でも分子内分極率が小さく膜吸着が大きい薬物の肺吸収に，P-gpのバリア機能が強く反映されることが示された。A群に属するすべての薬物の消化管吸収はP-gpの制限を受けることを考慮すれば，薬物の肺吸収は消化管吸収とは異なり，主に単純拡散によって起こり，気道や肺胞上皮細胞に発現する輸送体の影響を受けにくいことからも，肺は効果的な全身投与経路といえる。

表１　薬物の肺吸収に及ぼす P-gp の影響

		Mdr1a/1b (+/+) % Deposited Dose Absorbed		*Mdr1a/1b* (-/-) % Deposited Dose Absorbed		p-value	*Physico-chemical parameters*				
		Mean	S.D.	Mean	S.D.		cLog$P$	H-bond Total	Polar Surface Area (Å^2)	LogK^{IAM}	MLV Partitioning
A群	Acrivastine	12.3	2.2	13.1	4.0	0.742	4.55	5	53	1.50	0.96
	Digoxin	40.1	5.1	41.8	2.0	0.591	0.90	20	203	0.92	0.30
	Erythromycin	55.5	14.8	54.1	12.0	0.876	1.90	19	194	0.88	0.46
	GSK1	8.0	1.3	7.5	2.7	0.747	3.75	13	130	1.08	0.65
	Mitoxantrone	25.1	4.7	23.3	3.8	0.516	1.55	18	163	1.13	0.59
	Monensin	36.5	10.4	38.9	11.1	0.731	4.01	15	153	1.32	0.68
	Puromycin	46.9	4.5	49.3	4.6	0.425	1.30	17	164	1.31	0.62
	Saquinavir	20.0	7.8	20.0	2.1	0.838	4.03	17	167	1.24	0.45
	Mean						**2.75**	**15.5**	**153.4**	**1.17**	**0.59**
	±S.D.						1.47	4.78	46.5	0.21	0.20
B群	Chloroquine	46.3	6.2	64.6	16.2	0.046	4.41	4	28	1.43	0.95
	Colchicine	17.7	2.5	25.4	2.8	0.006	1.07	8	87	1.30	0.86
	Domperidone	28.3	4.0	43.7	7.6	0.008	4.05	9	79	1.33	0.92
	Eletriptan	17.9	2.2	26.6	3.6	0.006	2.98	5	53	1.46	0.94
	GSK2	25.5	2.0	41.7	3.2	0.001	3.28	9	100	1.29	0.86
	GSK3	17.7	2.5	25.4	2.8	0.006	3.11	3	33	1.38	0.97
	Indacaterol	27.6	4.1	37.3	3.1	0.009	-1.71	6	59	1.23	0.92
	Rh- 123	20.7	8.1	33.2	3.4	0.013	4.01	9	90	1.30	0.82
	Salbutamol	24.5	2.6	30.5	2.4	0.014	0.70	8	73	1.47	0.88
	Salmeterol	36.7	4.8	48.7	3.4	0.007	3.07	9	82	1.60	0.80
	Mean						**2.50**	**7.0***	**68.4***	**1.38***	**0.89***
	± S.D.						1.91	2.31	23.4	0.11	0.06

文献 7)，Table I，II，S3 を統合した。GSK1-3 はグラクソスミスクラインで開発された P-gp 基質　*p<0.05 vs. A 群

3 薬物の作用に対する輸送体の影響

3.1 有機カチオン輸送体

有機カチオン輸送体は，多特異的に塩基性化合物を認識する organic cation transporter（OCT1/*SLC22A1*，OCT2/*SLC22A2*，OCT3/*SLC22A3*）と塩基性／両性化合物に親和性を有する organic cation/novel transporter（OCTN1/*SLC22A1*，OCTN2/*SLC22A2*）の2種に大別される。OCT1-3の基質輸送は Na^+ イオンに依存せず，基質の濃度差に従う促進拡散により進行する[8]。これに対して，OCTN1，2はそれぞれ Na^+ イオン依存的にカルニチンやエルゴチオネインを特異的に輸送するが，それ以外の塩基性化合物を Na^+ イオン非依存的に輸送する点が特徴である[9, 10]。肺疾患の吸入療法に用いられる多くの医薬品は塩基性であるため，有機カチオン輸送体の基質となるものも少なくない[11]。例えば，喘息治療に一般的に使用される $\beta 2$ 受容体刺激薬サルブタモールはOCT[12]，抗コリン薬イプラトロピウムやチオトロピウムはOCT/OCTN[13, 14]の良好な輸送基質である。OCTやOCTNはヒトおよび齧歯類の肺組織に発現する[15~19]。Lipsらは免疫組織化学法によりヒト気管支線毛上皮細胞にOCT1-3が発現し，OCT2は主に管腔側，OCT3は側底膜側に局在することを示した（図2(A)）[17]。齧歯類でも同様の報告がある[16]。また，OCTN1/2の発現も免疫組織化学法によりヒトおよびラットの気道上皮細胞で確認されている[18, 19]。ヒト肺組織および初代培養気道上皮細胞におけるOCT1/2やOCTN1の発現は定量的プロテオミクス解析の結果とも一致する[20]。Schankerらは，OCTの基質であるTEAやプロカインアミドエトブロミド（Log$P$=0.63）のような水溶性の高い有機カチオンでさえ，細胞間隙ルートを介して吸収されることを既に示しており，上皮細胞に発現するOCT/OCTNによる薬物輸送がこれらの化合物の肺吸収に影響を及ぼすか否かが議論されてきた。最近，IPRL実験により気管に投与されたイプラトロピウムやOCTN2基質カルニチンの肺吸収は，OCTやOCTN阻害剤の影響を受けず，イプラトロピウムの吸収率はほぼマンニトールと等しいことが報告された[21]。すなわち，上皮細胞におけるOCT/OCTNは基質薬物の肺吸収に関与しないことが示唆される。一方，気道上皮モデル細胞や輸送体遺伝子発現細胞を用いた多くの実験では，イプラトロピウムやチオトロピウムの取り込みや膜透過に明確な輸送体の関与が示されてきた。筆者らはマウス気管に投与したイプラトロピウムの気管蓄積がOCTやOCTN阻害剤により減少することを報告した[19]。これらの塩基性気管支拡張薬の作用点が気管支平滑筋であることを考慮すれば，OCT/OCTNは少なくとも塩基性薬物の上皮細胞膜透過を促進し作用部位での薬物濃度に影響し，薬物の作用に関わることは否定できない。この概念は，OCT/OCTN上の薬物相互作用の観点からも支持される。例えば，コルチコステロンやヒドロキシコルチゾンなど吸入ステロイド薬はOCT3を介した $\beta 2$ 受容体刺激薬ホルモテロールの平滑筋細胞への取り込みを強く阻害する[22]。したがって，従来の気管支拡張薬に代わり頻繁に使用されるようになってきた吸入ステロイド薬とOCT/OCTNの基質薬物の併用に注意喚起が必要であると考えられる。

輸送体による薬物輸送は，薬物デリバリーへの応用展開も期待されている。ステロイド薬は脂

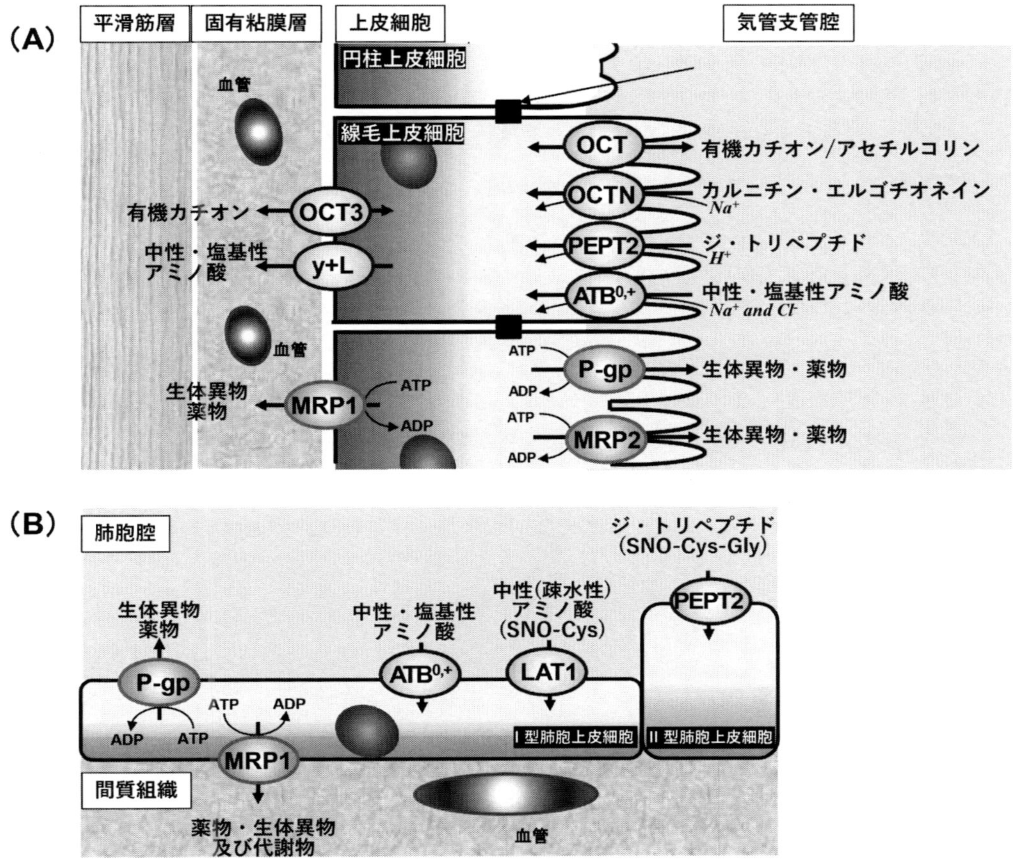

図2　気道上皮細胞(A)および肺胞上皮細胞(B)に発現する輸送体と物質輸送

これまでに組織および細胞染色において細胞内発現局在が報告された輸送体を示す。y+Lの発現局在はCalu-3細胞の結果に基づく[27]。OCTによる基質輸送は基質の濃度勾配に従い双方向性である。OCTN1, 2はそれぞれエルゴチオネインおよびカルニチンを特異基質としてNa^+依存的に輸送するが，他特異的に有機カチオンの促進拡散を媒介する。SNO-Cys：*S*-ニトロソシステイン，SNO-CysGly：*S*-ニトロソシステイニルグリシン。

溶性が高く吸収が速いため，肺組織内への滞留性に欠ける。この欠点を克服する一つの手段として，OCT/OCTNを標的とする薬物誘導体が検討された。抗炎症性のプレドニゾロンに水溶性のカルニチンを付加し上皮細胞のOCTN2に認識されるようにすることで，ステロイド薬が細胞内へ一旦蓄積され膜透過が制限されるため，肺滞留時間を改善できることが示されている[23]。今後，肺輸送体標的化戦略により吸入薬の薬効制御が可能になるかもしれない。

3.2 アミノ酸・ペプチド輸送体

線毛運動により気道上皮を覆う粘液層を咽喉頭側へ移動させ，肺へ侵入した粉塵や病原体を消化管へ除去する気道クリアランスは，重要な生体防御機構である。粘液の過剰な分泌は喀痰喀出障害や気道クリアランスの低下をもたらし気道感染を助長するため，気管支炎や喘息などの肺疾患を誘引する。分泌された粘液タンパク質は気道クリアランスにより除去されるか，あるいは気道や気管支内の酵素の働きにより分解される。齧歯類動物では，線毛上皮細胞や肺胞上皮細胞管腔側にペプチド輸送体 PEPT2/*SLC15A2*[24] や $ATB^{0,+}$/*SLC6A14*[25]，LAT1/*SLC5A7*[26] 等のアミノ酸輸送体の発現が報告されている。これらの輸送体は，粘膜糖タンパク質が分解して生じるオリゴペプチドやアミノ酸の気道からの吸収に関わると考えられている。この概念は，ヒト気道上皮由来細胞株 Calu-3 におけるアミノ酸やアミノ酸類似構造を有する NOS 阻害薬の膜透過が，頭頂膜側の $ATB^{0,+}$ と側底膜側の y+L アミノ酸輸送系の協調により起こるという事実から支持される[27]。前述したようにシクロロイシンのようなアミノ酸類似化合物の肺吸収に濃度依存性がみられることを考慮すると，薬物の肺吸収にアミノ酸輸送体の関与が示唆される。

アミノ酸輸送体は，薬物の作用にも影響を与える可能性がある。その具体的な薬物の例として，肺胞上皮細胞の管腔側に発現する LAT1 の基質である *S*-ニトロソシステイン（SNO-Cys）があげられる（図 2(B)）。肺高血圧症の治療に一酸化窒素（NO）が用いられる理由の一つとして，NO により酸化修飾を受けたタンパク質による血圧の調節がある。実際，血管内皮細胞では遊離の NO よりも *S*-ニトロソ化（SNO-）された Cys を含む低分子ペプチドや高分子タンパク質に由来する *S*-ニトロソチオールが 1 万倍多く存在している[28]。*S*-ニトロソ体から NO が産生されるため，これらのニトロソ体は NO の供給源となる。肺高血圧治療に *S*-ニトロソ化タンパク質を生じさせる SNO ドナーとして，*S*-ニトロソグルタチオン（GSNO）や *O*-ニトロソエタノールが齧歯類やヒトに投与されてきた[29]。したがって，効果的な SNO ドナー探索を目的に，GSNO，SNO-Cys，SNO-Cys-Gly（PEPT2 基質）などの化合物による肺胞上皮細胞への NO や SNO の蓄積が調べられている[26]。SNO-Cys 存在下で NO，SNO の蓄積が最も増加し，LAT1 の阻害剤により減少するため，肺胞上皮細胞管腔側に発現する LAT1 は SNO ドナー供給経路として，肺高血圧症の治療に寄与する可能性がある。

3.3 ABC（ATP-binding cassette）輸送体

ABC 輸送体は分子内に ATP 結合部位を有する ATP 加水分解酵素であり，ATP の加水分解により生じるエネルギーを駆動力とし，様々な生体異物や薬物を細胞外へ能動的に排出するポンプとして知られる。ヒト遺伝子解析機構により ABC 輸送体スーパーファミリーに分類されるタンパク質はヒトで 48 種ある[30]。ヒト肺組織における輸送体 mRNA 発現プロファイル解析により，ABCA5，ABCA6，ABCA8，ABCA10，ABCC5 の極めて強い発現，P-gp/*ABCB1*，MRP1/*ABCC1*，および BCRP/*ABCG2* の中程度の発現が報告されている[31]。とりわけ，免疫組織化学法により組織や細胞内でのタンパク質の局在が明らかにされている輸送体は，P-gp[32,33]，MRP1[32,33] や

MRP2/*ABCC2*[34] など僅かな分子に限られる（図 2）。P-gp は気管支上皮細胞管腔側膜に発現し，環境中の汚染物質，例えば benzo (a) pyrene 等の多環芳香族化合物やタバコ中の有害成分等から，肺組織を保護すると考えられている[32, 33]。P-gp は様々な生体異物や薬物の排出に関わる[35]。肺吸入薬についても例外ではない。サルブタモールやサルメテロールなどの気管支拡張やベクロメタゾンやフルチカゾン等の吸入ステロイド薬は P-gp により輸送される[7, 36]。さらに，ブデソニド，フルチカゾン，ベクロメタゾン等の吸入ステロイド薬は P-gp の発現を誘導する[36]。したがって，気道や肺胞上皮細胞に発現する P-gp により基質薬物の作用が減弱する可能性がある。同時に，P-gp 上で薬物相互作用が生じる場合は，基質薬物の作用が増強する恐れがあるため，P-gp は肺においても薬物の適正使用に重要な因子と考えられる。

4　肺疾患治療標的としての輸送体の可能性

4.1　有機カチオン輸送体（OCT/OCTN）

OCT はドパミンやアドレナリン，セロトニン，ヒスタミンなどの生理活性を有する多数のモノアミン[8, 37～39] やアセチルコリン[17] を輸送するため，その発現や機能の低下は末梢神経に影響を及ぼす。特に肺では，OCT は気管支上皮細胞から気道内へのアセチルコリン分泌に関わる[17, 40]。Lips らは，気管支喘息に吸入薬として用いられるブデソニドやベクロメタゾンは OCT を介したアセチルコリン輸送を阻害する事を示し[17, 40]，これらのステロイド薬の気管支拡張作用機序の一つとして，OCT によるアセチルコリン分泌抑制を提唱している。

4.2　MRP1

COPD は，喫煙などにより長期間にわたりタバコ煙を主とする有害物質に曝露された結果生じる炎症性疾患である。健常人と比べて，COPD 患者では P-gp の発現は変わらないが，COPD の進行に伴い MRP1 の発現が低下する[33]。MRP1 は，P-gp と同様に生体異物を排出する ABC 輸送体であり，主に薬物や生体異物のグルタチオンやグルクロン酸抱合体を基質とする。タバコ由来の変異原物質であるニトロソアミン（4-(methylnitrosamino)-1-(3-pyridyl)-1-butanol）のグルクロン酸抱合体を基質として輸送する[41]。さらに，MRP1 は P-gp と異なり気道や肺胞上皮細胞側底膜に発現することから，有害物質を肺細胞から速やかに血中に排出すると考えられる。したがって，MRP1 の機能低下と COPD の進展との関連が示唆されている。この仮説は，COPD に効果的なブデソニドとホルモテロールの併用により MRP1 機能が活性化することからも支持される[42]。さらに，COPD 治療に用いられるイプラトロピウムにより濃度依存的に MRP1 が活性化される[42]。この事実は，イプラトロピウムの作用機序の点からも興味深い[42]。イプラトロピウムはムスカリン受容体に結合しアセチルコリンに拮抗する。その結果，細胞内 cGMP（guanosine 3′, 5′-cyclic monophosphate）量が低下し，気管支拡張作用を発揮する。cGMP が MRP の基質であることを考慮すれば，MRP1 の活性化に伴う cGMP 排出増加は細胞内

cGMPの低下に寄与するため，イプラトロピウムの作用を増強する可能性がある。したがって，MRP1の活性化とCOPDの進展との関係について，詳細な検討が待たれる。

5 おわりに

脂溶性薬物の肺吸収は単純拡散による経細胞輸送，水溶性薬物の肺吸収は主に細胞間隙経路を介して起こる。一部の高い非極性特性を持つ薬物の肺吸収はP-gpにより制限されるが，OCT/OCTN等やアミノ酸輸送体など取り込み輸送体の肺薬物吸収への影響を直接示す実験的根拠は得られていない。しかし，これまでの基礎研究により薬物の肺動態や作用には，輸送体が影響する可能性が示されている。したがって，輸送体上の薬物相互作用に注意が必要であると同時に，輸送体の基質認識性を十分に生かした肺への薬物デリバリーの可能性も期待される。さらに，MRP1はタバコ由来代謝物や細胞内cGMPの排出を促進するため，MRP1を活性化する化合物の探索は新規COPD治療薬への応用展開が期待できる。最後に，近年の遺伝子プロファイリングやプロテオミクス研究により，肺における輸送体の発現に関する情報が蓄積されてきたが，その多くの生理意義や医薬品との相互作用については十分に理解されておらず，今後の研究の進展が期待される。

文　献

1) S. J. Enna and L. S. Schanker, *Am. J. Physiol.*, **222**(2), 409 (1972)
2) S. J. Enna and L. S. Schanker, *Am. J. Physiol.*, **223**(5), 1227 (1972)
3) J. S. Patton *et al.*, *Proc. Am. Thorac. Soc.*, **1**(4), 338 (2004)
4) C. Bosquillon *et al.*, *Pharm. Res.*, **34**(12), 2532 (2017)
5) J. A. Hemberger and L. S. Schanker, *Proc. Soc. Exp. Biol. Med.*, **161**(3), 285 (1979)
6) L. S. Schanker and J. A. Hemberger, *Pharmacology,* **28**(1), 47 (1984)
7) D. F. Price *et al.*, *Pharm. Res.*, **34**(12), 2498 (2017)
8) H. Koepsell *et al.*, *Pharm. Res.*, **24**(7), 1227 (2007)
9) J. Nezu *et al.*, *Nat. Genet.*, **21**(1), 91 (1999)
10) I. Tamai *et al.*, *J. Biol. Chem.*, **273**(32), 20378 (1998)
11) H. Koepsell and H. Endou, *Pflug. Arch. Eur. J. Phy.*, **447**(5), 666 (2004)
12) J. J. Salomon *et al.*, *Mol. Pharm.*, **12**(8), 2633 (2015)
13) T. Nakamura *et al.*, *Mol. Pharm.*, **7**(1), 187 (2010)
14) T. Nakanishi *et al.*, *Drug Metab. Dispos.*, **39**(1), 117 (2011)
15) K. Bleasby *et al.*, *Xenobiotica,* **36**(10-11), 963 (2006)
16) K. S. Lips *et al.*, *Life Sci.*, **80**(24-25), 2263 (2007)

17) K. S. Lips *et al., Am. J. Res. Cell Mol. Biol.,* **33**(1), 79 (2005)
18) G. Horvath *et al., Am. J. Res. Cell Mol. Biol.,* **36**(1), 53 (2007)
19) T. Nakanishi *et al., J. Pharm. Sci.,* **102**(9), 3373 (2013)
20) A. Sakamoto *et al., J. Pharm. Sci.,* **102**(9), 3395 (2013)
21) G. Al-Jayyoussi *et al., Int. J. Pharm.,* **496**(2), 834 (2015)
22) G. Horvath *et al., Pulm. Pharmacol. Ther.,* **24**(6), 654 (2011)
23) J. X. Mo *et al., Mol. Pharm.,* **8**(5), 1629 (2011)
24) D. A. Groneberg *et al., Am. J. Pathol.,* **158**(2), 707 (2001)
25) J. L. Sloan *et al., Am. J. Physiol. Lung Cell. Mol. Physiol.,* **284**(1), L39 (2003)
26) O. M. Granillo *et al., Am. J. Physiol. Lung Cell. Mol. Physiol.,* **295**(1), L38 (2008)
27) B. M. Rotoli *et al., FASEB J.,* **19**(7), 810 (2005)
28) J. S. Stamler *et al., Proc. Natl. Acad. Sci. USA,* **89**(16), 7674 (1992)
29) M. P. Moya *et al., Lancet,* **360**(9327), 141 (2002)
30) M. Dean *et al., Genome Res.,* **11**(7), 1156 (2001)
31) T. Langmann *et al., Clin. Chem.,* **49**(2), 230 (2003)
32) E. Lechapt-Zalcman *et al., Eur. Respir. J.,* **10**(8), 1837 (1997)
33) M. van der Deen *et al., Virchows Arch.,* **449**(6), 682 (2006)
34) C. Li *et al., Cancer Lett.,* **292**(2), 246 (2010)
35) S. V. Ambudkar *et al., Oncogene,* **22**(47), 7468 (2003)
36) A. Crowe and A. M. Tan, *Toxicol. Appl. Pharmacol.,* **260**(3), 294 (2012)
37) A. E. Busch *et al., FEBS Lett.,* **395**(2-3), 153 (1996)
38) A. E. Busch *et al., Mol. Pharmacol.,* **54**(2), 342 (1998)
39) A. Amphoux *et al., Neuropharmacology,* **50**(8), 941 (2006)
40) W. Kummer *et al., Respir. Res.,* **7**, 65 (2006)
41) E. M. Leslie *et al., J. Biol. Chem.,* **276** (30) , 27846 (2001)
42) M. van der Deen *et al., Int. J. Chron. Obstruct. Pulmon. Dis.,* **3**(3), 469 (2008)

第Ⅲ編

製剤開発

第1章　粉末吸入製剤と微粒子製剤化技術

宮崎雄太*1，竹内洋文*2

1　粉末吸入製剤

粉末を吸入して呼吸器官に沈着させて薬効を発現させる，あるいは薬物吸収を目指す粉末吸入剤（dry powder inhaler：DPI）において，目的の部位に粒子を送達するにはその粒子径の制御が重要である。細気管支あるいは肺胞まで効率よく到達させるには0.5〜5 μm程度に制御することが必要であることが知られている。実際，多くのDPIの医薬品粉末の平均粒子径は2〜3 μmに設計されている。ここで言う粒子径は通常の幾何学的粒子径とは多少異なり，空気力学的粒子径（aerodynamic diameter＝幾何学的粒子径×(粒子密度／粒子形状係数)$^{1/2}$）が用いられる。これは，吸気によって運ばれる粒子が慣性力によって呼吸器官と接触し沈着するためである。

このようなサイズの微粒子は通常，凝集しやすく，また，流動性も低い。したがって，吸入デバイス内あるいはカプセルへの充填などの操作，あるいは，その他の製剤プロセスを考えると微粒子を構成成分とする造粒物，複合粒子が実用的である。造粒物等の粒子集合体は，デバイスから吸入される流路において設計された一次粒子へと気流内で解砕される必要があり，通常の造粒方法では目的を達成するのは難しい。研究では，圧力スイング造粒などの特殊な手法も検討されているが，実際には，乳糖を中心としたキャリアー粒子を使用して二次粒子を構成し，この目的を達成していることが多い。この場合，乳糖の表面状態，薬物微粒子の表面状態の両者が二次粒子から薬物一次粒子の分離に影響を及ぼすことも知られており，乳糖も吸入用のグレードが市販されている。吸入用の乳糖は，粉砕を施すことなく分級によって製造されていると言われており，実際，表面状態はなめらかであり，このことによって薬物結晶の分離力を高めていると推定される。我々の検討でも，微粒子による薬物結晶の表面改質によって，目的とするFPF（fine particle fraction）の割合が大きく変化することが明らかにしている[1,2]。なお，FPFとは*in vitro*でカスケードインパクター等を利用して測定した時の，吸入器より噴出された粒子の内の5 μm以下の粒子の割合を示すものである。

キャリアー乳糖には吸入を目的とする薬物と同程度に微粒化されたグレードも知られている。このキャリアー乳糖は薬物と一緒に吸入されると推定される。乳糖以外の粒子もキャリアー粒子

＊1　Yuta Miyazaki　小野薬品工業㈱　CMC・生産本部　製剤研究部
後期経口製剤グループ
＊2　Hirofumi Takeuchi　岐阜薬科大学　製剤学研究室　教授

としての利用が検討されている。特に，その調製法によって形状に特徴のあるマンニトール粒子の調製などの報告がある。粒子径が空気力学径であることはすでに述べたが，このことは，粒子の密度が小さければ，幾何学的粒子径が大きくても目的のFPFとなりやすく，多孔性の粒子を設計して目的を達成することも研究されている。薬物結晶を多孔質にすることは容易ではないが，ナノレベルの薬物結晶粒子の集合体として類似の構造を設計することは可能である。

DPI粒子の設計は，様々な観点での工夫が必要であり，医薬品製剤の中でも高度な粒子設計の一つと言えよう。さらに目的の噴霧特性を得るためには，デバイスの機能との関係もあり，奥が深い。本誌においても，種々の観点からの紹介があるものと思われる。本章では，我々が行ってきた研究の中から，DPIの設計を目的とした超臨界二酸化炭素（supercritical CO_2：$scCO_2$）を利用した微粒子調製を取り上げて紹介する。

2　微粒子調製技術

一般に，数μmの微粒子を製造する方法は粉砕によるbreak-down法と晶析などによるbottom-up法に大別される。break-down法はジェットミル，ボールミル，ピンミル，ハンマーミルなどによる乾式粉砕法とビーズミルや高圧噴射による湿式粉砕法の2つに分類される。一般的に粉砕は大量の粉体を一度に処理し，粒子径を減少させることができる。一方，粉砕で得られた粒子の粒子径分布は不均一であること，また，結晶を破砕することにより生じた新たな結晶面は表面エネルギーが高いため，付着凝集性が高まり，粉体としての取り扱いが困難になるといった問題点が挙げられる。bottom-up法はbreak-down法に比べ，粒子生成に要するエネルギーが低く，また，装置もbreak-down法で使用されるものに比べ安価であり，低温処理も可能である。さらには，得られる粒子の粒子径分布は均一である。

bottom-up法の一つである$scCO_2$を用いた晶析法は多くの特徴を有し，医薬品微粒子の設計法としても長い間注目されてきている。本法は，$scCO_2$を良溶媒として用いる手法（rapid expansion of supercritical solutions（RESS）法[3]），$scCO_2$を貧溶媒として用いる手法（supercritical antisolvent（SAS）法[4]）とsolution-enhanced dispersion by supercritical fluids（SEDS）法[5]）に大別される。RESS法は有機溶媒が不要である利点を有するが，大部分の医薬品化合物の$scCO_2$への溶解度が低いこと，得られる粒子の回収が困難であることなどの欠点を有する。これらの欠点を克服するための手法がいくつか報告されており，少量の有機溶媒を$scCO_2$に導入し，医薬品化合物の$scCO_2$への溶解度を改善する方法や水溶液中で$scCO_2$を噴霧し，医薬品粒子の回収を改善する方法などが挙げられる（rapid expansion from supercritical to aqueous solution：RESAS[6]）。多くの医薬品化合物の$scCO_2$への溶解度は低いため，SAS法やSEDS法は適用範囲が広いが，プロセスのスケールアップが困難である。そこで$scCO_2$を用いた汎用な微粒子調製のプロセスの構築を目的とし，SAS法とRESAS法を組み合わせた新規手法（combinational $scCO_2$法[7]）に着目した。combinational $scCO_2$法は，医薬品化合物の$scCO_2$への溶解度の低さを克服し，連続的に粒子を得ることを可能にし，スケールアップを不要とすることが可能である。

3　combinational $scCO_2$ 法による粒子調製

図1に combinational $scCO_2$ の装置の概略を示す。本装置は反応容器（pressure vessel）と晶析ユニット（sample collection vessel）から構成され，反応容器までがSAS法，以降がRESAS法を基本としたシステムである。CO_2 ポンプ，薬物溶液ポンプ，反応容器，圧力制御弁（back pressure regulator）で構成される。

初めに液体 CO_2 を調温条件下，反応容器に導入する。反応容器が目標圧力に到達した後，active pharmaceutical ingredient（API）を有機溶媒に溶解させた溶液と CO_2 の両方を2流体ノズルを介して反応容器に放出させる。図1(b)に2流体ノズルの概略を示す。反応容器に API 溶液と CO_2 を放出させた直後，反応容器から back pressure regulator を介して 30 mL の蒸留水中に API と有機溶媒を分散させた CO_2 を噴霧する。得られた懸濁液は凍結乾燥し粉末化した。

10 MPa 以下に保った $scCO_2$ 中に薬物溶液を送液すると，$scCO_2$ が貧溶媒として作用し API 結晶が析出した。$scCO_2$（反応容器）中で API のマイクロサイズの結晶が得られたため，back pressure regulator 側からナノ粒子は得られなかった。一方，$scCO_2$ の圧力を 15 MPa 以上に保った場合，$scCO_2$ 中に析出した API 結晶は僅かであった。これは，反応容器に付属するサファイアガラス越しに $scCO_2$ の密度ゆらぎを確認でき，API と有機溶媒は $scCO_2$ 中に分散していたためと考えられる。一方，$scCO_2$ の圧力を 15 MPa 以上に保った場合においても，API 溶液を

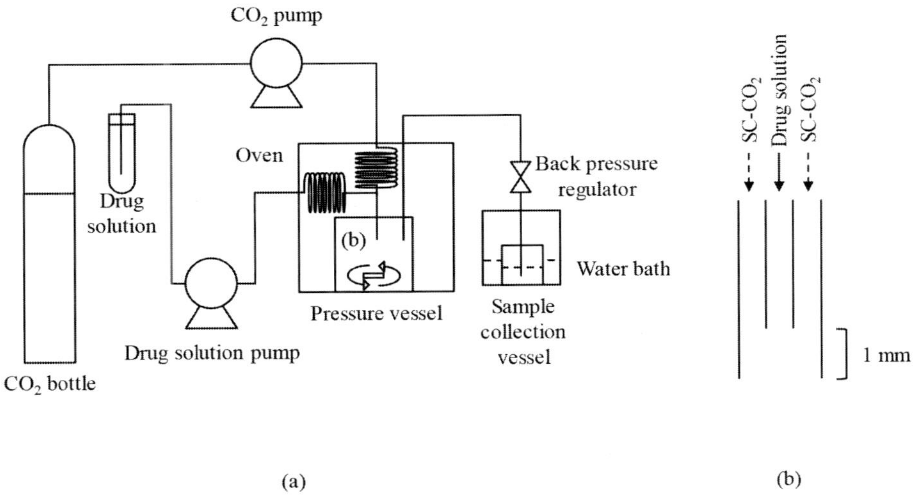

図1　combinational $scCO_2$ の装置概略図
(a)装置概略図，(b)ノズル概略図。

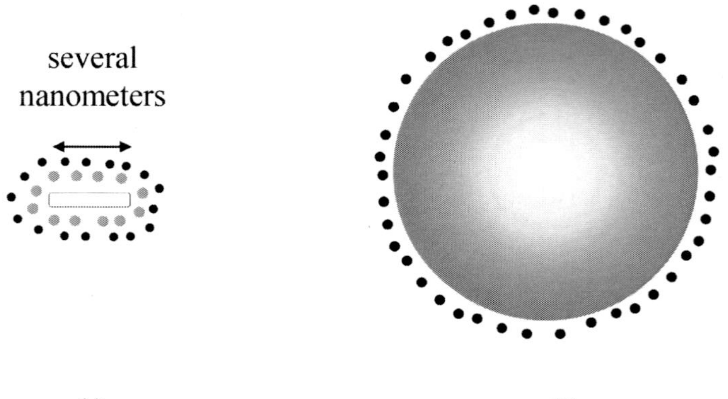

図2　$scCO_2$ 反応容器中の API の分散状態の概念図（白色：API，灰色：溶媒，黒色：CO_2）
(a) エントレーナーとして溶媒を添加した CO_2 中への API の溶解，(b) API 溶液の CO_2 中での分散。

$scCO_2$ 中で数分間保存した場合，$scCO_2$ 中で API 結晶が析出した。図2(a)に示す通り，エントレーナーである有機溶媒は API と CO_2 との間で相互作用し，溶解度を向上させる。API 溶液を $scCO_2$ 中に送液し，しばらくの間放置した場合，API 結晶が $scCO_2$ 中で析出した。一方，API 溶液を $scCO_2$ 中に送液し，続いて API 溶液を含む $scCO_2$ を RESAS 装置を介して大気圧下に噴霧すると API 微粒子が得られた。これより，API は有機溶媒存在下，$scCO_2$ に安定的に溶解しているのではなく，適当なサイズの API 溶液の液滴が不安定な状態で CO_2 に分散していると考察できた（図2(b)）。

4　超臨界流体の圧力が粒子に及ぼす影響評価

本節では API として開発候補化合物である ONO-2921 を用いた事例について詳述する[8)]。$scCO_2$ の圧力を 15 MPa 以上に保ち，ONO-2921 と有機溶媒が分散する $scCO_2$ を back pressure regulator を介して蒸留水中に噴霧すると，ONO-2921 微粒子を含む懸濁液が得られた。得られた懸濁液は DPI として応用するため，凍結乾燥し粉末化した。図3に ONO-2921 粒子の収率と凍結乾燥後のサンプルを polyvinyl alcohol（PVA）水溶液中に分散させた粒子径を示す。一定温度条件下，CO_2 の圧力を増大させると収率は増大した。一方，平均粒子径はほとんど変化がなかった。10 MPa 条件下，ONO-2921 粒子はほとんど得ることができなかった。これは大部分の ONO-2921 が $scCO_2$ 中で析出したためである。一定温度条件下，CO_2 の圧力を増大させると CO_2 の密度が増大し，ONO-2921 の $scCO_2$ への溶解度が増大するためと考察できる。

表1に ONO-2921 原末，凍結乾燥後のサンプルの気中分散時の粒子径を示す。吸入に適切な粒子径（1～5 μm）における薬物粒子は高い付着性を示し，凝集体を形成し，流動性や分散性が悪く，投与量の均一性の低下を招く。$scCO_2$ プロセスにより調製したサンプルの気中分散時の粒

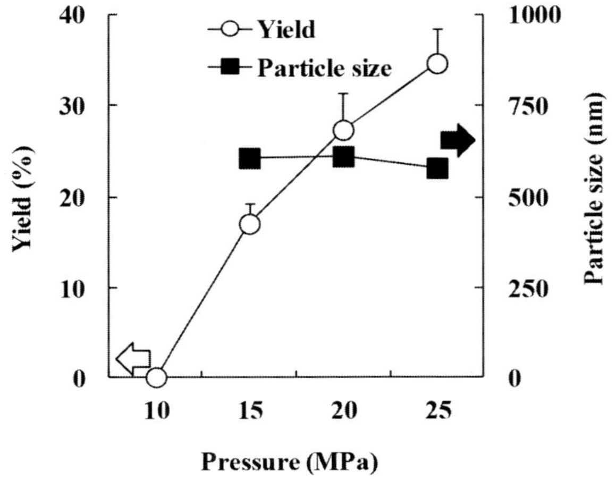

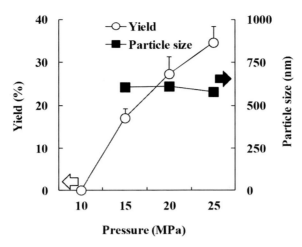

図3　combinational $scCO_2$ 法を用いて調製したONO-2921サンプルの収率と凍結乾燥後のサンプルを1％(w/v)PVA水溶液に分散させた場合の粒子径の結果（サンプル調製時の $scCO_2$ の温度：40℃）

表1　combinational $scCO_2$ 法により得られたONO-2921サンプルの気中分散時の粒子径の結果（サンプル調製時の $scCO_2$ の温度：40℃）

Pressure（MPa）	Particle size（μm）					
	0.1 MPa			0.3 MPa		
	D_{10}	D_{50}	D_{90}	D_{10}	D_{50}	D_{90}
Raw material	2.7±0.6	10.3±4.1	199.0±37	1.0±0.1	4.2±0.3	7.8±1.1
15	1.3±0.0	4.1±0.1	7.3±0.4	0.6±0.0	2.9±0.2	5.0±0.1
20	2.9±0.4	7.9±1.7	18.0±8.0	0.7±0.0	3.1±0.1	5.2±0.2
25	1.9±0.0	5.1±0.1	9.0±0.2	0.7±0.0	3.1±0.1	5.2±0.2

平均値±標準偏差；$n=3$

子径は2.9～3.1 μmであり，ONO-2921原末と比較して小さかった（4.2 μm；dispersed pressure：0.3 MPa）。$scCO_2$ プロセスにより調製したサンプルの懸濁液中での粒子径は約600 nmであり（図3），ONO-2921原末と比較して小さかった（1,782 nm）。$scCO_2$ プロセスにより調製したサンプルの気中分散時の粒子径は2.9～3.1 μm（dispersed pressure：0.3 MPa），懸濁液中の粒子径は578.4～610.1 nmであり，$scCO_2$ プロセス条件による粒子径の差は認められなかった。

図4にONO-2921原末，凍結乾燥後のサンプルのtwin impingerを用いた *in vitro* 吸入特性の結果を示す。ONO-2921原末は大部分がstage 1に沈着し，stage 2到達率は2.1％と低い値であった。$scCO_2$ プロセスにより調製したサンプルはstage 1への沈着量が減少し，stage 2到達率が増大した（28.8～50.3％）。25 MPa，40℃条件にて調製したサンプルのstage 2到達率はONO-2921原末と比較し，24倍に増大した。

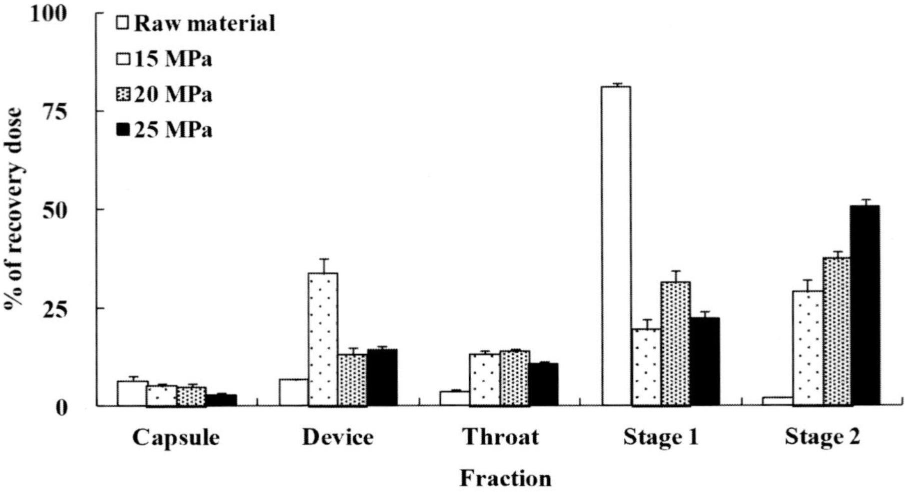

図4　combinational $scCO_2$ 法を用いて調製した ONO-2921 サンプルの twin impinger を用いた *in vitro* 吸入特性評価結果（サンプル調製時の $scCO_2$ の温度：40℃）

平均値±標準偏差；$n=3$。

$scCO_2$ プロセスにより調製したサンプルの懸濁液中の粒子径および気中分散時の粒子径は調製時の $scCO_2$ の圧力による差は認められなかったものの，stage 2 到達率は $scCO_2$ の圧力増大に伴って，上昇した。気中分散時の粒子径測定について，分散圧 0.3 MPa では調製したサンプルは大部分が分散されたと考察する。過去の報告より，同一サンプルの気中分散時の粒子径測定時，分散圧を 50～400 kPa に増大させると，分散圧 300 kPa 以上において粒子径の差がほとんど認められず，一次粒子に分散していると考えられる。表1の raw material の気中分散時の粒子径 D_{50} は 10.3±4.1 μm（dispersed pressure：0.1 MPa），4.2±0.3 μm（dispersed pressure：0.3 MPa）であり，*in vitro* 吸入特性評価の結果，大部分が stage 1 に沈着していることより，*in vitro* 吸入特性時の分散圧は比較的弱く，twin impinger の stage 2 到達率は分散圧 0.1 MPa における気中分散時の粒子径に基づくと考えられる。$scCO_2$ の圧力 15 MPa 条件にて調製した粒子は他の2つのサンプルと比較し，粒子径が小さく，付着性が増大し，大部分が twin impinger のデバイスに沈着したと考察する。$scCO_2$ の圧力 20 MPa 条件にて調製した粒子は粒子径が比較的大きく，stage 1 に沈着したと考えられる。$scCO_2$ の圧力 25 MPa 条件にて調製した粒子は分散性のバランスが良好であり，stage 2 到達率が最も高い値を示した。同様の結果は過去にも報告されている。SEDS 法により調製された salbutamol sulfate 粒子は粒子径が大きいサンプルの方が良好な *in vitro* 吸入特性を示した。これは粒子の形状と表面自由エネルギーの差が *in vitro* 吸入特性の増大に寄与したためと考えられる。本研究においても，粒子調製時の CO_2 の圧力を増大させると得られる粒子の表面自由エネルギーが減少したと推測される。

5　超臨界流体と新規添加剤を組み合わせた粒子設計

前節ではcombinational $scCO_2$法を用い，APIのみから成る粒子調製について述べてきた。APIのみから成る粒子調製はAPIの物性に大きく依存することから汎用性が高いとは言えない。そこで添加剤を用い吸入効率を改善する知見を組み合わせ，さらなる粒子表面の改質を試みた[9]。添加剤として，これまでDPI用の添加剤として用いられているもの（リン脂質など）に加え，医薬品用としては新規添加剤であるモノグリセリド類を用いた。モノグリセリド類は乳化剤の用途で食品の添加剤として広く用いられている。構造中に長い脂肪鎖を含み表面改質が期待できること，リン脂質と比較して安価なことが用いた理由である。今回，添加剤はAPIとともに有機溶媒に溶解させて粒子調製した。なお，APIにはbudesonide（BDS）を用いた。

*In vitro*吸入特性の詳細な結果は割愛するが，モノグリセリド類であるmonoglyceride laurate（MGL），monoglyceride palmitate（MGP），monoglyceride stearate（MGS）が*in vitro*吸入特性に及ぼす影響を比較し，$scCO_2$／凍結乾燥（freeze dry：FD）処理したBDS/MGSのstage 2到達率は$scCO_2$/FD処理したBDS（添加剤無）と比較し，有意に増大した。*In vitro*吸入特性に及ぼす影響を考察するため，電界放出型走査型電子顕微鏡（field emission scanning electron micrographs：FE-SEM）を用いBDSサンプルの外観評価を実施した。図5にFE-SEM画像を示す。BDS供給品は滑らかな表面を持つ粒子であり（図5(a)），$scCO_2$/FD処理したBDSは凹凸の表面を持つ粒子であった（図5(b)）。一方，$scCO_2$/FD処理したBDS/MGSは表面状態が明らかに異なり，滑らかな表面を持つ粒子であり，MGSは粒子表面に吸着したと推測した。さらに形状がBDS粒子と異なる粒子も認められた。これより，全てのMGSが粒子表面に吸着したのではなく，一部はMGS単独の粒子として存在すると考察した。$scCO_2$/FD処理したBDS/MGSの粒子の外観は添加剤を加えない$scCO_2$/FD処理したBDSと比較してはっきりと異なっていた（図5(b)，(c)）。$scCO_2$/FD処理したBDS/MGSの粒子表面の性質は添加剤を加えない$scCO_2$/FD処理したBDSと明らかに異なると推測し，表面の性質の差が吸入特性の改善に寄与したと考察する。

6　まとめ

肺は大きな表面積を有し，肺胞上皮細胞が薄く透過性が良好であること，肺から投与し循環血液中に到達した薬物は肝初回通過効果を避けることができるなど，メリットは多い。消化管からの吸収が期待できない高分子薬物を含めて，吸入製剤に関する研究は盛んに行われている。我々も，生分解性高分子ナノスフェアを用い動物実験により，持続的なインスリンの吸収が可能であることを明らかにしている[10]。また，結晶形制御の観点では，共結晶の吸入製剤への適用の検討が新しく，イトラコナゾールのサッカリンとの共結晶がアモルファスよりも高い吸収特性を示すことも報告されている[11]。

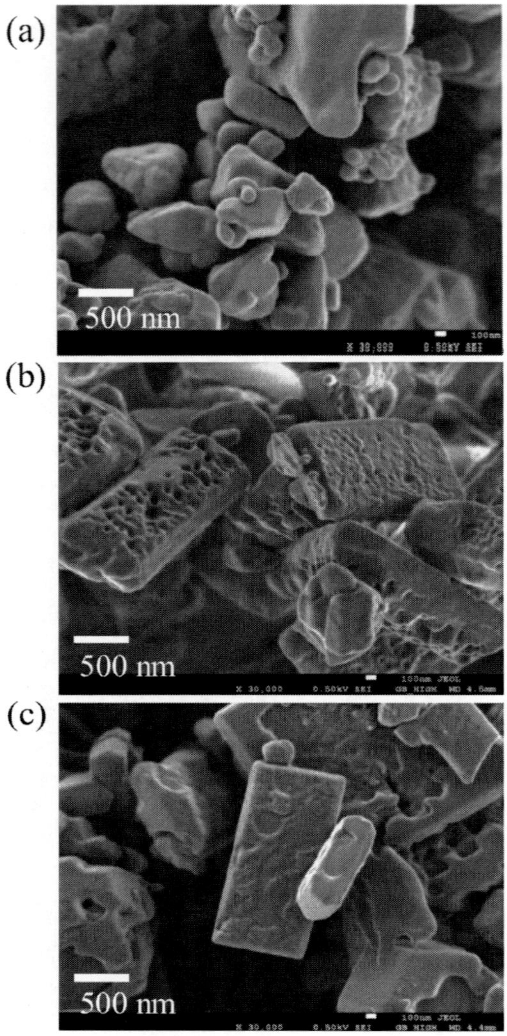

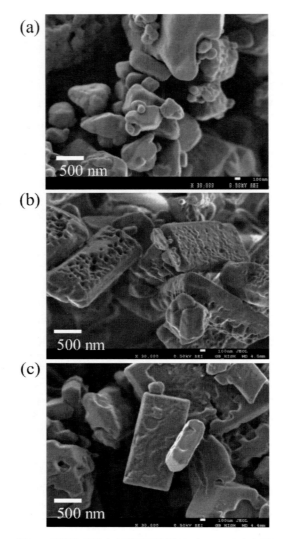

図5　電界放出型走査型電子顕微鏡（FE-SEM）画像

(a) BDS 供給品，(b) $scCO_2$ /FD 処理した BDS，(c) $scCO_2$ /FD 処理した BDS/MGS。

吸入剤の設計という観点では，薬物をキャリアー粒子に封入または付着させて送達する方法が多く，大量の薬物を DPI として肺に送達可能な事例は少ない。本章で紹介した combinational $scCO_2$ 法による微結晶調製は，大量の化合物を効率良く肺に送達することを達成可能にする手法の一つと言える。さらに combinational $scCO_2$ 法により得られる粒子表面を添加剤を用い表面改質することで，combinational $scCO_2$ 法の応用範囲を広げることが可能と考える。

文　　献

1) 芹ヶ野孝則ほか，粉体工学会誌，**33**, 559（1996）
2) Y. Kawashima *et al., Int. J. Pharm.,* **173**, 243（1998）
3) D. W. Matson *et al., Ind. Eng. Chem. Res.,* **26**, 2298（1987）
4) A. Bertucco *et al.,* High Pressure Chemical Engineering；Process Technology Proceedings, **12**, 217（1996）
5) J. M. Lobo *et al., J. Pharm. Sci.,* **94**, 2276（2005）
6) P. Pathak *et al., J. Am. Chem. Soc.,* **126**, 10842（2004）
7) Y. Tozuka *et al., Int. J. Pharm.,* **386**, 243（2010）
8) Y. Miyazaki *et al., J. Drug Deliv. Sci. Technol.,* **36**, 1（2016）
9) Y. Miyazaki *et al., Int. J. Pharm.,* **528**, 118（2017）
10) Y. Kawashima *et al., J. Control. Rel.,* **62**, 279（1999）
11) M. Karashima *et al., Eur. J. Pharm. Biopharm.,* **115**, 65（2017）

第2章　スプレードライ法によるナノコンポジット粒子の調製と吸収剤への応用

田上辰秋[*1]，尾関哲也[*2]

1　はじめに

医薬品の生産スケールを変えたときのギャップは重要な問題であり，今回寄稿させて頂いた機能性吸入剤・経肺投与型製剤の開発においても頻繁に生じる問題として認識されている。これまでに様々な機能が付与された，もしくは機能が高められた吸入剤に適した機能性ナノ・マイクロ粒子が数多く報告されてきた。これらの粒子は，ラボスケールでは調製に成功するものの，生産スケールを上げて製造を試みた場合うまくいかないことが多く，これを解決するための方策が求められている。

これまでに，我々はスケールアップ可能な装置を用いて医薬品開発（吸入剤開発）を行うべく，スプレードライヤーを用いた医薬品用の機能性粒子に関する研究を行ってきた。スプレードライヤーは，すでに各分野において様々なものを生産・製造するための手段として広く使用されている。例えば，食品（カップヌードルのスープの粉，塩や砂糖などの原料など）や工業用材料（タイルをつくるための粉末原料など）を作るために使用されており，スケールアップ可能な装置として広く知られている。医薬品製造において，スプレードライヤーによる噴霧乾燥は，粉体・粒子を得るための単位操作の一つであり，製薬企業や原薬を取り扱っている企業において，日常的に行われている。これまでに我々は，特殊なスプレーノズルを搭載したスプレードライヤーを用い，ナノコンポジット粒子という特殊な粒子の製造を視野に入れた研究を行ってきた。近年，吸入剤に向けたナノコンポジット粒子の調製について論文報告した[1)]。そこで今回はその内容および，それに関連した最近の当研究室の研究内容について解説を行った。

2　2液混合型スプレーノズル搭載スプレードライヤー

我々のグループは，大川原化工機との共同研究により，Two-solution mixing type spray nozzle（2液混合型スプレーノズル）という特殊なスプレーノズルを以前に発明した（マイクロ粒子内に分散したナノ粒子の製造方法およびナノ粒子製造用ノズル，特許第4787807号）。2液混合型スプレーノズルの模式図を示す（図1，上の部分）。ノズル内には2つの流路があり，2種類の異なる溶液を流すことができる。送液された2液はノズルの先端付近において混合され，そ

＊1　Tatsuaki Tagami　名古屋市立大学　大学院薬学研究科　薬物送達学分野　講師
＊2　Tetsuya Ozeki　名古屋市立大学　大学院薬学研究科　薬物送達学分野　教授

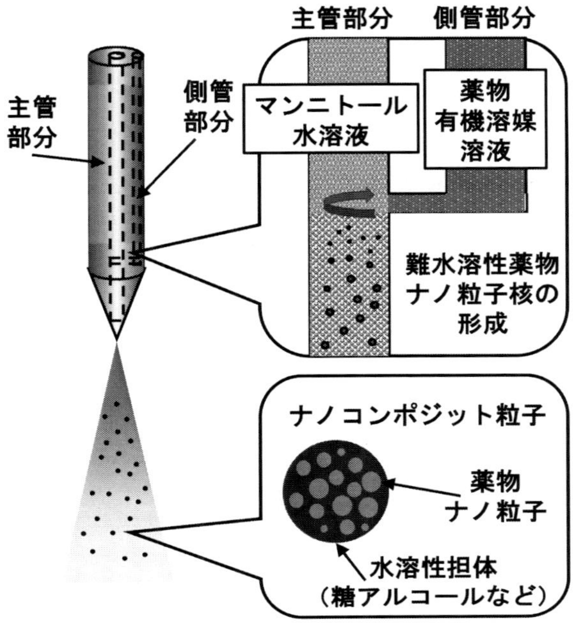

図1　2液混合型スプレーノズルを用いたナノコンポジット粒子調製の模式図

の後スプレーされる。以前の検討において，ノズルのパーツもデザインしており，ノズルのパーツについてもカスタマイズすることができる[2)]。検討の結果，ノズルの混合部において，側管より旋回しながら主管に溶液が混合されるようなデザインを用いることにより側管から流れてきた溶液がうまく混和することが期待されるため，そのデザインを採用している。我々は，この特殊なノズルを用いて，機能性粒子の調製について研究を行ってきたので，それらの内容について後述する。

3　難水溶性ナノ粒子の調製・保存を同時に行うことのできる2液混合型スプレーノズルによるナノコンポジット粒子調製技術

現在，医薬品開発において，候補化合物の約40％は難水溶性であると考えられている。錠剤などの医薬品を服用して薬効を示すためには，消化管などにおいて医薬品から薬物の分子が溶出し血中に吸収される必要がある。このため，水に溶けにくい化合物を製剤化する際，何らかの工夫が必要となる。難水溶性薬物の溶出性，消化管吸収を改善する方法の一つとして，薬物粒子の微粒子化，ナノ化が挙げられる。薬物をナノサイズまで微細化することにより薬物の比表面積が増大し，そのことにより薬物表面から溶出する速度を増大させることができる。薬物の溶出速度の増大は，ノイエス・ホイットニーの式で説明される。

また，薬物ナノ粒子を得る方法として，トップダウン法とボトムアップ法に分類される。トップダウン法は，主に薬物を粉砕することにより粒子径を小さくする方法である。粉砕方法には，乾式粉砕と湿式粉砕があるが，特に湿式粉砕を用いることにより，粒子径をナノサイズまで小さくすることができる。これに対し，ボトムアップ法は，溶液中の薬物を晶析させる方法である。これらの方法に関する研究報告・総説については，他の文献を参考にしていただきたい[3)]。いずれの方法にも一長一短があるが，ナノ粒子の調製における一般的な問題点として，ナノ粒子どうしの凝集が挙げられる。ナノサイズの薬物粒子は，比表面積の増大による表面エネルギーの増大により，互いの粒子が容易に凝集する性質がある。凝集したナノ粒子を再分散させることは容易でないため，安定なナノ粒子を製造するための工夫が現在も行われている。

我々の研究室は，2液混合型スプレーノズルを用いてスプレードライを行い，ナノコンポジット粒子の調製をこれまでに行ってきた。ナノコンポジット粒子は，マイクロ粒子内に難水溶性薬物ナノ粒子が分散したものである（図1，下の部分）。ナノコンポジット粒子の作製の利点として，ナノ粒子の安定性とハンドリング性が挙げられる。ナノ粒子をマイクロ粒子内で固体の状態で封じ込めることにより，ナノ粒子が自然に凝集することを防ぐことができ，液体で保存するよりも安定性の面で優れる。また，安定な粉末状のナノ粒子を仮に製造したとしても，粉末状態のナノ粒子は飛散しやすく取り扱いに苦労すると考えられる。したがってマイクロ粒子内に分散させて，マイクロサイズとして取り扱うことにより，粒子の品質を保ちやすいと考えられる。

また，2液混合型スプレーノズルを用いることにより，ナノコンポジット粒子を単一工程で製造することができることも利点の一つとして挙げられる。図1を用いて2液混合スプレーノズルを用いたナノコンポジット粒子形成について説明を行う（スプレーノズルの構造とナノコンポジット粒子形成については，他の文献などにも記載しているため，ご興味のある方は参考にして頂きたい[1, 4)]）。まず，糖アルコール水溶液（主管から送液する。糖アルコールはマンニトールなどを用いる）と，難水溶性薬物（側管より送液する）を有機溶媒に溶解させた薬物溶液を調製する。このとき，有機溶媒は水と混和できるもの（アセトン，メタノール，エタノールなど）を選択する。次にそれぞれの溶液を各流路より送液する。ノズル内部において，側管から流れた薬物溶液が主管を流れる糖アルコール水溶液内で攪拌される。ノズル混合部内で水と有機溶媒が混和されることにより，難水溶性薬物の溶解度は低くなり，薬物の晶析がノズル内で始まる（アンチソルベント効果）。薬物の結晶成長が起きる前に，溶液がノズルからマイクロサイズのミストとして噴霧・乾燥されるため，その結果，糖アルコールマイクロ粒子内に薬物ナノ粒子が分散したナノコンポジット粒子が得られる。薬物の結晶成長が進む前に噴霧乾燥される必要があるため，ナノサイズの薬物結晶核を含む溶液がノズルから噴霧・乾燥されるまでの時間は非常に短い。我々は，難水溶性化合物であるクルクミンのナノコンポジット粒子を2液混合型ノズル搭載スプレードライヤーにより調製し報告を行っているので後述する[1)]。

4　クルクミンの薬理効果と課題点

クルクミンは，ウコンの抽出成分として広く知られており，抗酸化作用に基づく抗炎症作用，そして抗がん作用を有することが報告されている。これらの作用は，クルクミンがNF-κBおよび関連のシグナル伝達経路を強力に阻害する作用があることによるものである。クルクミンの安全性は高く，経口投与の臨床試験もすでに行われている。その結果，グラム単位で摂取しても問題はないと考えられる。これまでにクルクミンは，炎症にもとづく腸疾患や各種がん，アルツハイマー病，心疾患などにも効果があることが報告されている。

そのような多様な薬理効果をもつクルクミンであるが，実用面において課題を抱えている。クルクミンは，難水溶性の薬物であり，溶出性や消化管吸収性が低い。またクルクミンは，血清によって容易に分解されてしまう。そのため，前述した各種疾患を治療するためには，クルクミンが血液循環して目的の部位，組織に到達する必要がある。クルクミンにより治療効果を得た論文の多くは，細胞実験や血中に直接投与したもの，そしてドラッグデリバリー技術によりナノキャリアなどに搭載されたものなど特殊なものに限定されている。

5　クルクミンのナノ粒子化技術およびドラッグデリバリー技術

この項目では，難溶性のクルクミンがもつ溶出性，消化管吸収性の課題を改善するために行ってきた当研究室の試みについて簡単に報告する。我々のグループでは，超短パルスレーザーを用いたクルクミンの微細化について報告を行っている[5]。フェムト秒レーザーは超短パルスレーザーであり，金属を微細加工する手段として知られている。産業分野では，すでに自動車部品，携帯電話部品などの電子機器部品に対して実用化されている。我々は，ファイバーレーザーとすることによりコンパクト化された産業用フェムト秒レーザーを用い，有機物の微細化を視野にいれて，クルクミンの微細化の検討を行った。クルクミン原末を錠剤の形に成形し水中に静置したものに対し，上からフェムト秒レーザーを照射した。錠剤表面にレーザーを照射することにより，サブミクロンサイズのクルクミン断片が得られ，微細化されていることを確認した。ナノ秒レーザー，ピコ秒レーザーと比較して，フェムト秒レーザーはレーザー照射により熱を伝えにくい性質を有しているため，有機物をほとんど分解することなく微細化する手段として有用であると考えられる。微細化されたクルクミンは，がん細胞株に効率的に取り込まれ，殺細胞効果を示した。シンプルにナノ化したクルクミンは，消化管吸収を高めるだけでなく，大腸などに存在するがん細胞や炎症性マクロファージに対して効果的であると考えられ，経口投与にも応用可能であると考えられる。フェムト秒レーザー装置による難水溶性化合物の微細化は，製薬企業などにおいて，サンプル量が少量しかない候補化合物を，試験的に微細化するときに，有用であると考えられる。

さらにクルクミンをナノキャリアであるPLGAナノ粒子に含有させる方法についても我々は

報告を行っている[6,7]。PLGA（ポリ乳酸・グリコール酸共重合体）は生分解性ポリマーである。徐放性基剤として広く知られており，現在リュープロレリン酢酸塩を含有するPLGAマイクロスフェアが医薬品として市販されている。PLGAは生体内で，各種酸にまで分解され，TCAサイクルに利用される。また断片化されたPLGAは糸球体からろ過されると考えられており，安全であると考えられている。我々は，ナノ医薬品製造において，生産のスケールアップが可能なナノ粒子製造装置（ナノアセンブラー）を用い，クルクミン含有PLGAナノ粒子について調製を検討している[7]。ナノアセンブラーは，リポソームを含む機能性ナノ粒子をマイクロ流路内で調製できるものとして近年登場した装置である。2つの流路から各液を混合し（リポソームの場合は，リン脂質や難溶性薬物のエタノール溶液と等張に調製した水溶液の2液となる），その後マイクロ流路（流路の底面には，洗濯板のようにヘリンボーン状の突起物が連なっている）内で攪拌することにより，均一なナノ粒子を調製することができる。我々は，PLGAとクルクミンを有機溶媒に溶解した溶液と，PLGAナノ粒子の周りを保護するための水溶性安定化剤を溶解させた水溶液をそれぞれ，別の流路から送液し，ナノアセンブラーによりクルクミン含有PLGAナノ粒子の調製を行った。その結果，水溶液と有機溶媒を送液する速度（Total flow rate）や，水溶液と有機溶媒の混合比率（Flow rate ratio）を変化させることで，得られるクルクミンPLGAナノ粒子に違いがでること，その一方で粒子の均一性を評価する指標として重要なPDI（Poly dispersity index）においてもだいたい0.1から0.2の値であったことから，設定条件を変えても比較的均一な粒子を得ることに成功した。また，PLGAの種類（この検討では，PLGAの分子量やPLGAの化学構造中のL/G比）や安定化剤の種類を変える検討を行い，種類によって調製されるクルクミンナノ粒子の粒子径や封入率に影響を与えることを確認している。さらにPLGAにPEGが結合したものを使用してクルクミン含有PLGAナノ粒子の表面にPEGが表面修飾されたものを調製した。PEG化する利点としては，血中滞留性の改善および固形がん組織に対するEPR効果の適用が期待できる。ナノメディシンの開発において粒子設計を行う場合，様々な要因を変化させることにより実験条件や素材の最適化を行う必要があり，膨大な数の実験をこなす必要があることがある。そのような最適化を効率的に行うための装置としてナノアセンブラーは有用であると考えられる。ナノアセンブラーを用いることにより，均一なPLGAナノ粒子を調製することができ，再現性よく粒子を調製することができた。

難水溶性薬物の溶解性を上げるための手段の一つとして，シクロデキストリンを用いた方法がこれまでに使用されており，クルクミンの可溶化にも応用されている。シクロデキストリンは環状オリゴ糖であり，環状の内部に疎水性薬物を包接することができる。我々は，金ナノ粒子表面にPEGとシクロデキストリンを結合した機能性ナノ粒子を調製し，シクロデキストリンにクルクミンを包接させることにより，クルクミン搭載可能なナノ粒子を調製した[8]。金ナノ粒子は，光温熱治療やイメージングへの適用が期待されており，これまでに登場したナノキャリア（リポソームやアルブミンナノ粒子）が持たないようなユニークな性質を有している。このため，近年，金ナノ粒子をはじめとする，無機・非金属ナノ粒子に関する臨床試験が増えている[9]。クルクミン搭載金ナノ粒子は，がん細胞に対して，顕著な殺細胞効果を示す一方で，キャリア自体の細胞毒性は認められておらず，細胞実験レベルではあるが安全性を確認している。

6　2液混合型スプレーノズルを用いたクルクミンナノコンポジット粒子の調製と吸入剤への応用

クルクミンの多様な薬理効果（抗酸化作用・抗炎症作用・抗がん作用）は，肺組織の疾患（例えば，肺がんや炎症性肺疾患）に対しても有用であると考えられるが，それに関する研究報告は他組織の疾患と比較してまだ少ない。その原因として薬物送達量・効率の問題が挙げられる。医薬品の投与手段として一般的な経口投与や静脈投与では，消化管吸収・血液循環を通して肺組織に到達する量は，非常に限られている。このため，経口投与や静脈投与するよりも，吸入剤として肺組織内に吸引させた方が，薬物送達量・効率の観点で有用であり，吸入剤の製剤開発が求められている。

我々は，2液混合型スプレーノズルを用いて，クルクミンナノ粒子がマンニトールマイクロ粒子内に含有されたクルクミンナノコンポジット粒子の調製を行った[1)]。クルクミンナノコンポジット粒子の粒子径は，吸入すると肺組織内部に沈着できるようにシングルミクロンサイズに調節されている。肺組織に到達したクルクミンナノコンポジット粒子は，内部の肺組織液および水蒸気（肺組織深部の肺胞領域は，相対湿度100％であると考えられている）により溶解する。露出したクルクミンナノ粒子からクルクミン分子が溶出することにより薬効を発揮する。もしくは，肺組織に存在する炎症性肺胞マクロファージがクルクミンナノ粒子を認識し，貪食することによっても炎症効果が抑えられるものと思われる。

クルクミンナノコンポジット粒子を2液混合型スプレーノズル搭載スプレードライヤーにより調製するにあたり，クルクミンをアセトン・メタノール混液に，マンニトールを水溶液に溶解し，それぞれの溶液を各流路より送液することによって調製を行った。また，この研究では，スプレードライヤーの実験条件を網羅的に検討した。例えば，1種類の溶液を噴霧乾燥する従来のスプレードライヤーにおいても，送液速度，溶液濃度，スプレーする温度などによって，得られる粒子の粒子径や収率が変化することがよく知られている（例えば，Büchi社のスプレードライヤーのパンフレットなどにも記載されている。また過去の我々のスプレードライヤーを用いた固体分散体の調製に関する総説についても少し触れている[10)]）。スプレードライヤーの実験条件について検討する項目および評価する項目の例を図2に示した。2液混合型スプレーノズルを用いた場合，スプレードライヤーの実験条件が，得られるクルクミンナノコンポジット粒子および内部のクルクミンナノ粒子にどのような影響を与えるか検討を行った。マンニトール溶液の濃度および送液速度，クルクミン溶液の濃度および送液速度，そしてスプレードライする温度について，各条件について3つの条件を検討し，いずれもクルクミンナノコンポジット粒子の形成に影響を与えることを確認している。特にナノコンポジット内に存在するクルクミンナノ粒子（クル

従来型 1液スプレーノズル	2液混合型 スプレーノズル
送液速度	送液速度（主管）
	送液速度（側管）
入口・出口温度	入口・出口温度
大気の湿度	大気の湿度
噴霧する空気の流速	噴霧する空気の流速
溶媒	溶媒（主管）
	溶媒（側管）
溶液濃度	溶液濃度（主管）
	溶媒濃度（側管）

【物性評価の項目例】

- ナノコンポジット粒子の粒子径
- 薬物ナノ粒子の粒子径
- 薬物含量
- 収率，吸入特性

図２　スプレードライヤーの実験条件と得られる粒子の物性

クミン飽和水溶液に溶解し，飽和させている結晶を除去することにより得ている）においても，実験条件によって，ナノ粒子が得られていない場合もあるため，条件検討が必要であると考えられる。

得られたクルクミンナノコンポジット粒子の吸入特性についてアンダーセンカスケードインパクターを用いて確認したところ，クルクミン原末よりも優れた吸入特性を得ることを確認した。また，クルクミンナノコンポジット粒子の溶出挙動を確認したところ，クルクミン原末と比較して，顕著な溶出挙動の改善を確認した。ナノ化することにより溶出率が大きく改善していると思われる。肺組織に関連する細胞株として，A549（ヒト肺がん細胞），B16 BL6 細胞株（マウス肺転移がんモデルに用いられるメラノーマ細胞株），Raw264 細胞株（肺胞マクロファージのモデルにも用いられるマウス由来の貪食の強い細胞）の３種類の細胞を用いて，クルクミンナノコンポジット粒子の殺細胞効果を確認したところ，３種類の細胞すべてにおいて，クルクミン原薬よりもクルクミンナノコンポジット粒子の方が，顕著に殺細胞効果が高いことを確認した。これは，クルクミンナノコンポジット粒子が細胞株に取り込まれる量が顕著に多いことによるものである。粒子径が非常に大きいクルクミン原末は細胞に取り込まれないのに対し，ナノサイズのクルクミン粒子とすることにより細胞に取り込まれやすくなる。またクルクミンナノ粒子の方がクルクミン分子の溶出が改善されており，細胞内に浸透しやすいと推察される。

7　おわりに

2液混合型スプレーノズルを用いた吸入剤に向けたナノコンポジット粒子の調製の現状について，関連の背景とともに解説を行った。ナノコンポジット粒子についての研究は2液混合型スプレーノズルの前衛となった4流体ノズルについても，検討を重ねてきたので過去の著作を参考にしていただきたい[11, 12]。難水溶性製剤のナノ化は，医薬品開発の上でよく問題になる事項であるため，取り扱う薬物によって物理的・化学的性質が異なることから，微細化・ナノ化に関する研究は引き続き行われていくものと思われる。

今後の課題としては，ナノコンポジット粒子の吸入特性をさらに改善することであり，肺組織深部の肺胞領域にまで到達させるクルクミンの量を増加させることが重要であると思われる。そのように吸入特性を改善することにより，クルクミンを血中に到達することも可能となり，いわゆる経肺投与型製剤への適用も可能となる。最近の経肺投与型製剤に関するトピックスとして，インスリンを吸入することにより血液中にインスリンを送達し，血糖値をコントロールできる製剤が米国で販売されている[13]。現在は，販売経路の面で問題を抱えているが，これまでに行われた臨床試験の結果では，問題のない臨床成績を示しており，食事前に投与できる超速効型のインスリン製剤として（中間型，遅効型のインスリンをベースとして投与する必要がある），I型糖尿病患者（例えば注射を嫌う小児患者）などに対してニーズのある製剤として期待されている。他にも，現在では，インスリン以外の経肺投与型製剤に関する臨床試験が行われていることから，その動向を注視しつつ，吸入用ナノコンポジット粒子に関する研究を進めていきたいと考えている。

文　　献

1）M. Taki *et al., Int. J. Pharm.*, **11**, 104-110（2016）
2）T. Ozeki *et al., Biol. Pharm. Bull.*, **35**, 1926-1931（2011）
3）T. Tagami and T. Ozeki, *Curr. Pharm. Des.*, **19**, 6259-6269（2013）
4）Y. Nishino *et al., J. Pharm. Sci.*, **101**, 4191-4200（2012）
5）T. Tagami *et al., Int. J. Pharm.*, **468**, 91-96（2014）
6）田上辰秋，尾関哲也，DDSキャリア作製プロトコル集，p.205-212，シーエムシー出版（2015）
7）Y. Morikawa *et al., Biol. Pharm. Bull.*, **41**, 899-907（2018）
8）A. Hoshikawa *et al., Biol. Pharm. Bull.*, **41**, 908-914（2018）
9）田上辰秋，尾関哲也，ドラッグデリバリーシステム―バイオ医薬品創成に向けた組織，細胞内核内送達技術の開発―，p.21-32，シーエムシー出版（2018）
10）田上辰秋，尾関哲也，*Pharm Stage*, **17**, 29-31（2017）

11) T. Ozeki and T. Tagami, *Asian J. Pharm. Sci.,* **9**, 236-243 (2014)
12) 田上辰秋，尾関哲也，*Pharma Tech Japan,* **30**, 135-140 (2014)
13) 田上辰秋，尾関哲也，*Drug Delivery System,* **31**, 432-439 (2016)

第3章　吸入粉末剤開発における微粒子調製法と疎水性アミノ酸の組み合わせによる吸入効率改善アプローチ

大竹裕子*

1　はじめに

吸入剤は他の剤形と比較して，製剤と吸入デバイスを組み合わせることにより吸入剤として成立するため，製剤と吸入デバイスのバランスを考慮した製剤設計を行わなければならない。吸入剤は大きく“吸入液剤”，“吸入エアゾール剤”，“吸入粉末剤”の3つに分類される。そのうち吸入粉末剤は，吸入デバイスに充填した薬物微粒子を自身の吸気により分散・解砕することで，気管支や肺への薬物送達を目的とした製剤である。患者の呼吸タイミングで薬物微粒子を吸引することができるため，吸入の失敗が少なく，吸入デバイスが小型軽量であるため，携帯性に優れるという利点を有している。一方，吸入粉末剤の欠点として，吸入流量により薬物送達性が変化するため，吸入流量が低い乳幼児や高齢者，重度の呼吸器疾患患者，自発的呼吸ができない患者などへの適応が難しいことが挙げられる。

本稿では，吸入粉末剤における製剤である吸入用粉末微粒子の開発について述べる。

2　吸入用粉末微粒子開発における課題

吸入用粉末微粒子開発における課題として，“吸入剤応用に適した空気力学的粒子径（mass median aerodynamic diameter：MMAD）の獲得”と“付着凝集性の改善”が挙げられる。

吸入粉末剤に適したMMADは1～5 μmとされているが[1]，この程度の幾何学的粒子径を有する粒子は付着凝集性が高く，分散性に乏しいため，実際に肺および肺深部に到達させることが難しい[2]。そのため，現在市販化されている吸入粉末剤の多くは，ジェットミル法や噴霧乾燥（spray drying：SD）法により調製した1～5 μmの微粒子を乳糖などの薬効を示さない粗大な粒子（キャリア粒子）に付着させるキャリア型製剤[3~5]または微細な薬物粒子同士を造粒する造粒型製剤[6~8]を用いており，二次粒子を形成することで幾何学的粒子径を増大させ，付着凝集性および分散性の改善を行っている。しかし，優れた吸入効率を達成するためには吸入時に二次粒子が一次粒子へ分散・解砕する必要があるため，キャリア型製剤においては表面改質処理により，キャリア粒子表面を滑らかにすることで[9]，または粗大なキャリア粒子に微細な粒子をあらかじめ付着させてから薬物粒子を付着させることで[10]，キャリア粒子からの薬物粒子の脱着を容易にし，分散性の改善を行っている。一方，造粒型製剤は，薬物粒子と微細な乳糖粒子を組み合わ

＊ Hiroko Otake　近畿大学　薬学部　医療薬学科　製剤学研究室　助教

せて造粒することで，薬物—薬物粒子間の付着凝集性を低下させ，分散性の向上を行っている。このように，各課題についての対応が行われているが，両調製法により調製された吸入用粉末微粒子の分散・解砕には吸入時に高い吸入流量および高解砕性能吸入デバイスが必要であり，薬物送達性が患者の吸入流量および吸入デバイスの解砕性能に大きく依存する[11)]。そのため，患者の吸入能力および吸入デバイスの性能に依らず，優れた薬物送達性を示す吸入用粉末微粒子の開発が望まれている。

3　微粒子調製法と機能性添加物の組み合わせによる吸入効率改善アプローチ

近年，吸入用粉末微粒子開発において，ジェットミル法およびSD法以外の微粒子調製法と機能性添加物の添加を組み合わせることによる吸入効率改善アプローチが行われている。微粒子調製法の例として，凍結乾燥（freeze drying：FD）法，噴霧急速凍結乾燥（spray freeze drying：SFD）法などの調製法を適用した研究が挙げられ，幾何学的粒子径が比較的に大きいものの，特徴的な形状を有することで吸入剤応用に適したMMADを示す微粒子が開発されている。また，機能性添加物の例として，シクロデキストリンやデンドリマー，リン脂質，疎水性アミノ酸などの生分解性を示す機能性添加物を用いた研究が挙げられる。特に，疎水性アミノ酸であるグリシン（Gly）は2006年に製造承認されたファイザー社のインスリン吸入粉末剤Exbera（現在，発売中止）において，粉末微粒子の分散補助を目的とした添加剤として適用されたという実績が存在し[12)]，吸入用粉末微粒子における添加物としての疎水性アミノ酸が果たす役割が注目されている。以降の記述では，様々な微粒子調製法をもとに疎水性アミノ酸を添加剤として適用した吸入用粉末微粒子の粒子設計技術を中心に紹介する。

4　噴霧乾燥法適用時における添加剤としての疎水性アミノ酸の役割

吸入用粉末微粒子の調製法として適用されるSD法は，薬物溶液を乾燥空間に噴霧し，噴霧粒子中に含まれる水分を乾燥させることにより微粒子を得る。造粒型製剤とすることで付着凝集性および分散性の改善が行われているが，その対応策のみでは不十分である。そのため，SD微粒子に添加剤として疎水性アミノ酸を適用することで付着凝集性を改善するという試みがなされている[13, 14)]。薬物溶液にGly，L-ロイシン（Leu），アラニンをそれぞれ添加後，SD法により微粒子化することで，乾燥時に粒子表面に疎水性アミノ酸が集積し，粒子表面にしわ構造を形成した微粒子を調製することができる[15, 16)]。この粒子表面のしわ構造により，隣接表面間（粒子—粒子間または粒子—吸入デバイス間）の接触面積を減少し，付着凝集性ならびに分散性の改善を実現している。また，噴霧乾燥処理に続いて微粒子表面にLeuやGly，L-バリン（Val），L-フェニルアラニン（Phe）をそれぞれ昇華・蒸着させることでコーティングを行った疎水性アミノ酸コーティング微粒子の開発も行われている[17)]。このコーティング処理により，微粒子自体は球形を示すものの粒子表面にとげが形成され，隣接表面間の接触面積を減少することで，付着凝集性ならびに分散性の改善を実現している[18,19]。両アプローチにおいて，Leuを添加した微粒子の吸入効率が他の疎水性アミノ酸より比較的高いという知見が得られており，また，濃度依存的に粒子表面構造の変化が認められている。

このようにSD法適用時における添加剤としての疎水性アミノ酸の役割として，粒子表面に集積することによる粒子表面構造変化に寄与することで，付着凝集性ならびに分散性の改善を実現していると考えられる。

5　凍結乾燥法適用時における添加剤としての疎水性アミノ酸の役割

タンパク質やペプチドなどの熱に不安定な医薬品の製剤化に適用されるFD法は凍結した薬物溶液の水分（つまり，氷）を昇華させることで除去し，液相を経由することなく凍結乾燥ケーキを得る方法である。この凍結乾燥ケーキをジェットミルにより破砕してから吸入デバイスに充填し，吸入用粉末微粒子として用いることが一般的である。しかし，粉砕時における静電気の発生により，微粒子の回収および吸入デバイスへの充填が困難であるとともに，粉砕時の高温およびせん断力に曝露されることで，タンパク質・ペプチド医薬品の活性低下が懸念されるため[20,21]，最適な方法とは必ずしも言えない。そこで，YamashitaらはFD法により得られた多孔性に富む凍結乾燥ケーキを吸気による空気衝撃により瞬時に微粒子化するOtsuka dry powder inhalation（ODPI）システムという新しい概念の粉末吸入システムを開発している[22,23]。この吸気により瞬時に微粒子化する凍結乾燥ケーキの組成にVal，Phe，L-イソロイシン（Ile）などの疎水性アミノ酸が用いられている。添加した疎水性アミノ酸の種類により，凍結乾燥ケーキの結晶性が異なり，多孔性構造の安定性が変化し，それが微細化効率に影響を与えることで，薬物放出性ならびに薬物送達性が変化する[24]。よって，FD法適用時における添加剤としての疎水性アミノ酸の役割として，凍結乾燥ケーキの多孔性構造の崩壊性に寄与することで，薬物放出性ならびに薬物送達性に影響を与えると考えられる。

6　噴霧急速凍結乾燥法適用時における添加剤としての疎水性アミノ酸の役割

SFD法は噴霧工程と凍結乾燥工程の2工程を組み合わせた微粒子調製法であり，試料溶液を二流体ノズルを用いて液体窒素中に噴霧することで，液滴を瞬時に凍結させた後，得られた氷滴を凍結乾燥機に移し，水分を昇華させることで，中空多孔な球形粒子（SFD微粒子）を得ることが可能である（図1）。

SFD微粒子は幾何学的粒子径が10 μm以上と吸入粉末微粒子として比較的大きいが，多孔性を示すことで粒子密度が低下し，5 μm以下のMMADを示す。そのため，SFD微粒子は吸入剤応用に適したMMADを示すとともに，比較的大きな幾何学的粒子径を有する点から，付着凝集

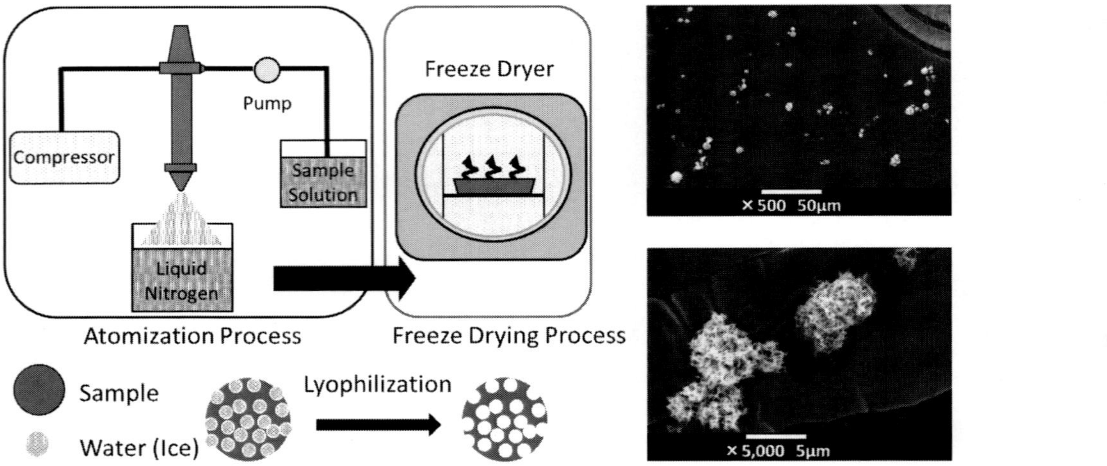

図1　噴霧急速凍結乾燥法の概略図および得られた微粒子の粒子形状

性の低下が期待され，新規吸入用粉末微粒子の調製法として注目されている。筆者らはSFD微粒子の組成中に疎水性アミノ酸のLeuを添加することで，ヒト吸入パターンおよび吸入デバイスの性能に依らず優れた吸入特性を示す吸入用粉末微粒子の開発を試みた[25]。定量用蛍光物質としてフルオレセインナトリウム，賦形剤であるD-マンニトール，分散補助剤としてLeuを用いてLeu添加量を適宜変化させた微粒子を調製し，検討を行った。走査型電子顕微鏡（SEM）を用いて粒子径・粒子形状観察を行ったところ，Leu添加の有無に依らず，5～10 μmの多孔性に富む球形粒子が観察された（図1）。続いて，吸入特性評価装置であるツインステージリキッドインピンジャー（TSLI）とヒト吸入パターン再現装置，日立オートモティブ社製の吸入デバイス（Reverse，Dual，Single）を用いて吸入流量変化時と吸入デバイス変化時における吸入特性評価を行い，薬物放出性を示すoutput efficiency（OE）と肺送達性の指標であるStage2到達率（St2）を評価の指標として算出した。その結果，微粒子中のLeu添加量が5％以上の場合において，吸入流量および吸入デバイスの解砕性に依らず，高いOEおよびFPFを示した（図2，3）。

このような結果が得られた理由として，SEMによる粒子形状観察より，Leu添加の有無に依らず，多孔性構造を示したことから，疎水性アミノ酸添加による優れた吸入効率の達成は，SD法のような粒子表面構造変化でないことが予想された。そこで，粒子の帯電性および付着性評価を行ったところ，Leu添加量依存的に粒子表面の帯電性が増大し，付着性が低下することが明らかとなった（data not shown）。また，製剤吸引後のTSLI各部位における粒子形状をSEMにて観察したところ，SFD微粒子の多孔性構造が粉砕され，微細な粒子破片になることが認められた（data not shown）。FD法と同様に疎水性アミノ酸を含有することで，微細化しやすい状態となり，吸入流量および吸入デバイスの解砕性能が低くとも高いOEおよびSt2を達成すること

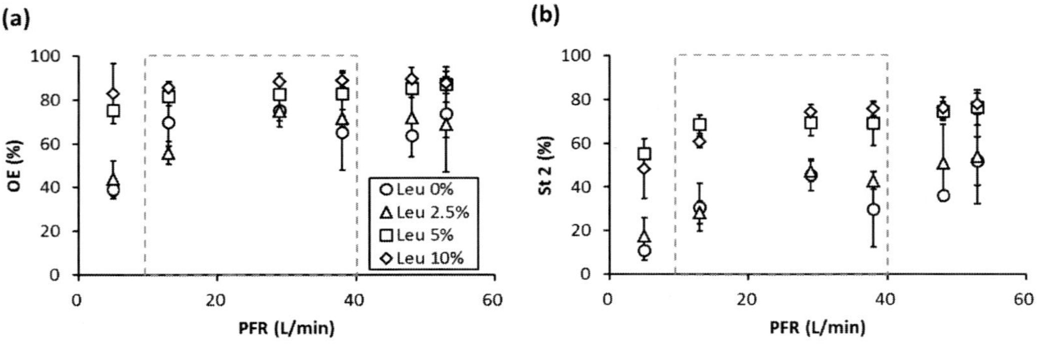

図2　吸入流量変化時における吸入特性に与える影響（n=3, means±S.D.）
（点線範囲：吸入デバイス Reverse 使用時の健常人達成可能 PFR 範囲（12～40 L/min））
(a) OE, (b) St2

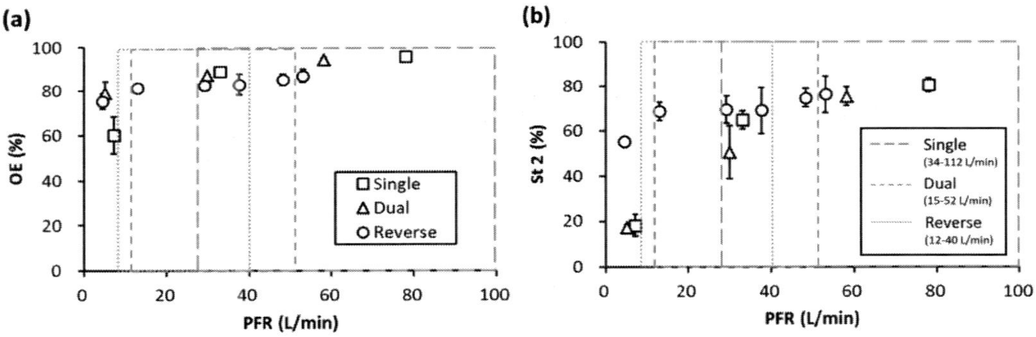

図3　吸入デバイス変化時における吸入特性に与える変化（n=3, means±S.D.）
（各点線範囲：各吸入デバイス使用時の健常人達成可能 PFR 範囲）
(a) OE, (b) St2

ができたと考えられる。

以上より，SFD 法適用時における添加剤としての疎水性アミノ酸の役割として，粒子表面の帯電性を高めるという静電気的な寄与ならびに多孔性構造の崩壊性に寄与することにより，吸入効率を改善することが明らかとなった。

7　おわりに

本稿では，微粒子調製法と疎水性アミノ酸を組み合わせることによる吸入効率の改善例について紹介し，適用する微粒子調製法が異なることで，疎水性アミノ酸が示す役割が異なることが明らかとなった。その一方で，疎水性アミノ酸の効果は吸入効率の改善以外にも見出されており，微粒子中の疎水性アミノ酸添加量の増大により，耐吸湿性を獲得することが SD 微粒子および

SFD微粒子において確認されている[26, 27]。吸入粉末剤における製剤の吸湿は，吸入デバイスからの薬物放出および目的部位への薬物送達に与える影響は大きく，吸湿を制御することは重要である。特に，多孔性を示すSFD製剤は吸湿性が高いため，疎水性アミノ酸の添加が果たす役割は大きいと考えられる。

このように疎水性アミノ酸を添加剤として適用する利点について述べてきたが，吸入後，気管支や肺に沈着した疎水性アミノ酸が示す毒性についての報告はまだ少ないのが現状である。特に，吸入治療は単回使用により治療が終了することは少なく，複数回使用による治療を必要とするため，複数回投与による疎水性アミノ酸の蓄積性やそれに伴う毒性に関する検討は必要不可欠である。疎水性アミノ酸の安全性を担保し，吸入粉末剤の添加剤としての適応を拡げるため今後，安全性に関する詳細な検討が必要である。

文　献

1) B. Myrna *et al., Lancet,* **377**, 335 (2011)
2) V. N. P. Le *et al., Int. J. Pharm.,* **80**, 596 (2012)
3) G. Estelle *et al., Int. J. Pharm.,* **380**, 80 (2009)
4) M. J. Telko *et al., Respir. Care.,* **50**, 1209 (2005)
5) P. M. Young *et al., Pharm. Res.,* **26**, 802 (2009)
6) M. M. Baily *et al., Lungmuir,* **24**, 13614 (2008)
7) R. P. Raffin *et al., AAPS Pharm. Sci. Tech.,* **10**, 335 (2009)
8) R. Paola *et al., J. Pharm. Sci.,* **95**, 2553 (2006)
9) K. Iida *et al., Chem. Pharm. Bull.,* **51**, 1 (2003)
10) A. H. De Bore *et al., Adv. Drug Deliv. Rev.,* **64**, 257 (2012)
11) A. Handoko *et al., Pharm. Res.,* **23**, 2556 (2006)
12) 阪上正裕, *Drug Delivery System,* **18-5**, 474 (2003)
13) S. Mangal *et al., Eur. J. Pharm. Biopharm.,* **94**, 160 (2015)
14) J. J. Yang *et al., AAPS PharmSciTech,* **13**, 816 (2012)
15) T. Sou *et al., Int. J. Pharm.,* **421**, 220 (2011)
16) T. Sou *et al., Eur. J. Pharm. Biopharm.,* **83**, 234 (2013)
17) J. Raula *et al., Pharm. Res.,* **25**, 242 (2008)
18) J. Raula *et al., J. Nanopart. Res.,* **14**, 986 (2012)
19) J. Raula *et al., Int. J. Pharm.,* **385**, 79 (2010)
20) H. Okamoto *et al., KONA,* **20**, 71 (2002)
21) K. Stahl *et al., Int. J. Pharm.,* **233**, 227 (2002)
22) 山下親正ほか，特許公報 特許第4258647号 (2009)
23) C. Yamashita, *Drug Delivery System,* **24-5**, 468 (2009)

24) S. Claus *et al.*, *Eur. J. Pharm. Sci.*, **43**, 32 (2011)
25) H. Otake *et al.*, *Pharm. Res.*, **33**, 922 (2016)
26) H. Otake *et al.*, *Chem. Pharm. Bull.* (*Tokyo*), **64**, 239 (2016)
27) L. Li *et al.*, *Eur. J. Pharm. Biopharm.*, **102**, 132 (2016)

第4章　吸入剤応用を指向したナノクリスタル製剤技術による医薬品の物性改善

尾上誠良*

1　はじめに

医療現場やセルフメディケーションの場で最も汎用されるのは経口固形製剤であるが，対象となる薬物の体内動態，薬効，そして安全性プロフィールの問題から，経鼻，口腔，経肺，点眼，直腸，経皮，注射などのさまざまな非経口投与ルートを利用した新規投与製剤の開発が行われてきた。一般的に薬物の吸収は吸収部位の生理学的特徴や薬物そのものの物理学的特徴などの影響を受けることが多く，それゆえに慎重な投与形態デザインが必要とされる。経口投与では投与部位と吸収部位が離れており，薬物が吸収されるまでに消化管内の移動，薬物の溶解，消化管壁の透過，全身循環への移行を経なければならず，それゆえに体内動態や薬効の変動が大きく現れることがある。ステロイドのように経口投与下では全身性の副作用が発現する薬剤も多くあり，そのような場合には薬理作用と副作用を分離するために局所投与設計が用いられる。その一環として，主に呼吸器系をターゲットとした薬剤については古くから吸入療法が実施されており，最近では全身性作用を期待した吸入剤についても開発が行われている[1)]。

吸入療法の歴史はたいへん古く，紀元前までその起源を遡るが，本格的な吸入療法が実施されるようになったのは近代医学のなかで吸入製剤が開発されてからである。これまでに大きく分けて，ネブライザー，定量噴霧器（metered-dose inhaler：MDI），粉末吸入剤（dry powder inhaler：DPI）の3種類が実用化され，さまざまな薬剤に用いられてきた。それぞれ利便性，携帯性，トレーニングの必要性，エアゾールの発生機序などを含めて長所ならびに短所が大きく異なっており，薬剤によって適切なデバイスタイプが異なってくる。このなかでDPIは粉末製剤であるがゆえに長期安定性に関する懸念は低く，加えて局所に高濃度の薬物を送達可能であり薬効・吸収性の改善が期待できる。使用面においても，DPI用デバイスは非常に簡便なものであることが多いため，吸入治療に関する医師主導の患者教育の必要性が低く，吸入のタイミングも患者の自発呼吸に依存するため確実な吸入が可能であると考えられる[2)]。

DPI使用時に呼吸器系に到達した薬物粒子が期待される薬効を示すためには粒子の溶解が必須であるが，近年の創薬においては難水溶性化合物が創出されることが多く，臨床応用を考える上で大きな課題となる。溶解性の改善を目的として，塩形成や準安定型など適切な原薬選択や，微細化，microenvironmental pH-modifier，エマルションやシクロデキストリンなどの各種製剤技術の適用が国内外で試みられている[3~5)]。特に中性化合物においては塩の形成が困難であるた

＊　Satomi Onoue　静岡県立大学　薬学部　薬物動態学分野　教授

めに製剤技術の担う役割が極めて重要であり，近年，実用的な製剤技術開発が急務の課題となっている。その一環として，注目を集めている製剤技術に固体分散体（solid dispersion：SD）がある。Chiou & Riegelmanによれば固体分散体は，「溶融法，溶媒法，または溶融―溶媒法により調製された，固体状態で不活性な担体またはそのマトリックス中に，1種またはそれ以上の活性成分が分散したもの」と定義される[6]。その長所としては，粒子径の減少や濡れ性の向上などが挙げられ，固体分散体製剤とすることで物理化学的安定性の向上も期待できる[7]。本稿では，難水溶性医薬品であるtranilast（TL）を例として，吸入用ナノ結晶固体分散体製剤の開発について概説する。

2　DPIの効果に影響する各種因子

吸入された薬剤が局所作用あるいは全身作用を発揮するうえで最も重要な因子となるのは呼吸器系への分布特性であり，いくつかの製剤学的な因子によって影響を受けることが報告されている。たとえば，①デバイスの種類，②空気力学的な平均粒子径（mass median aerodynamic diameter：MMAD），③粒子密度，④吸湿性，⑤帯電性などが挙げられる。より高い吸入特性を実現するために多様な粒子設計検討が行われ，その結果としてPulmoSphere（Nekter社）やAIR（Alkermes社）などの粒子密度が低い中空多孔性マイクロ粒子が開発されている。また，微細粒子は凝集特性が高いため，保存時における凝集形成は吸入特性を著しく低下させることがある。これを防ぐために，乳糖や糖アルコールなどの比較的大きなキャリアー粒子と混和することで安定化させたり，あるいはラウリン酸やアプリン酸などの脂肪酸で粒子コーティングを行うことで吸湿に伴う凝集を抑制できることが報告されている[8]。

吸入により呼吸器系に送達された薬物の生体内運命はさまざまな因子によって決定され，それに伴って薬効にも影響が現れることがある。気道，肺胞腔内に沈着した粒子は多様なクリアランス機構（気道クリアランス，咳反射によるクリアランス，肺胞クリアランス）によって，その多くは排除される。気道に広く分布する線毛細胞は，終末気管支から気管支分岐部に向かって速度を上昇させていく協調的なエスカレーター運動を担っている。比較的大きな粒子や不溶性粒子はこの線毛運動によって咽頭まで運ばれて嚥下されるか，咳反射によって除かれるため，健常人の気道ではこれらの粒子の多くは数時間以内に除去される。この線毛運動によるクリアランス機構はmucociliary clearanceと呼ばれ，この機構の回避が吸入剤の薬効持続に結実すると考えられている[9]。また，肺に到達した粒子の粘液における溶解性や代謝安定性も治療効果に著しい影響を与えると考えられる。全身作用を期待した吸入剤を開発する際にはbioavailabilityを考慮しなければならないが，その際には対象とする薬物の膜透過性が重要な因子となる。それと同時に，対象となる患者の喫煙歴や炎症など呼吸器系の生理的条件も考慮しなければならない。特に喫煙患者では肺における粘膜透過性が顕著に亢進していることが知られており，喫煙者での吸入インスリンのbioavailabilityは非喫煙者に比べて約2～5倍程度上昇し，平均滞留時間は半分以下まで低下するとの報告がある。喫煙者のみならず慢性的な呼吸器系炎症疾患の患者でも粘膜透過性が変化していることが予想され，さらに吸入流量の変化による吸入剤の肺到達量減少も懸念される。これらの変動因子について対応可能な製剤設計やデバイスデザインを行うことが，安定した吸入療法の提示に結実するものと期待される。

3 ナノ結晶固体分散体製剤の開発事例

3.1 トラニラスト

Tranilast（TL；*N*-(3, 4-dimethoxycinnamoyl)-anthranilic acid）はナンテンの葉の抽出物より合成されたアントラニール酸誘導体であり，ナンテン葉の配糖体 nantenoside B がヒスタミン遊離を抑制することに着眼し，その誘導体のスクリーリングをすることで得られた抗アレルギー薬である。マスト細胞，好塩基球からのケミカルメディエーターの遊離，マクロファージからのサイトカインの遊離抑制効果を有し，気管支喘息，アレルギー性鼻炎，ケロイドの治療薬として用いられている。さらに transforming growth factor beta（TGF-β）の作用を抑制することから，肺線維症のような呼吸器疾患の治療薬として効果を示している。しかしながら，肝・腎障害，膀胱炎様症状といった全身性の副作用に加え，溶解性が悪く（14.5 μg/mL in water），特に酸性条件ではより低下し（0.7 μg/mL in buffer solution of pH 1.2），現在喘息治療薬として臨床的に用いられている投与量は 300 mg/day と比較的高用量となっており，経口剤として用いる場合には制限がある。そのため溶解性を改善し経口投与以外の投与経路の開発が期待されている。さらには分子構造中に光反応性のあるシンナモイル基を有するため，光暴露下活性の低いアイソマーやダイマーに構造変化し，TL は光化学的に不安定である。それゆえ，TL 含有製剤の長期間保存には注意を要し，臨床的応用に制限が生じる。TL の溶解性と光安定性を改善するために wet-mill 法による結晶性固体分散体技術を用い，さらに得られたナノ結晶固体分散体を粉末吸入製剤に応用することを試みた。

3.2 トラニラスト含有ナノ結晶固体分散体調製

NanoMill®-01 system を用いて TL を粉砕し，凍結乾燥することによって nano-crystalline solid dispersion（CSD/TL）を得た。レーザー回折および DLS により TL 原末および CSD/TL の粒子径測定を行ったところ，TL 原末の平均粒子径は数十 μm であったものが数百 nm 程度となり，均一かつ微細な TL 粒子となっていることを確認した（図 1）。また水中に CSD/TL を分散させ TEM により観察したところ，大きな凝集形成を認めず，良好な分散を示した。

さらに CSD/TL の溶解性改善を評価するために溶出試験を行った。TL とポリマーの physical mixture（PM/TL）では TL 原末と比べわずかな改善を認め，これは HPC-SL による溶解補助作用に起因すると考える。一方 CSD/TL は 10 分後には約 97％が溶出し，著しい改善を認めた（図 2）。この CSD/TL の溶出速度の上昇は水溶性ポリマーを用いた個体分散体としたことによ

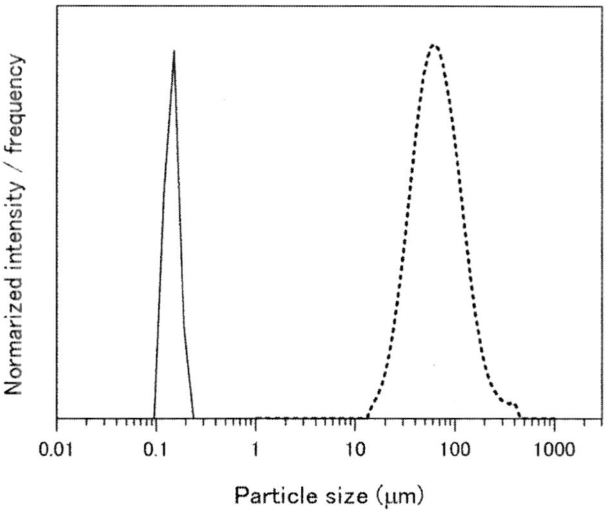

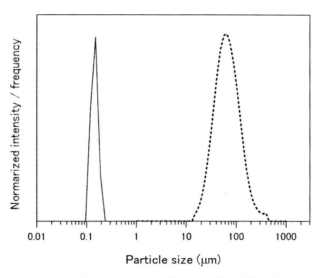

図1　TL原末とwet mill処理したTL粒子の粒度分布
Solid line：TL wet-milled suspension，dotted line：TL.

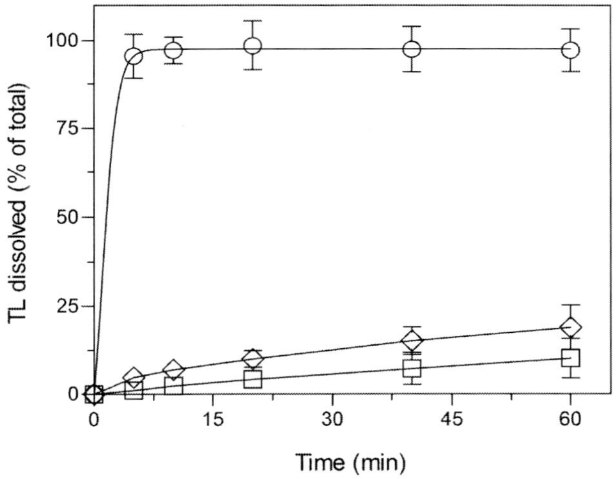

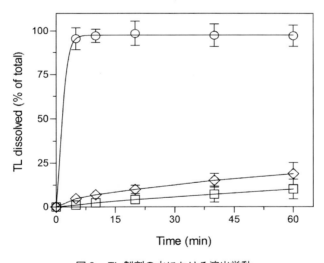

図2　TL製剤の水における溶出挙動
◇：CSD/TL，○：TL，□：PM/TL. データは平均値±標準誤差（n＝3）。

り濡れ性が向上したことに起因していると考えられる。またTLの粒子径をナノサイズにすることで表面積が増大されていることが強く考えられ，Noyes Whitney溶解モデル式のNernst-BrunnerとLevichの式による有効表面積に比例して溶出速度が上昇するとの報告があることから，TL粒子が200 nm程度と微細な粒子を形成していることに起因し溶出速度が改善したと考える。さらに粒子径の減少，特に5 μm未満にすることにより拡散層が薄くなることにより溶出速度が上昇するPrandtlの式にも矛盾しない。

3.3　ナノ結晶固体分散体の光安定性

一般に光安定性には物質のエネルギー準位が関わるため，物質の状態や結晶形は光安定性において重要なfactorとなる。溶液状態におけるTLは高エネルギー状態であるために光化学的に不安定であり，*cis*-isomerとdimerの光分解物を主に生成する。これらの光分解生成物はTLと比較して薬理活性が低いため，薬理活性の低下を招かないためにも光安定性を改善したTL製剤が有用になる。そこでCSD/TLにおける光安定性試験を行ったところ，TL-solutionでは光照射後30分後には約30％程度の減成を認めた（図3）。一方，CSD/TLはTL原末の光分解パターンとほぼ同程度であった。過去の著者らの検討において，光安定性が低いジヒドロピリジン誘導体においても，その光分解は溶液状態と比較して結晶状態の方がはるかに遅かった[10]。これまで難溶解性薬物の溶解性を改善するために，結晶状態と比較してエネルギー準位の高い非晶質状態の固体分散体製剤技術が広く用いられている。一般的には非晶質状態の固体分散体において溶解性の改善作用が大きいことが多いが，比較検討として新たに調製したamorphous solid dispersion（ASD/TL）はCSD/TLよりも顕著に早い光分解を示した。溶出挙動ならびに光安定性情報から，CSD/TLはTLの生物薬剤学的特性と保存安定性をともに高める有用な処方の一つとして期待できる。

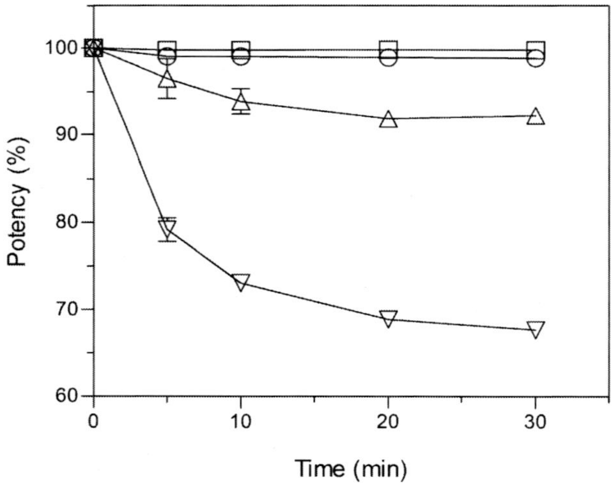

図3　TL製剤の光安定性

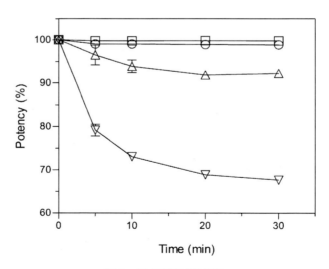

各TL製剤は擬似太陽光（UVA/B，250 W/m^2）に照射した。◇：CSD/TL，△：ASD/TL，○：crystalline TL，□：TL solution.

3.4　吸入特性

CSD/TLをjet millにより粉砕し，乳糖キャリアーと混合することによってrespirable powder（CSD/TL-RP）を得た。SEM観察によりCSD/TL-RPの表面観察を行ったところ，CSD/TLはjet mill処理により球状の粉末に微細化されていることが確認でき，また大きな凝集を起こすこともなくlactose carrierの表面に付着していた（図4(A)）。微細粉末だけでは表面エネルギーの高さから凝集を起こすことがあるが，CSD/TLの微細粉末にlactose carirerを混ぜることでCSD/TL粉末が安定化されたために，大きな凝集をすることがなかったと考える。さらにCSD/TL-RPの再分散性および粒子径を測定するために，乾式レーザー回折測定を行った。0.2 MPaの空気圧条件化でCSD/TL-RPを分散させたところlactose carrierに付着していたCSD/TLはlactose carrierからよく分散しており，CSD/TL，lactose carrierの平均粒子径はそれぞれ50～60 μm程度であった（図4(B)）。粒子径が1～5 μm程度のものが気管支から肺胞まで効率的に到達することが知られており，jet mill処理により微細化したCSD/TLは粉末吸入製剤に適した粒子径を有していることを確認した。さらにCSD/TLのSPAN factorは0.80となり均一な微細粉末であり，効率的に肺まで送達できることが考えられた。粉末吸入製剤の肺到達に影響を与える要素として粒子径だけでなく粒子密度，粒子の形状，吸湿性，静電気などが挙げられ，粒子径だけでは肺への到達度を予測することはできない。Cascade impactorは空気流に乗った粒子の慣性により，各stageの捕集プレートに衝突した粒子を捕集し，衝突しない粒子は次のstageに流れるようにしたものであり空気力学的粒子径に応じて組織への到達度を*in vitro*で予測できる。そこでcascade impactorを用いて*in vitro*肺到達挙動の予測を行った（図4(C)）。Cascade impactorにおけるstage 2～7は気道から肺胞まで到達するものでありfine particle fraction（FPF）とされ，FPFの値で肺組織までの到達度を評価できる。調製直後のCSD/TL-RPを用いてcascade impactor試験を行いFPFを算出したところ59.4 %となり高い値となった。またHPMC capsuleからの放出率（emitted dose）は97.9 %となり良好な値となった。さらに，粉末吸入製剤は微細粒子を用いることから長期保存中に微粒子の凝集や吸湿によりキャリアーからの分散性が悪くなり，吸入特性の低下が懸念される。そこで室温で長期保存した後に同様にcascade impactorの試験を行い粉末吸入製剤の吸入特性を評価することで物理化学的安定性の評価を行った。長期間保存後ではFPF，emitted doseの値はそれぞれ53.9，99.2 %となり調製直後とほぼ同等の値となり，高い物理化学的安定性を有していることを示した。しかし，各stageの値を比べると長期間保存後においてstage 0，2，3の値が大きくなり，FPFは若干の低下を認め，これらはわずかな吸湿による空気力学的粒子径が大きくなっていることに起因するものと考える（MMDA；freshly prepared：3.71，after long storage：4.61 μm）。相対湿度は吸入特性に大きく関与するものであり，薬物とキャリアー間での粒子間力が増加することによって相対湿度の高い条件下では粉末吸入製剤の吸入特性を低下させることが知られている[11]。それゆえ保存状態での相対湿度の影響でFPFの低下および各stageのdepositionパターンの変化を認めたものと考える。このことからCSD/TL-RPは高い吸入特性を持つが，CSD/TL-RPの効果

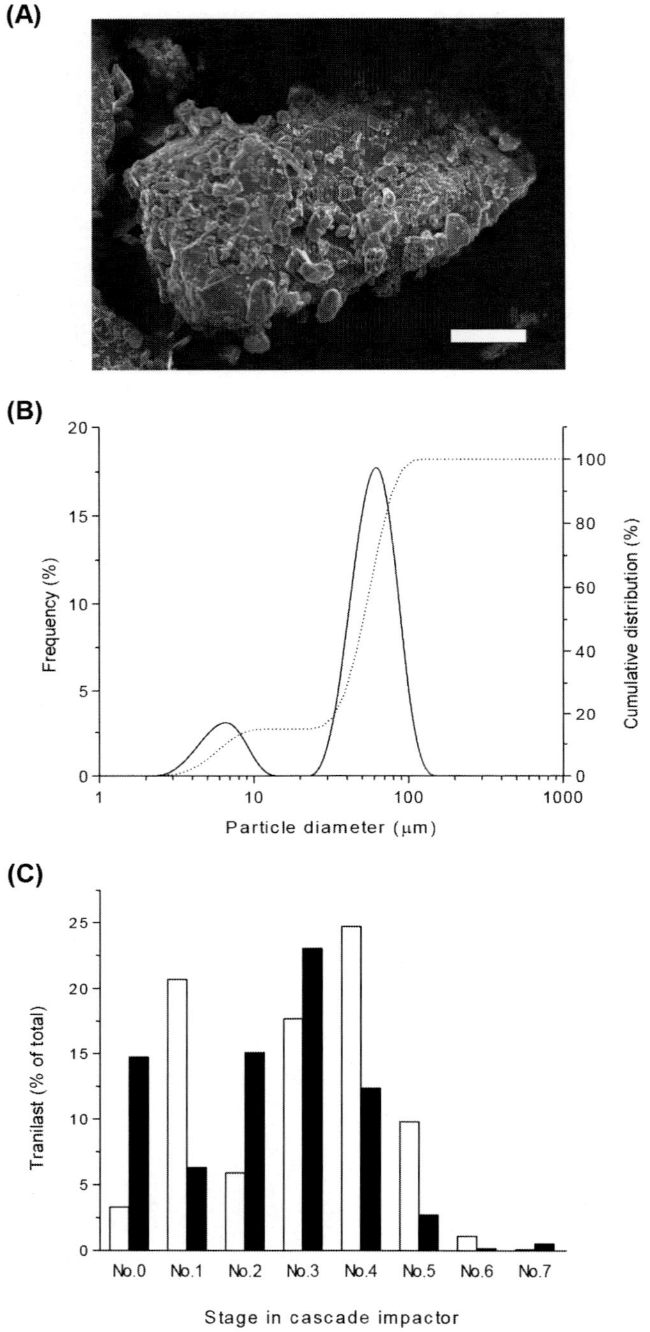

図 4　吸入製剤の外観と吸入特性

(A) CSD/TL-RP の SEM 観察写真。Bar は 20 μm。(B)圧縮空気によって分散させた CSD/TL-RP の粒度分布。(C)カスケードインパクターによる *in vitro* 吸入特性。Openbar：freshly prepared, filled bar：after 9 months storage at room temperature.

を効率よく発揮するためには，相対湿度による影響を受けることが考えられるため，湿度をコントロールした条件化で保存することが必要と考える。

3.5　トラニラスト含有吸入用ナノ結晶固体分散体の有効性

作製したTL吸入製剤の薬効評価には以前我々が開発したOVA粉末気道内投与肺炎症モデルラットを用いて行った。CSD/TL-RP製剤の投与量は100 μg-TL/ratとして行ったが，まず始めに投与量を50，100，250 μg-TL/ratとし用量検討を行うことで投与量の最適化を図った。BALF中細胞数の計測および組織学的観察を行い，肺局所での炎症惹起の抑制効果を検証することで最適な投与量を100 μg-TL/ratとした（data not shown）。肺局所での炎症に伴う全身への影響，組織障害に対するCSD/TL-RPの薬効を精査するため血漿中のLDH，マクロファージ／好中球由来MPOおよび好酸球由来EPO活性の測定，CSD/TLの肺局所での抗炎症効果を精査するためBALFおよび肺ホモジネート中のMPOおよびEPO活性を測定した。

肺局所における炎症惹起を精査するためにBALF，肺ホモジネート中におけるMPOおよびEPO活性の測定を行った（図5）。MPOおよびEPO活性においても肺炎症モデルにて高値を示した。肺炎症モデルにおけるMPO活性のBAFL，肺ホモジネート中ではcontrolと比べそれぞれ2.2，1.7倍高値となり，CSD/TL-RP気道内投与によってBALFおよび肺ホモジネートのMPO活性上昇を顕著に抑制した。一方PM/TL-RP投与ではBALFに対しては有意に抑制効果を示したが，肺ホモジネートに対しては抑制効果を認めなかった。CSD/TL-RP気道内投与のEPO活性に対する効果はMPO活性と同様に顕著な抑制効果を認めた。一方PM/TL-RP投与ではMPO活性同様BALFに対しては抑制効果が見られたが，肺ホモジネートに対しては抑制効果を確認できなかった。

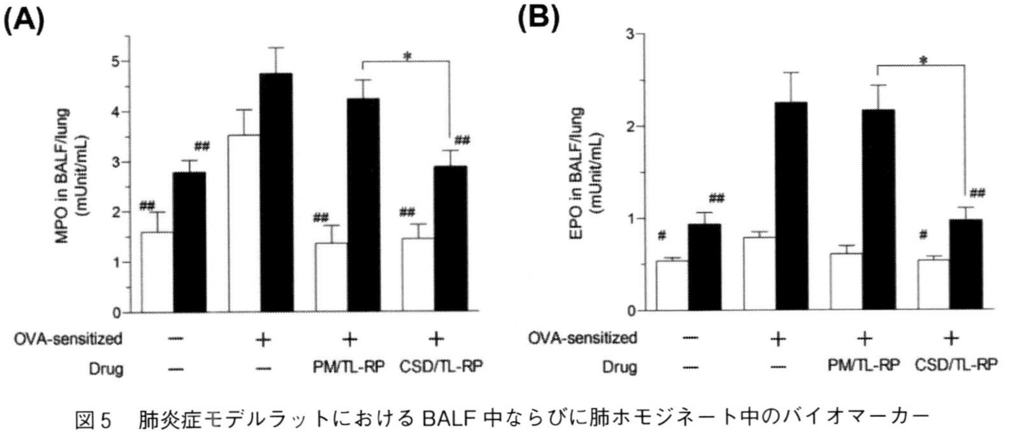

図5　肺炎症モデルラットにおけるBALF中ならびに肺ホモジネート中のバイオマーカー
(A) Myeloperoxidase（MPO）and (B) eosinophil peroxidase（EPO）. Open bar：enzymes in BALF, filled bar：enzymes in lung homogenate. データは平均値±標準誤差（n＝4～5）。$^{\#}p<0.05$；$^{\#\#}p<0.01$ vs OVA-RP 処置ラット。$^{*}p<0.05$：指定群間。

表1　ラット呼吸器系における炎症反応

	Inflammatory events in lung		Recoverable cells in BALF（$\times 10^4$ cells/mL）		
	Infiltrated cells（$\times 10^3$ cells/mm^2）	Wall thickness（μm）	Macrophages	Eosinophils	Neutrophils
Control	$1.03 \pm 0.13^{**}$	$11.10 \pm 0.79^{**}$	$3.90 \pm 3.43^{*}$	$0.18 \pm 0.15^{**}$	$0.19 \pm 0.15^{**}$
OVA-RP with					
Vehicle	4.54 ± 0.59	24.5 ± 1.39	14.60 ± 4.12	5.96 ± 1.48	9.23 ± 2.24
PM/TL-RP	$2.56 \pm 0.25^{**}$	$16.3 \pm 1.46^{**}$	$6.17 \pm 1.09^{*}$	$1.01 \pm 0.08^{**}$	$2.35 \pm 0.45^{**}$
CSD/TL-RP	$1.66 \pm 0.22^{**}$	$10.6 \pm 0.87^{**}$	$2.08 \pm 0.98^{**}$	$0.19 \pm 0.13^{**}$	$0.19 \pm 0.08^{**}$

データは平均値±標準誤差（n＝3〜6）。$^{**}p<0.01$；$^{*}p<0.05$ vs OVA-RP 処置ラット。

さらに肺局所における炎症惹起に伴う肺での炎症性細胞の浸潤について精査した。Bronchoalveolar lavage fluid（BALF）回収後，trypan-blue staining により BALF 中の総細胞数を測定したところ，肺炎症モデルにおいて control と比べ 18 倍高い値となった。一方，CSD/TL-RP 投与により細胞浸潤を顕著に抑制し（OVA-RP：$13.5 \pm 2.82 \times 10^5$ cslls/mL，CSD/TL-RP：$0.65 \pm 0.18 \times 10^5$ cells/mL），PM/TL-RP 投与では CSD/TL-RP と比べ浸潤効果は減弱するものの，有意な細胞数減少を認めた。さらに Diff-Quik 染色を行うことで，マクロファージ，好酸球および好中球の識別を行ったところ，OVA 肺炎症モデルでは control と比べマクロファージ，好中球，好酸球数はそれぞれ 3.3，49，33 倍有意に増加していた（表 1）。一方，CSD/TL-RP 投与により，いずれの炎症性細胞の増加も有意に抑制し，さらに総細胞数同様にその抗炎症効果は PM/TL-RP 気道内投与時よりも顕著に高いものであった。この薬理作用向上は CSD 製剤技術による溶解性向上のみならず，ナノ粒子化による肺粘膜滞留性向上も寄与している可能性が考えられる。本知見より，吸入用 CSD は炎症性呼吸器疾患における TL の新しい吸入療法開発に貢献できる可能性があるとともに，他の薬物に対しても CSD 技術を応用することで有用な製剤の開発に繋がることが期待できる。

4　新しい固体分散体製剤

固体分散体製剤の研究・開発が推進されるにつれて，スケールアップ可能な新規製造装置の創出のみならず，多くの新しい機能性ポリマーがデザインされている。その中には pH や温度に反応してゲル化するものや，水に分散後にミセル様の構造を形成することで過飽和状態維持に寄与できるものも含まれる。医薬応用に際して新規添加物としての認可を得ねばならないが，対象とする薬剤の特性に応じて適切な選択ができればいずれも有用な素材であろう。筆者らの研究グループではミセル形成ポリマーに注目して TL をモデル化合物とした新しい固体分散体製剤開発を検討しており，併せて紹介する。本検討では新規溶解性改善技術としてミセル形成能を有する両親媒性ポリマーであるpoly[MPC-*co*-BMA]を用いた[12]。固体分散体製剤は水に速やかに分散し，透過型電子顕微鏡による観察，粒度分布測定の結果，平均粒子径が約122 nmの均一なミセル形成を確認した（図6(A)）。一方，TEM画像ではミセルの外側に微細なTL結晶の存在を認めたため，溶解性のさらなる向上にはTL含有量を抑え，ミセル取り込みの効率化が必要であると考える。固体分散体製剤は酸性条件下（pH 1.2）においてもTL原末に比較し，優れた溶出挙

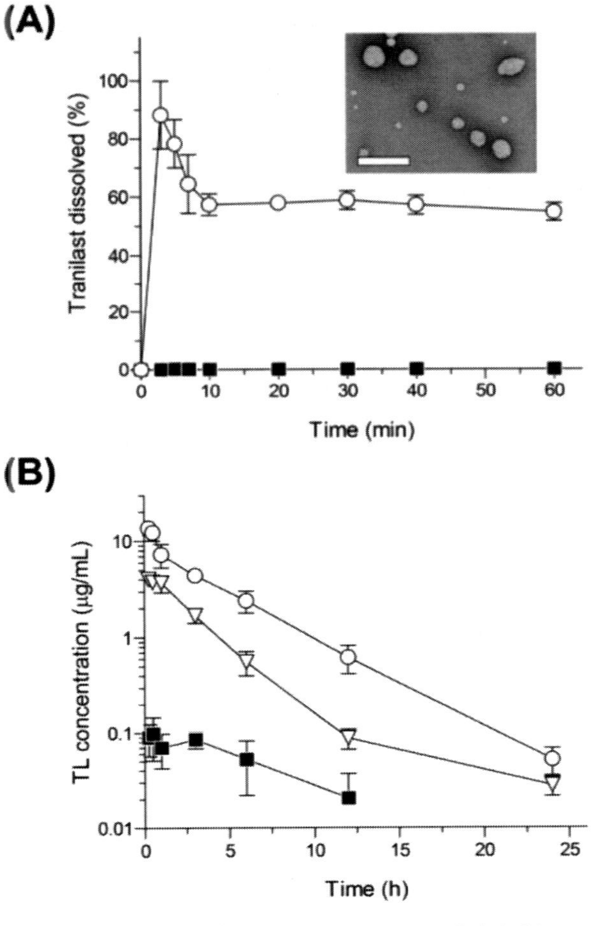

図6　機能性ポリマーを用いたTL固体分散体製剤

(A)酸性条件下（pH 1.2）での溶出挙動。■：結晶TL，○：TL固体分散体製剤-poly[MPC-*co*-BMA]。データは平均値±標準誤差（n＝3）。TEM画像はTL固体分散体製剤を水に分散後のもの（bar＝500 nm）。(B)ラットにおけるTL製剤投与後の体内動態。■：結晶TL（10 mg/kg），▽：TL固体分散体製剤-Eudragit®EPO（10 mg TL/kg），○：TL固体分散体製剤-poly[MPC-*co*-BMA]（10 mg TL/kg）。データは平均値±標準誤差（n＝4〜6）。

Reprinted with some modifications from S. Onoue *et al.*, *Int. J. Pharm.*, **452** (1-2), 220-226 (2013), with permission from Elsevier.

動の改善を認めた。動的水蒸気吸着測定の結果，固体分散体製剤は相対湿度 70 % 付近において強い吸湿を示したことから，製剤中 TL の安定性を維持するため調製後は密閉条件下での保存が必要であろう。TL 原末，各製剤（10 mg-TL/kg）をラットに経口投与したところ，生物学的利用率は原末に比して，poly［MPC-*co*-BMA］を用いた固体分散体製剤では約 64 倍の改善をそれぞれ認めた（図 6(B)）。一方，Eudragit®EPO を用いた固体分散体製剤の生物学的利用率は約 22 倍にとどまった。この固体分散体製剤を吸入剤として応用し，OVA 粉末気道内投与肺炎症モデルラットを用いて機能性評価を行ったところ，poly［MPC-*co*-BMA］を用いた固体分散体製剤は有意に強い抗炎症作用を示した。生体膜構成成分であるリン脂質類似構造を持つ polypoly［MPC-*co*-BMA］が形成するミセルが，粘膜透過性を向上するという報告もあり，その機序解明や局所投与時の安全性検証を含めてさらなる応用研究の推進が期待されるところである。

5　おわりに

近年，ナノ粒子設計技術が製剤開発に対して広く応用されており，特に抗がん剤の安全性向上と治療効果改善に積極的に活用されている。当該領域を取り巻く基礎的技術のさらなる発展によって今後ますます広い疾患領域にもナノ粒子設計技術が用いられると予想される。本稿では難水溶性薬物の治療効果向上を指向した事例を紹介したが，ナノ粒子は単なる可溶化技術にとどまらず，特定の組織集積性や保持能向上などの体内動態改変に有効な事例報告も枚挙にいとまがない。ナノ粒子設計技術の醸成が，これから新たに創出される新薬候補物質や，あるいは既存の医薬品の治療効果や付加価値を高める次世代型製剤の提示に結実することを強く期待したい。

文　　献

1） S. Onoue *et al.*, *Expert Opin. Drug Deliv.*, **6**, 793（2009）
2） S. Onoue *et al.*, *Expert Opin. Ther. Patents*, **18**, 429（2008）
3） Y. Kawabata *et al.*, *Int. J. Pharm.*, **420**, 1（2011）
4） R. Lobenberg *et al.*, *Eur. J. Pharm. Biopharm.*, **50**, 3（2000）
5） R. A. Rajewski *et al.*, *J. Pharm. Sci.*, **85**, 1142（1996）
6） W. L. Chiou *et al.*, *J. Pharm. Sci.*, **60**, 1281（1971）
7） T. Vasconcelos *et al.*, *Drug Discov. Today*, **12**, 1068（2007）
8） S. Onoue *et al.*, *Curr. Pharm. Des.*, **21**, 3867（2015）
9） S. Onoue *et al.*, *Int. J. Nanomed.*, **9**, 1025（2014）
10） S. Onoue *et al.*, *Eur. J. Pharm. Sci.*, **33**, 262（2008）
11） V. Berard *et al.*, *Int. J. Pharm.*, **232**, 213（2002）
12） S. Onoue *et al.*, *Int. J. Pharm.*, **452**, 220（2013）

第5章　機能性素材やコンピューターシミュレーションを用いた吸入用粒子の創成

戸塚裕一*[1]，門田和紀*[2]

1　緒言

吸入剤は肺局所に直接薬物を送達させることが可能な製剤であり，近年では肺感染症やアレルギー性肺疾患等の肺を病変部位とした疾患群の治療目的のみならず，消化管から吸収されにくいタンパク質やペプチドの送達を目的とした吸入粉末剤（dry powder inhaler：DPI）も期待されている。低分子量の医薬品は既にDPIとして開発されているが，低分子量の有機化合物を直接微細化すると，表面エネルギーの増大によって粉体は凝集し，経肺投与に適した大きさまで医薬品のみを微細化することは困難である。そのため，低分子量医薬品のDPI製剤の開発においては，吸入剤用乳糖をキャリアとし，微細化した医薬品を球形の乳糖粒子の表面に付着させる手法が用いられている。高分子の吸入製剤としては，2006年にファイザー社のExubera® が米国において承認されたが，経済性の観点および吸入インスリン長期使用の安全性の問題を検討する必要性などから，2008年には販売中止に至った。経肺製剤に適用できる添加剤はFDAなどで厳しく規制されており，新たな素材の開発は難しい課題である。安全性の高い機能性素材を基剤として，粒子中や粒子間に医薬品の分子あるいは微結晶を複合化させた，マトリックス型の機能性微粒子（コンポジット粒子）を設計することは，医薬品を肺深部まで到達させるためのプラットホーム処方探索のために重要である。一方，吸入用粉末剤の開発が困難な点として，開発した試料の肺到達性の理論的予測があまり行われていない点があげられる。粉末経肺製剤設計のために，数値シミュレーションを利用した肺到達性予測を実施している報告などはほとんどなく，粒子の特性の違いが，気道における沈着や肺に到達するまでの軌跡にどのように影響するのかを推測すれば，肺到達性が高い微粉末の開発を数値流体力学（computational fluid dynamics：CFD）の視点から支援することが可能となる。本稿では，機能性素材による吸入粉末製剤の開発およびコンピューターシミュレーションを利用した吸入粉末製剤の開発の可能性に関して言及する。

2　機能性素材による吸入粉末製剤の開発

吸入用粉末剤に転用可能な新たな機能性素材の候補として，既に食品添加剤として広く利用され，安価で安全性の高い高度分岐環状デキストリン（highly branched cyclic dextrin：HBCD）

＊1　Yuichi Tozuka　大阪薬科大学　製剤設計学研究室　教授
＊2　Kazunori Kadota　大阪薬科大学　製剤設計学研究室　准教授

に着目し経肺用マトリックスキャリアとしての可能性について検討した。図1には，江崎グリコ社より提供いただいたHBCDの模式図を示す。HBCDはコーンスターチに，ブランチングエンザイムという酵素を作用させて製造されたもので，①グルコースユニットを基本構造としており，デンプンの基本的な構造単位であるクラスター構造を，ほぼそのまま保持していること，②分子量分布が狭く（平均分子量：400 kDa），水中では20～30 nmの球状構造を形成すること，③構造の末端はグルコースヘリックスのゆらぎ構造であるため，医薬品分子との分子間相互作用が起こる可能性があること，④体内の消化酵素により容易に消化されるなどの特徴を有している。ヒト肺癌上皮細胞（A549細胞）を用いて，生細胞内においてMTS試験によるに細胞毒性評価を行ったところ，細胞の生存率はHBCDの添加による影響を受けず，高濃度溶液中でもHBCDによる細胞毒性はほとんど認められないことを確認している。

HBCDを基剤とするコンポジット粒子を設計するための調製方法として，HBCDおよび薬物を含む，水／エタノール混合溶液を作製し，得られた混合溶液をスプレードライヤーにて噴霧乾燥粒子（spray-dried particles：SDPs）を調製した。HBCDを精製水に溶解し，エタノールをその溶液中にポンプを用いて2 mL/minの速度で滴下して混合溶液を調製した。この手法では親水性の薬物を用いる場合は水中にHBCD存在下で溶解し，疎水性の薬物を用いる場合はエタノール溶液中に溶解させる。また，エタノールの割合を変化させることによって，噴霧乾燥前の混合溶液を溶液または懸濁液として調製できる。詳細は割愛するが，エタノール割合の変化によって，得られる噴霧乾燥粒子の形状や大きさなどは大きく影響されるため[1~3]，最適条件は用いる

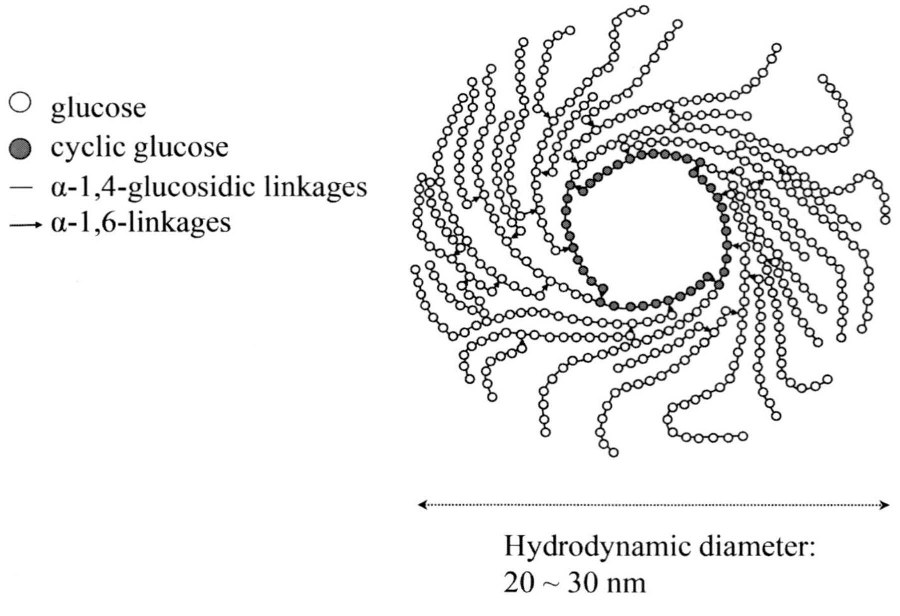

図1　高度分岐環状デキストリン（highly branched cyclic dextrin：HBCD）の模式図

医薬品ごとに検証しなくてはならない。

まず，初期検討として蛍光プローブとして用いられる1-ナフトエ酸を用いて噴霧乾燥粒子を調製したところ，平均粒子径3 μm程の球形粒子中に，1-ナフトエ酸が分子分散状態もしくは非晶質状態で存在することが認められた[2)]。そこで，疎水性の薬物であり，結核治療にも用いられるリファンピシンを用いてHBCDを含む噴霧乾燥粒子（リファンピシン/HBCD（1/10，w/w））を作製したところ，アンダーセンカスケードインパクターによる吸入特性評価の結果，FPF値（fine particle fraction）は39.5±5.7%であり，吸入用乳糖をキャリアとした処方のFPF値（13.1±2.1%）と比較して大幅な上昇が認められた。したがって，HBCDとリファンピシンをコンポジット粒子とすることによって吸入特性の改善が可能であった[2)]。また，HBCDとのコンポジット粒子調製は，疎水性の薬物であるクロトリマゾールにおいても吸入特性の改善に成功しているが，疎水性薬物のみではなく，親水性薬物であるテオフィリンを用いた場合にも吸入特性の改善が認められた[3)]。したがって，HBCDを含む噴霧乾燥粒子作製により，疎水性の医薬品から親水性の医薬品までを保持可能な，適用範囲が広い吸入用粒子設計が可能である。

次に，親水性薬物および疎水性薬物の両方を含むHBCDコンポジット粒子の調製について述べる。複数の医薬品を含有するコンポジット粒子の開発は，吸入用の合剤の開発に有用であり，疎水性薬物のみならず親水性薬物もコンポジット化できれば，幅広い粒子設計が可能となる。そ

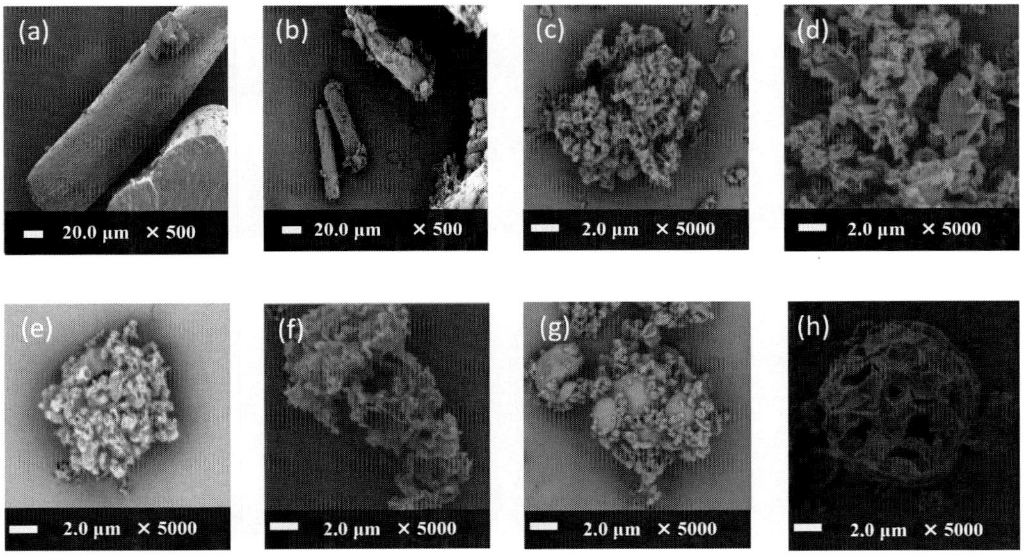

図2　イソニアジド／リファンピシン／添加剤（1/2/10）の噴霧乾燥物のSEM写真
(a)イソニアジド原末，(b)リファンピシン原末，(c)イソニアジド／リファンピシン／乳糖，(d)イソニアジド／リファンピシン／ショ糖，(e)イソニアジド／リファンピシン／マルトース，(f)イソニアジド／リファンピシン／βシクロデキストリン，(g)イソニアジド／リファンピシン／メチルβシクロデキストリン，(h)イソニアジド／リファンピシン／HBCD

表1　イソニアジド・リファンピシンを含む噴霧乾燥物間の物性

Samples	Drug content (%)		Particle size (μm)			Span
	INH	RFP	D_{10}	D_{50}	D_{90}	
Untreated isoniazid	100±0.0	—	89.2±14.5	206.8±6.2	336.7±7.4	1.20
Untreated rifampicin	—	100±0.0	4.8±1.2	33.2±1.9	72.5±1.2	2.04
isoniazid/rifampicin/lactose	23.8±0.5	29.3±2.1	0.86±0.02	1.79±0.05	3.61±0.2	1.53
isoniazid/rifampicin/sucrose	86.9±4.41	79.4±14.4	0.96±0.02	2.16±0.007	5.39±0.25	2.05
isoniazid/rifampicin/maltose	93.6±1.3	85.8±8.2	0.93±0.02	2.18±0.04	6.36±0.44	2.49
isoniazid/rifampicin/βCD	21.2±0.7	70.5±19.6	0.81±0.03	1.79±0.08	3.81±0.4	1.67
isoniazid/rifampicin/MβCD	23.0±0.6	58.2±1.7	0.86±0.05	1.86±0.07	3.65±0.15	1.50
isoniazid/rifampicin/HBCD	97.1±6.2	92.1±3.1	2.00±0.00	6.50±0.10	21.8±2.00	3.05

表2　イソニアジド・リファンピシンを含む噴霧乾燥物間の吸入特性

Samples	isoniazid		rifampicin	
	ED (%)	FPF (%)	ED (%)	FPF (%)
isoniazid/rifampicin	98.5	28.2	99.2	27.4
isoniazid/rifampicin/lactose	95.7±1.6	31.8±2.3	96.0±1.9	30.1±3.4
isoniazid/rifampicin/sucrose	79.5±6.4	25.9±3.2	79.5±7.0	24.7±4.3
isoniazid/rifampicin/maltose	97.0±0.9	42.3±3.2	97.3±0.3	40.7±5.2
isoniazid/rifampicin/βCD	97.3±0.7	33.0±3.9	97.4±0.9	33.4±3.3
isoniazid/rifampicin/MβCD	94.4±1.2	34.4±4.7	94.0±1.3	35.0±3.1
isoniazid/rifampicin/HBCD	98.9±1.8	53.1±6.2	98.9±1.0	51.1±6.4

Notes：Mean±standard deviation, n=3. Anderson cascade impactor at a flow rate of 28.3 L/min

こで，結核用の吸入用合剤としての可能性を検討するため，疎水性薬物としてリファンピシン，親水性薬物としてイソニアジドを含む吸入用の合剤設計について検討した。図2には，乳糖，ショ糖，マルトース，βシクロデキストリン，メチルβシクロデキストリン，HBCDの6種の添加剤を用いて合剤設計（イソニアジド／リファンピシン／添加剤(1/2/10)）を試みたときのSEM写真を示した。HBCDとの噴霧乾燥物において中空状の球形粒子が形成されており，比表面積は25 m^2/gであった。表1にはイソニアジド・リファンピシンを含む各種噴霧乾燥物間の物性を示す。HBCD以外の5つの添加剤との噴霧乾燥物においては，リファンピシンとイソニアジドの薬物含有率が一定ではないのに対し，HBCDとの噴霧乾燥物においてのみ，両方の薬物が90％以上含まれる粒子が得られた[4)]。また，表2に示すように，HBCDとの噴霧乾燥物においてのみFPF値が50％を超える値が得られた[4)]。これらの結果から，HBCDは薬物をコンポジット化させることにより，吸入用粉末用の合剤の基剤として有用であることを見出した。安全性に関するレギュレーションを克服することに大きな壁があるが，機能性素材の特性をうまく生かした吸入用の粒子設計が今後の吸入剤の発展には必要と考えられる。

3　コンピューターシミュレーションを利用した吸入粉末製剤の開発

薬物を肺に効率良く送達させるためには，薬物の空気力学的粒子径（aerodynamic diameter = 幾何学的粒子径×(粒子密度／粒子形状係数)$^{1/2}$）が数 μm でなければならない[5]。図3に空気力学的粒子径と到達部位の関係性を示すが，基本的に空気力学的粒子径が小さくなると肺深部への送達性が上昇する。この関係は，ICRP（the international commission on radiological protection）モデルに基づく空気力学径と肺内沈着部位の関係として知られている[6]。しかし，ICRP モデルによると，数 μm における粒子の沈着効率は高くなるが，数百 nm 以下の粒子の場合は，呼気による排出のため，沈着率は低下する。また，DPI 製剤として開発した粒子が肺のどの部分に到達するかについての評価は，アンダーセンカスケードインパクターやネクストジェネレーションインパクターによって行われている。しかし，肺の構造は複雑なため，患者がDPI 製剤を吸入する際に，粒子が肺のどの部分を通過し沈着しているかの詳細についてはほとんどわかっていない[7]。実際，これらの評価方法では具体的な肺のどの位置に到達し，沈着したかまで把握することは困難である。DPI 製剤による治療効果を向上させるためには，疾患に応じた気管支での最適沈着条件を設定する必要がある。そのための方法として，数値シミュレーションを用いた気管支内部で

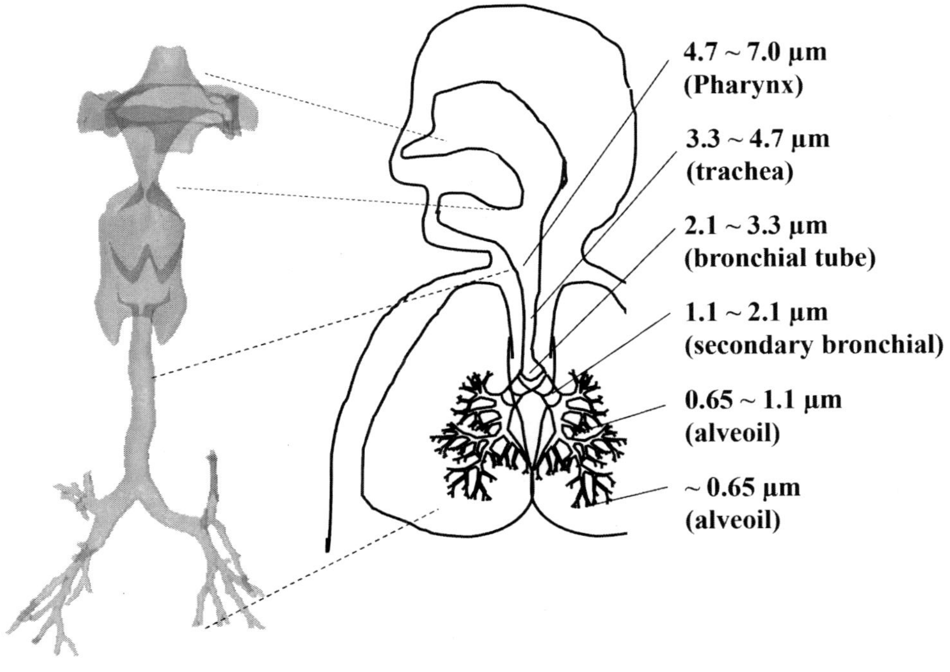

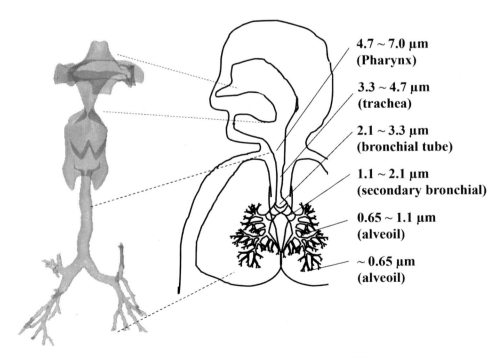

図3　空気力学的粒子径と肺内到達部位の関係性

の吸入粉末剤の沈着挙動に関する研究が進められている[8~10]。これまで気管支内部での粒子沈着に関する数値シミュレーションで使用されていた肺のモデルとして，Weibelのモデルが代表的であり[11]，気管以下の気道部分を0次から23次まで対称的に2つに分岐させた円管モデルを使用したものが多く利用されてきた。しかし，実際の肺については，分岐する部分の角度や管径などは左右で異なる。さらに，年齢や疾患など個人によって気管支の形状は大きく異なる。近年，CT（computed tomography）やMRI（magnetic resonance imaging）技術の進展に伴い，肺の画像処理の解像度が上がり，画像から作成した肺モデルを利用した肺内部での粒子挙動や粒子沈着の計算が行われてきている[12]。

ヒト肺内部の流体特性を考慮するために，健常人非対称性肺モデルを用いて肺内部での空気流れを計算した一例を示す。この肺モデルは，CTにより得られた画像データを用いて，3Dモデルとして作成されている。右気管支が太く垂直に近く，左気管支が短くなっており，機能形態学的にヒト気管支を再現している（図4）。また，吸入粉末剤の粒子が気管支に沈着する場所について評価するために，図4に示すように肺を複数個の領域に分割した。分割単位として使用する，Generationは気管支を三分岐単位（triple bifurcation unit：TBU）で分割するものであり，気道上部から順にG1，G2…と分割した。肺内部での気流の流速は，重症肺疾患患者による吸入剤治療として28.3 L/min，健常人の流速として60.0 L/minと設定した[13]。また，流体の流れに

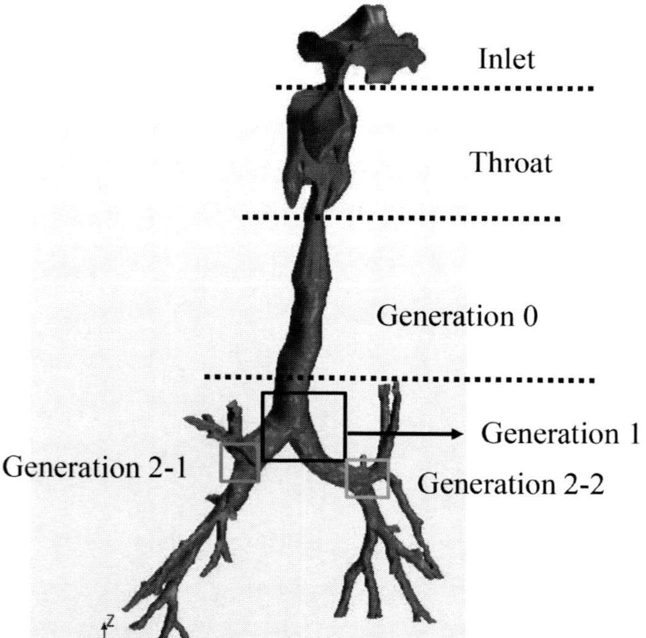

図4　CT画像から作成された気管支モデル

ついてはCFDによる解析が行われた。肺疾患患者および健常人を想定した流速によって計算された空気流れを図５に示す。健常人を想定した60.0 L/minの流速において，速度分布が右気管支の方が速くなっていることが確認できる。これは，機能形態学的に右気管支の方が太く垂直であると言われていることが原因であると考えらえる。

そこで，実際に作製したDPI製剤の粒子特性の違いによる肺内部における気管支での挙動および沈着について検討した結果を示す[14]。ここでは，上記で記載した新規素材を用いて作製した吸入粉末製剤の粒子特性と肺への到達性について比較した（図６)。噴霧乾燥条件を変化させ，平均粒子径を1.6 μmから6.2 μmで作製した粒子について，分割した各肺の位置での沈着率を比較すると，粒子径が5 μm以上になると喉元への粒子沈着が大きくなり，気管支以降への粒子沈

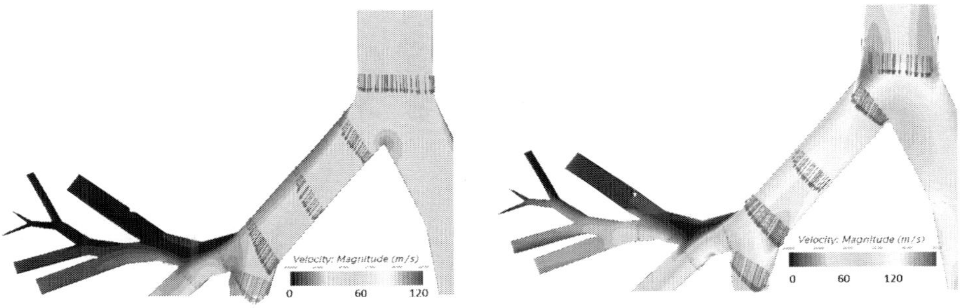

図５　吸入速度の違いによる気管支内での流体の速度分布

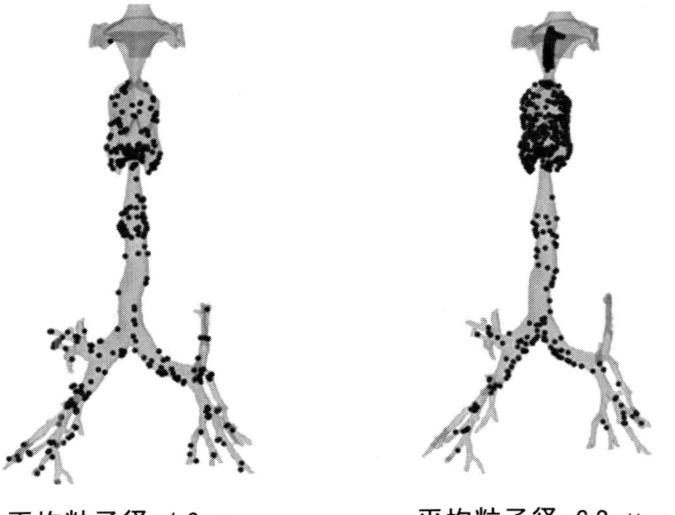

図６　作製した吸入粉末製剤の粒子特性と肺への到達性についての比較

着率が低下した。一方，粒子径が小さくなると喉元への沈着はほとんど認められず，より肺深部への粒子の到達率が上昇した。DPI 製剤の吸入動作として，通常薬物吸入後，息止めを行うことが推奨されている。しかし，この息止めによる薬物の沈着効果についての定量的な評価はほとんど行われていない。そこで，CFD を用いて，DPI 吸入後に息止めした場合と息止めなしで呼吸による排出を行った場合で薬物の沈着率比較を行った[15)]。その結果，息止めを行うことで，気管支内部で空気の乱流が発生し，薬物沈着効率を上昇させることが分かった。さらに，現在は患者の呼吸パターンによる粒子挙動や沈着の違いについても検討が進められている[16)]。CT 技術と CFD などの数値シミュレーションの発展により，実際の肺内部での薬物沈着挙動についての詳細が明らかになり，患者に合わせた薬物設計を行うことが期待される。

文　　献

1) T. Nishimura *et al.*, *Adv. Powder Technol.*, **27**, 971 (2016)
2) K. Kadota *et al.*, *Eur. J. Pharm. Sci.*, **79**, 79 (2015)
3) K. Kadota *et al.*, *Powder Technol.*, **283**, 16 (2015)
4) K. Kadota *et al.*, *Int. J. Pharm.*, **517**, 8 (2017)
5) M. P. Timsina *et al.*, *Int. J. Pharm.*, **101**, 1 (1994)
6) D. Taylor, Human Respiratory Tract Model for Radiological Protection, IOP Publishing (1996)
7) W. Stahlhofen *et al.*, *J. Aerosol Med.*, **2**, 285 (1989)
8) B. Soni and S. Aliabadi, *Computers & Fluids*, **88**, 804 (2013)
9) W. Hofmann, *J. Aerosol Sci.*, **42**, 693 (2011)
10) P. W. Longest and L. T. Holbrook, *Adv. Drug Deliv. Rev.*, **64**, 296 (2012)
11) E. R. Weibel, Morphometry of the Human Lung, Academic Press, New York (1963)
12) S. Miyawaki *et al.*, *Computers & Fluids*, **148**, 1 (2017)
13) M. R. Gorji *et al.*, *J. Mol. Liq.*, **209**, 121 (2015)
14) K. Kadota *et al.*, *J. Pharm. Innov.*, **12**, 249 (2017)
15) K. Kadota *et al.*, *J. Taiwan Inst. Chem. Eng.*, **90**, 44 (2018)
16) X. Cui and E. Gutheil, *Respir. Physiol. Neurobiol.*, **252-253**, 38 (2018)

第6章　多孔性レシチン粒子の薬物担体としての応用

川上亘作*

1　はじめに

生体膜成分であるリン脂質は極めて安全性の高い素材であり，それより構成されるリポソームはDDS研究において最も代表的な薬物担体と言える。リポソームは，他にも親水性薬物・疎水性薬物の両方に対して機能することや，表面修飾が容易なことなど，様々な特長を有する。その一方で，非平衡構造体であるリポソームの工業的な製造や品質管理は今でも決して容易とは言えない。また，リポソーム製剤が顕著な効果を発揮してきたのは，液剤，とくに注射剤に限定されてきた。

一方で，多くの多孔性材料がDDSへの利用を指向して開発されているものの，それらは主にシリカやカーボンに代表される「固い」材料であり，安全性に懸念がある。我々はリン脂質を用いて，簡便に多孔性粒子（mesoporous phospholipid particle：MPP）を調製する技術を開発した[1]。本手法においては，まずリン脂質溶液の液液相分離挙動を巧みに利用することによって単分散の球形析出物を作製し，それに凍結乾燥によって多孔性構造を付与する。この調製プロセスは極めて簡便であり，スケールアップも容易である。典型的なMPPは粒子径10 μm程度の単分散固形粒子であるが，低密度であるため空気力学径は数μm程度であり，粉末吸入剤に適した物性を持つ。またMPPは，リポソーム同様親水性薬物と疎水性薬物の両方を搭載可能である。経口投与においては，胆汁酸ミセルの形成を促進して吸収改善を達成するという，これまでにないメカニズムで効果を発揮する可能性が示唆された[2]。全く新しいタイプのDDSプラットホームキャリアとして今後の発展が期待されるMPPについて，以下詳述する。

2　MPPの形成原理

図1は，MPP調製に用いるシクロヘキサンとt-ブタノールの二成分相図に，MPP形成原理の模式図を重ね書きしたものである。両溶媒を混合するとそれぞれに純溶媒に対して融点が下がり，1：1の混合比で−39℃の共融温度が観察される。任意混合比の溶媒にリン脂質を溶解すると，50℃付近の高温状態では筒状逆ミセルを形成しているが，これを冷却すると20℃付近で液液相分離を生じる。図1には，6重量%のレシチン（水添大豆ホスファチジルコリン：HSPC）

＊　Kohsaku Kawakami　(国研)物質・材料研究機構　国際ナノアーキテクトニクス研究拠点
グループリーダー

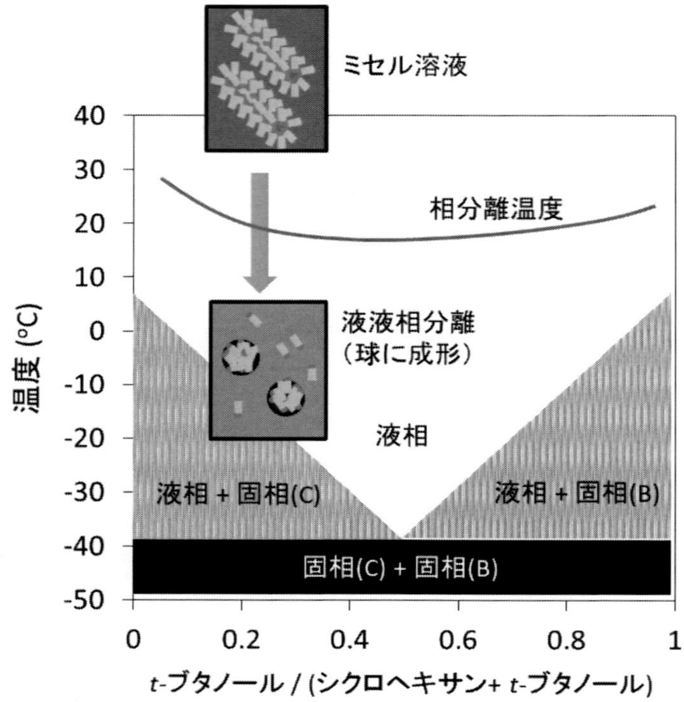

図1　t-ブタノール(B)とシクロヘキサン(C)の二成分相図，6重量%の水添大豆レシチンを含む場合の液液相分離温度，およびMPP形成の模式図

を溶解させたときの相分離温度を示すが，この温度はHSPC濃度や溶媒混合比にはあまり依存しない。したがって，まず高温でHSPCを溶解させ，相分離温度以下まで冷却すると，図2(a)に示す通り液液相分離によって数十μmの液滴を観察することができる。同時に，温度低下によって溶解度が低下するため析出物が発生するが，それは液滴によって成形され球形析出物となる。逆に言えば，球形材料とするためには相分離温度以下で沈澱を発生させることが必須となる。この析出物を凍結乾燥すると，溶媒結晶の留去によってメソポア構造が付与される（図2(b)）。本調製法は熱力学的な相分離を利用しているため，粒子径はほぼ均一となる（図2(c)）。なお本粒子には水はほとんど含まれていないものの，脂質二分子膜が積層したラメラ構造を有している。

初めの逆ミセル溶液は，水を添加すると膨潤してマイクロエマルションとなる。例えば，50℃においては直径1 nm，最大長さ3.5 nm程度の逆ミセルであるが，これに溶媒量に対して20%の水を添加すると，内部に水が取り込まれ，直径1.5 nm，最大長さ7 nm程度のマイクロエマルションとなる。水溶性のゲスト化合物は，この内水相に溶解させることによってMPPに保持させることができる。水を含有していても，同様の温度処理によって多孔性粒子が得られるが，細孔構造が少し開いた粒子となる（図2(d)(e)）。

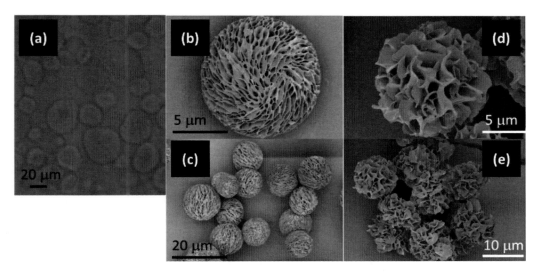

図2　液液相分離過程と多孔性リン脂質粒子の外観
(a)実体顕微鏡で観察した液液相分離過程。6重量%の水添大豆レシチンを*t*-ブタノール／シクロヘキサン＝2/1の混合溶媒に溶解させ，氷冷によって生じる液滴を観察した。(b, c) 非水系（有機溶媒のみ）で作製した水添大豆レシチンMPPの電子顕微鏡写真，(d, e) 水存在下で作製した水添大豆レシチンMPPの電子顕微鏡写真。

3　MPPの基礎物性

図3に，処理を加えていないHSPCおよびそれを用いて作製したMPPの30℃，130℃，200℃における粉末X線回折パターン，図4にそれらの示差熱分析—熱重量同時測定結果を示す。HSPCは結晶構造を有しており，30℃では多くの回折ピークが観察される。加温すると120～130℃で融解ピークが得られ，脂質分子が配向した状態が得られる。結晶HSPCの吸湿性は極めて低いことが熱重量測定結果から分かる。MPPは脂質二分子膜構造を有しているため，親水基間距離（4.1～4.2 Å）を反映した回折ピークが得られる。これを加温すると100℃付近で親水基間の結合が外れ，結晶融解後と同じX線回折パターンとなる。そしていずれの場合も，180℃付近で配向構造が完全に解消される。これらの構造変化は，いずれも吸熱ピークとして検出される。MPPはHSPCと比較して吸湿性が高く，一般的な湿度環境において脂質あたり2水を含有するため，それに相当する5%程度の重量減が加温によって観察される。図5はMPPの水和数の相対湿度依存性である。湿度40%程度では2水であるが，高湿度条件においては水和数は6水程度まで上昇する。脂質二分子膜の親水基の水和数には諸説あるが，6水程度との理解が最も有力であり，本結果はそれに一致する。また本結果は，二分子膜構造の存在を間接的に支持するものでもある。

粒子内の多孔性構造は溶媒結晶の留去によって形成されるため，結晶成長を制御することによって孔径を変えることができる。リン脂質溶液の濃度を変えることはリン脂質あたりの溶媒量

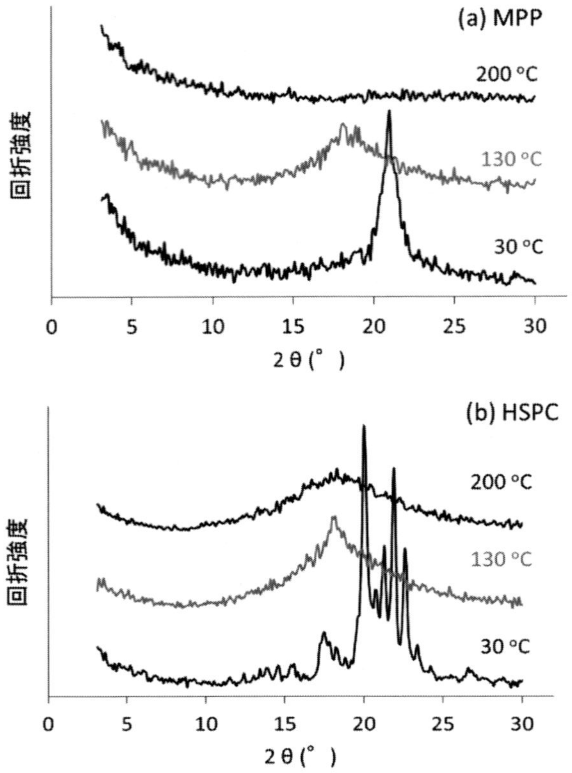

図3　(a) MPP および(b) HSPC の 30℃，130℃，200℃における粉末 X 線回折パターン

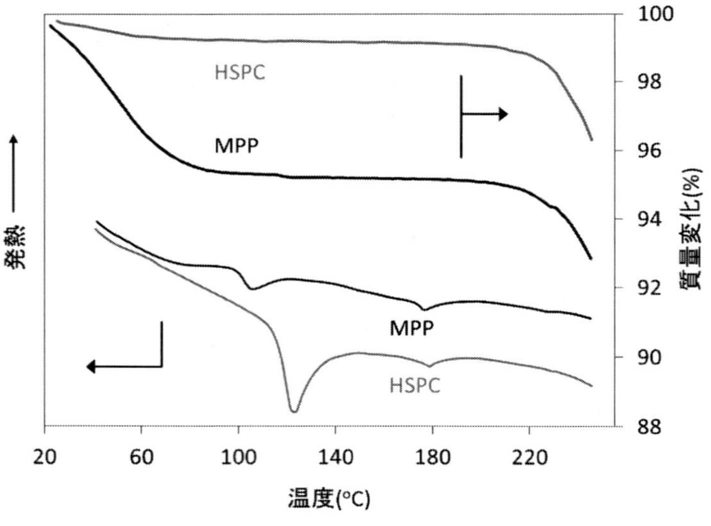

図4　MPP および HSPC の示差熱分析―熱重量同時測定結果

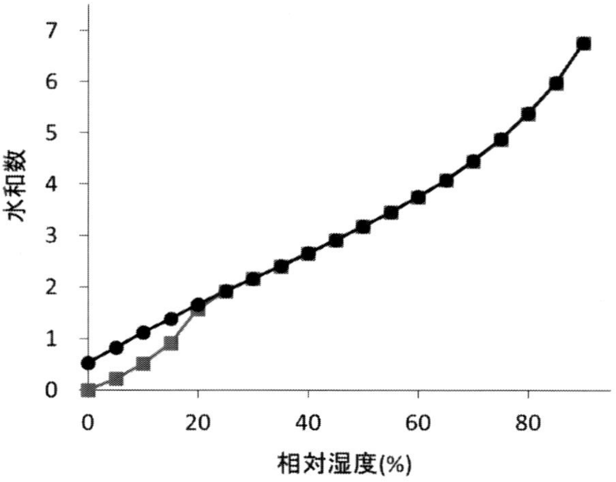

図5　MPP の水蒸気吸脱着挙動
(■) 吸着過程，(●) 脱着過程。

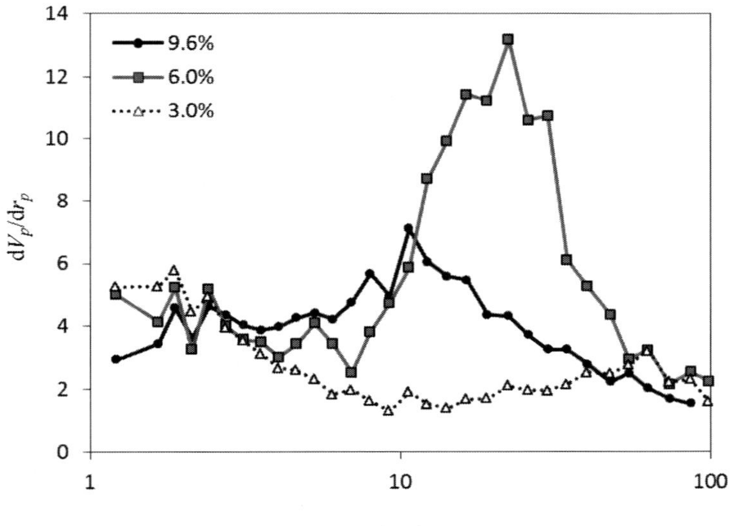

図6　窒素ガス吸着法により求めたデータをもとに，BJH（Barrett-Joyner-Halenda）法で計算した細孔分布
図中の数字は初期 HSPC 濃度（*t*-ブタノール／シクロヘキサン＝2/1 の混合溶媒中）を示す。V_p，r_p はそれぞれ空隙体積と孔径。

を変えることと等価であるため，濃度が高いほど孔径は小さくなる。図6はリン脂質濃度を変えたときの孔径分布の変化である。3%溶液を用いた場合には 100 nm 以上の細孔が主体であるが，6%では 20 nm，9.6%では 10 nm 程度の細孔が主体となる。ただし MPP は比較的機械的強度が

表1　MPP 粒子形状の HSPC 濃度依存性

HSPC 濃度（wt%）	3.0	6.0	9.6
粒子径（μm）	11.5 ± 1.6	12.4 ± 1.8	15.8 ± 2.7
比表面積（m^2/g）	19.8	43.1	23.9
空隙体積（cm^3/g）	0.22	0.46	0.26

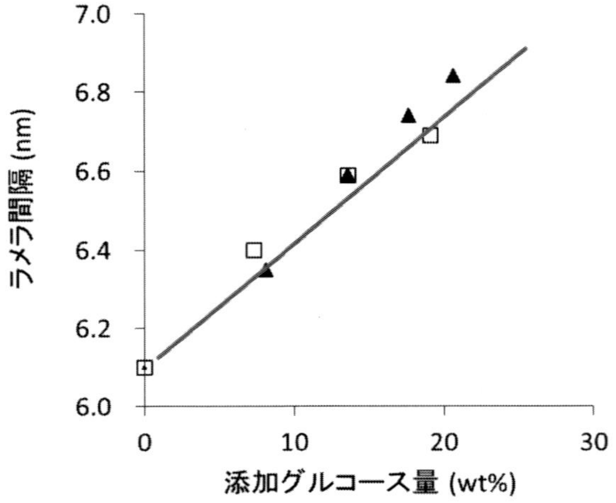

図7　*t*-ブタノール／シクロヘキサン＝1/2 の混合溶媒を用いて作製した水添大豆レシチン粒子における，添加グルコース量とラメラ間隔（小角 X 線散乱より決定）の関係

初期 HSPC 濃度を 9.6 重量%とし，20〜80 重量%のグルコース水溶液を 4.15 g の HSPC 溶液に対して 0.2 mL 添加（▲），もしくは 40 重量%のグルコース水溶液を 4.15 g の HSPC 溶液に対して 0.1〜0.3 mL 添加（□）することによって粒子を調製した。横軸は最終生成物におけるグルコース含量を示す。

弱い粒子であるため，孔径が小さい場合にはその構造を維持できないものと推測される。したがって細孔が小さくなっても，必ずしも比表面積は大きくならない（表1）。

4　ゲスト分子の取り込み

MPP は脂質二分子膜が積層したラメラ構造を有しているため，リポソームと同様に親水性分子と疎水性分子の両方を保持することができる。図7に，親水性が高いグルコースを保持したときの，ラメラ間隔の変化を示す。添加するグルコース溶液の濃度を一定として添加量を変えた時，および添加量を一定として濃度を変えた時の両方の結果を併せて示すが，添加量の変化手段と関係なくラメラ間隔とグルコース量との間に線形性が成立した。したがって，ほとんど全てのグルコース分子は，ラメラ層の親水領域に存在することが示唆された。

疎水性分子はリン脂質と一緒に溶解させることによって取り込まれ，脂質二分子膜のアシル鎖領域に分配すると考えられる。ただし疎水性分子は，MPP が水媒体中で膨潤してもほとんど放出されない。しかし界面活性成分の存在によって MPP は混合ミセルに変換され，それによって薬物が放出される。経口製剤担体としてフェノフィブラートの吸収性を大幅に向上させることが分かっているが，これは胆汁酸とリン脂質の混合ミセルが形成され，それによって薬物が運搬，放出されることによると考えられている[2]。

5　粉末吸入剤担体としての利用

MPP は固形粒子であるため，固形製剤への利用が有望である。特に，空気力学径が 1～3 μm 程度であることから，粉末吸入剤においてその特長が発揮しやすいものと期待される。さらにリン脂質を素材とする MPP には高い安全性が見込まれるのに加え，ほぼ凍結乾燥のみで調製することができることから，スケールアップも比較的容易である。

MPP からの薬物放出には，特に疎水性化合物の場合は，界面活性成分の存在が求められる。したがって経鼻投与においてはさらなる担体の工夫が必要となるが，経肺投与であれば効果的な薬物吸収が期待される。

文　　献

1)　S. Zhang *et al.*, *J. Phys. Chem. C*, **119**, 7255 (2015)
2)　K. Kawakami *et al.*, *Pharm. Res.*, **34**, 208 (2017)

第7章　PLGA ナノスフェアによる経肺投与

山本浩充*

1　はじめに

薬物の有効利用を目的として，数多くの DDS 製剤が開発されている。この中で高分子微粒子製剤は薬物放出制御を可能にするとともに，化学的・物理的な安定性も高く，さらにさまざまな機能を賦与できる薬物担体として現在研究が盛んに行われている。高分子微粒子製剤の最も成功した例としては，武田薬品工業から市販されているリュープリン® であろう。リュープリン® は黄体形成ホルモン放出ホルモンのアゴニストをポリ乳酸・グリコール酸（PLGA）から成るマイクロスフェア内に封入した製剤である。この製剤は皮下に注射され，その薬物徐放能により1ヶ月間薬理効果を持続させることができる。この製剤の成功により DDS 製剤が新規な医薬品を開発することと同等の価値があるものとして，その有用性が再認識された。

このような高分子微粒子製剤の中でも，特にその粒子径がナノメーター領域の粒子（ナノスフェア）が注目を集めている[1~4]。その理由として，ナノスフェアは，サブミクロンサイズのため粘液・粘膜層に深く侵入し，その部位で薬物を放出するため，吸収されにくい薬物の吸収改善が期待できる。さらには細胞へ直接粒子として取り込まれ，細胞内で薬物を持続的に放出することで持続的な薬理効果も期待できる。高分子ナノスフェアの基剤としても，上述の PLGA が広く採用されている。この理由として，PLGA は生分解性の高分子であり，非酵素的な加水分解を受け，生体内にも存在する乳酸とグリコール酸に分解されること，さらに生体内で代謝を受け二酸化炭素と水にまで分解されること，さらには生体適合性にも優れるためである。サブミクロンサイズのナノスフェアは，粘膜や上皮細胞を介して生体内に取り込まれうる。このため高分子薬物キャリアの基剤として，生体適合性，生体内分解性の高分子である PLGA は好適である。

既に前章までに紹介されているとおり，肺はペプチドや核酸医薬などの高分子量薬物の投与経路として注目を集めてきた。その理由として，①肺胞の数が3～6億と推定され，その表面積（50～140 m^2）は小腸粘膜の表面積（200 m^2）に匹敵すること，②1分間に5L もの血液を通過させる密集した毛細血管ネットワークが存在すること，③消化管に比べ酵素活性が低く，酵素分解による薬物の失活が少ないこと，④吸収障害となる上皮細胞層の厚さがわずか約 0.5 μm であり，小腸絨毛の吸収表面から毛細血管までの距離 40 μm と比較しても著しく薄いこと，⑤吸収後の薬物の肝初回通過効果を回避できることなどが挙げられる。このような形態学的特徴から推測されるように，肺は高分子を含めた薬物の吸収部位としても有利である。サブミクロンサイズ

*　Hiromitsu Yamamoto　愛知学院大学　薬学部　製剤学講座　教授

以下の粒子であれば，粒子自身が肺の上皮細胞を通過し，全身循環させることも期待できる。

上記のような特徴を有することから，PLGA ナノスフェアによる経肺投与製剤は，消化管からの吸収性が乏しい薬物に対して注射以外の非侵襲的な投与方法の構築にも適していると考えられる。

2　投与方法による肺内沈着分布の違い

吸入剤において，薬剤の薬理効果を増大させるためには，薬剤を吸収性の良い肺深部まで効率良く送達させる必要がある。そのためには，肺気道の解剖学的構造を考慮した吸入剤の設計を行わなければならない。吸入用薬剤粒子の設計という観点では，粒子径，形状，結晶性，含水率，吸湿性等の薬剤粒子固有の物理化学的な特性を最適化することが重要である。デバイスから発生させるエアロゾルの特性を制御することで細気管支や肺胞部への薬物送達が可能になる[5)]。特に，吸入する粒子の粒子径と気道への沈着部位には密接な関係があることが多数報告されている[6~8)]。すなわち，粒子径が，約 1.0～6.0 µm の空気力学径を有する粒子が吸入時気管支および肺胞部に沈着されやすく[9)]，2.5～3.0 µm の粒子が肺胞への最大の分布を示す[10)]。これよりも大きな粒子であれば，慣性力により咽喉などの上気道に衝突し，消化管へと移動し，また小さな粒子であれば肺組織に沈着せずに呼気とともに吐き出されてしまう。したがって，吸入剤を設計する上での必要条件として，患者が薬剤を吸入する際，この粒子径範囲の薬剤が吸入用デバイスから放出されることが必須である。このため，ナノスフェアを経肺投与するには，ナノスフェア懸濁液にネブライザー等で超音波やエアーなどのエネルギーを加えてエアロゾルを発生させたり，適切な賦形剤と共にスプレードライ法や凍結乾燥法などの方法で粉末化し，これを粉末吸入用デバイスによってエアロゾル化して吸入するなどの方法が採られる。

ネブライザーを用いてエアロゾルを発生する際，薬物担体として用いる粒子のサイズが，発生量ならびに肺内到達性に影響を及ぼす[11)]。表1には，粒子径の異なる PLGA 粒子懸濁液をネブライザーで噴霧したときの，ネブライザーからのエアロゾルの発生割合（output efficiency：OE）とカスケードインパクターで測定した吸入可能分画（respirable fraction：RF）を示す。

表1　懸濁粒子の粒子径がネブライザーから発生するエアロゾルの吸入特性に及ぼす影響

Particle size (D50, µm)	OE (%)	RF (%)	RF/OE (%)
12.5	2.2	0.6	29.3
7.07	13.1	6.2	48.8
0.66	61.8	51.3	83.0
Evans blue solution	60.0	52.8	87.7

マイクロメーターオーダーのマイクロスフェア懸濁液では，粒子径が大きくなるほど，OE値，RF値は著しく低下している。これは，粒子の方が溶媒である水に比べて密度が高いため，エアロゾル化する際に溶媒のみが霧化され，マイクロスフェアが懸濁液中に残り，濃縮されてしまったためである。これに対しPLGAナノスフェアでは微細であるため質量が小さく，エバンスブルー水溶液とほぼ同程度の挙動，噴霧特性を示し，発生したエアロゾルのうち，およそ80%が肺胞部に沈着可能であることがわかる。

一方，吸入粉末剤の場合，粒子が微細になるほど付着凝集力が強くなるため，サブミクロンサイズの粒子をそのままエアロゾル化することは困難である。このため，易水溶性の糖アルコールなどとともにコンポジット化し，気中分散が容易で，かつ肺深部にまで送達可能な粒径を有する複合体粒子として設計されることが多い。著者らは，アグロマスタ®（ホソカワミクロン社製，図1）を用い，微粒子担体を懸濁させた糖アルコール水溶液を噴霧乾燥した後，さらに得られた粒子を造粒することで流動性にも優れた吸入粉末剤の設計に成功した（図2）[12]。また尾関らは，スプレードライ用のノズルとして，四流体ノズルを採用し，微粒子薬物担体の調製とコンポジット化をワンステップで同時に行うシステムを確立している[13]。ノズル部分の模式図を図3に示す。ノズル部分で良溶媒に溶解したポリマーが，貧溶媒と成る糖アルコール水溶液と衝突し，2溶液が混合される。良溶媒の貧溶媒中への拡散効果と2液の衝突によって起こるせん断力によりサブミクロンサイズの粒子がノズル部で生成する。生成したナノスフェア懸濁液が気流により熱風気流中に噴霧され，ナノ粒子を含む噴霧乾燥造粒コンポジット粒子が得られる。コンポジット

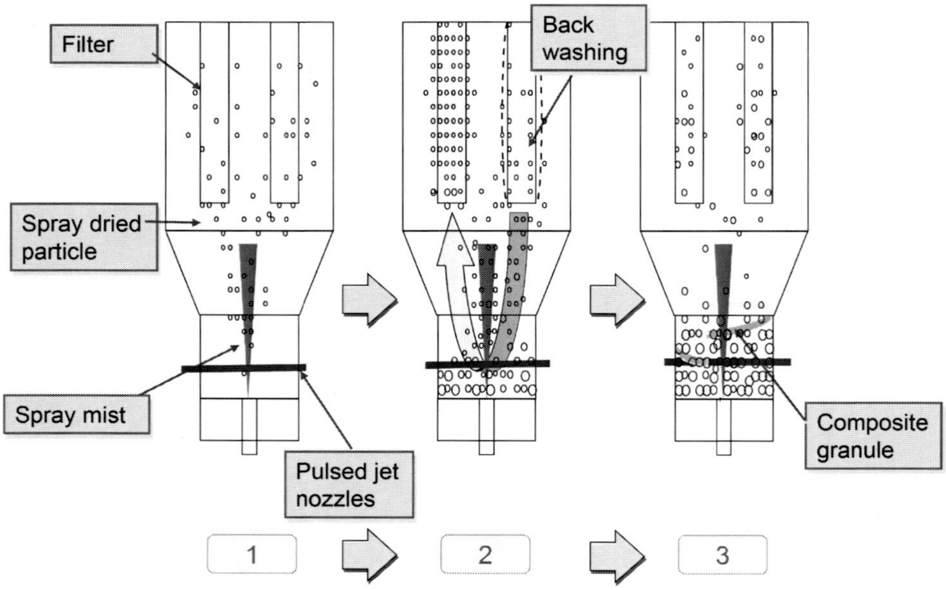

図1　アグロマスターによるコンポジット顆粒の造粒機構

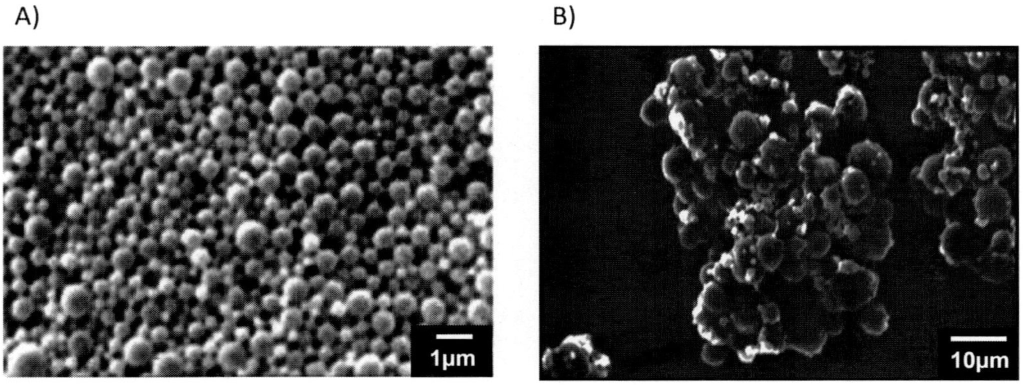

図2　A）PLGA ナノスフェアと B）アグロマスターで調製した吸入粉末剤用 PLGA ナノスフェア-マンニトールコンポジット粒子の電子顕微鏡写真

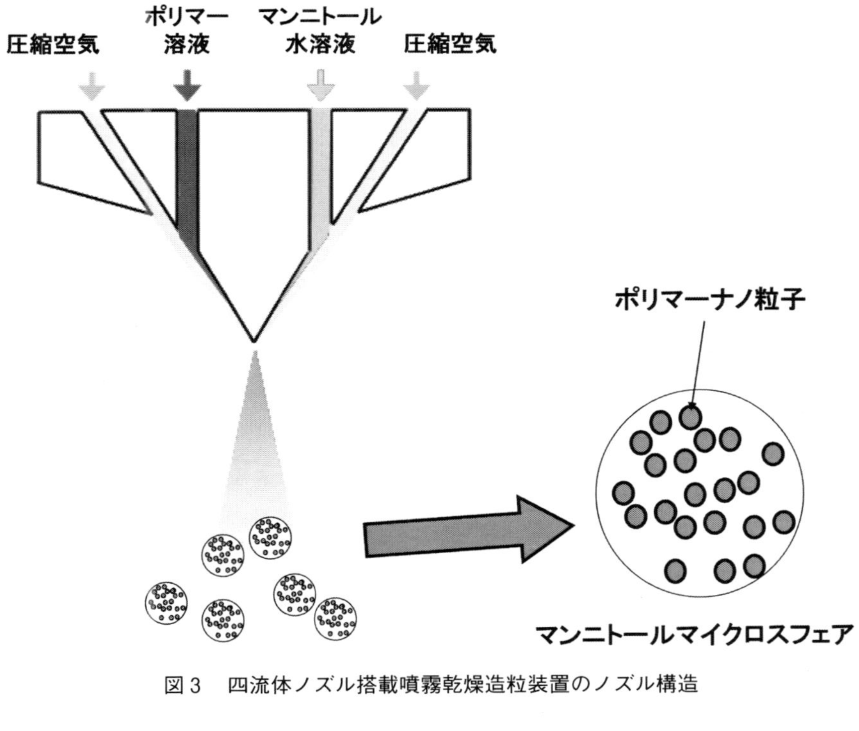

図3　四流体ノズル搭載噴霧乾燥造粒装置のノズル構造

化した粒子は，肺内沈着後，糖アルコールが速やかに溶解し，内包されていた機能性微粒子がその機能を発揮するよう設計されている。

上記のように PLGA ナノスフェアは，その粒子サイズから加工，ハンドリングがしやすく，さまざまな形式での投与が可能である。

3 機能性 PLGA ナノスフェアの肺内挙動制御

肺には，異物が吸入されると，それを排除する機構がある[14]。肺のクリアランス機構には，粘膜毛様体クリアランスとマクロファージの貪食がある。粘膜毛様体クリアランスは，気道の生理的なクリアランス機能で，鼻咽頭・口腔咽頭や上部気管支領域から末梢の細気管支までに及ぶ上皮細胞の繊毛から成り立っている。繊毛の動きが，杯細胞から分泌された粘液と共に，局所的に産生された壊死組織片や過剰な分泌物，さらには吸入された不必要な物質などを排泄する。繊毛の動きの頻度は，1,000～1,200 beats/min，通常人の粘液繊毛輸送機能は，気管で 5.5 mm/min，気管支で 2.4 mm/min である。また，肺のマクロファージは，肺の主な貪食機構を担っており，炎症反応や感染などによりマクロファージの数が増大することが知られている。ナノスフェアに関しても，生体にとっては異物の一つであり，ナノスフェアを効率良く肺内に送達しても，生体にとって異物と認識され，肺のクリアランス機構により，肺内から排除される。肺胞領域に到達した粒子は，肺胞マクロファージにより貪食され，粒子の大きさおよび粒子の形状，溶解性，粒子荷重などの要因によって貪食時間が異なり，数分から数時間にわたるまでさまざまな報告がある。持続化を目的とした経肺投与製剤として設計したとしても，上記のような障害は，その生物学的利用能に大きく影響し，効率良く薬物が利用されない可能性や思わぬ副作用が発現する可能性が考えられる。

著者らは，経口微粒子製剤において，その表面をキトサンで修飾することにより消化管粘膜と相互作用し，消化管移動速度が低下することを見出した。この知見を経肺投与製剤に対して適用した[11]。実際に吸入療法に用いられているネブライザーを用いてナノスフェア懸濁液を噴霧しモルモットの気管支より投与し，その挙動を評価した。方法として，ナノスフェアをモルモットに経気管支投与し，肺内からのナノスフェア消失速度から肺内滞留性を評価した。なお，実験には，Pyren で蛍光標識した PLGA ナノスフェア（平均粒子径：約 250 nm）を用いていた。

図 4 は経時的なナノスフェアの肺内残存量を示している。未修飾ナノスフェアを投与した場合，投与開始 1 時間後において，既に多くのナノスフェアが肺から消失していた。一方，キトサン修飾ナノスフェアは投与後 4 時間後においても，投与したナノスフェアの約 40%，未修飾ナノスフェアに比べ 3 倍ものナノスフェアが肺内に残存していた。この図 4 において，投与終了直後，既に肺内に残存するナノスフェア量に差が認められている。これは，ネブライザーを用いてナノスフェア懸濁液を投与するために噴霧時間として 20 分要し，この投与の時間内において既に未修飾ナノスフェアの肺からの排泄が起こっているためと推察される。以上の結果から，キトサン修飾ナノスフェアは，キトサンの粘膜付着作用により肺粘膜に付着し，未修飾ナノスフェアに比べ，肺からの消失が遅延することが示唆された。

同様に，図 5 には，ナノコンポジット粉末をラットに経気管支投与し，ナノスフェアの肺内沈着分布の経時的変化について評価した結果を示す[12]。未修飾ナノスフェア，キトサン修飾ナノスフェア，いずれのナノコンポジット粒子においても，投与後 90％以上の回収が可能であり，

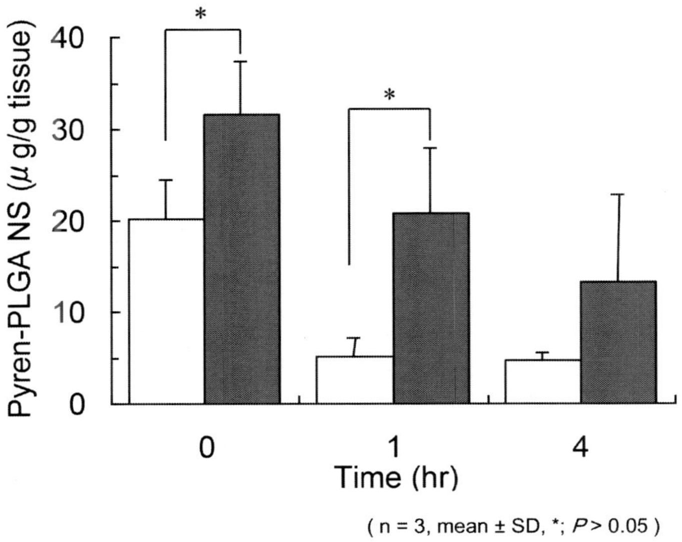

図4　ネブライザーを用いて経気管支投与したキトサン修飾ナノスフェアの肺組織からの消失挙動
□未修飾ナノスフェア，■：キトサン修飾ナノスフェア

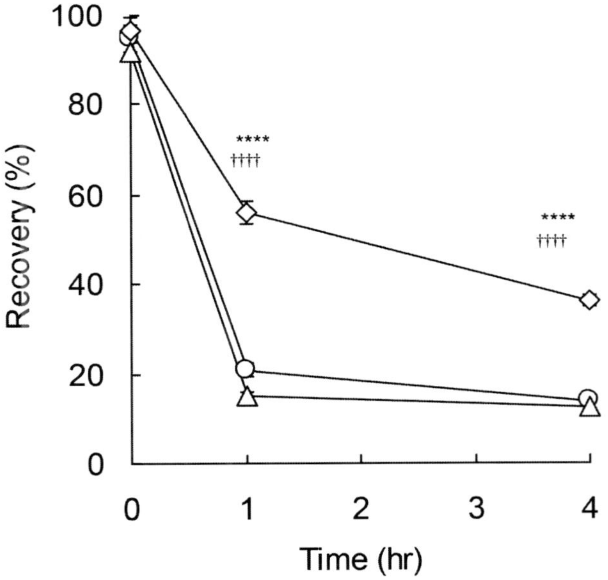

図5　ナノコンポジット粒子粉末を経気管支投与後のナノ粒子の肺内残留性
△：未修飾ナノスフェア含有ナノコンポジット粒子，○：キトサン修飾ナノスフェア含有ナノコンポジット粒子（修飾時キトサン溶液濃度；0.05%），◇：キトサン修飾ナノスフェア含有ナノコンポジット粒子（修飾時キトサン溶液濃度；0.5%）
Significantly different from ○（$^{*}p<0.05$, $^{**}p<0.01$, $^{***}p<0.001$, $^{****}p<0.0001$），
Significantly different from ◇（$^{\dagger}p<0.05$, $^{\dagger\dagger}p<0.01$, $^{\dagger\dagger\dagger}p<0.001$, $^{\dagger\dagger\dagger\dagger}p<0.0001$）

70～85%のナノコンポジット粒子が細気管支および肺胞部に到達し，沈着していた。肺内沈着後，いずれの粒子においても，ナノスフェアの肺内からの消失が認められるが，ネブライザーでの投与と同様に，キトサン修飾を施すことによりナノスフェアの消失速度が減少し，肺内滞留性が有意に向上した。さらに肺内滞留性の向上は外相のキトサン濃度に依存し，キトサン濃度を上昇させることにより，ナノスフェアの肺内残存割合が有意に増加した。特に肺胞部での残存割合の増加が顕著であった。これは，外相のキトサン濃度を上昇させることにより，粒子表面に付着するキトサン量が増加し，粘膜付着能が向上したためであると考えられる。

4　経肺投与用 PLGA ナノスフェアの応用例

4.1　ペプチド送達用キャリアへの応用

キトサン修飾あるいは未修飾カルシトニン封入 PLGA ナノスフェアを，ネブライザーを用いて経肺投与した（100 IU/kg）モルモットの血中カルシウム濃度時間曲線を図6に示す[11]。対照としてカルシトニン溶液投与群の血中カルシウム濃度曲線を示している。

カルシトニンを封入した未修飾ナノスフェア投与群では，コントロールと比較してわずかに血中カルシウム濃度を低下させる傾向は認められるものの，有意な差は認められなかった。一方，キトサン修飾したカルシトニン封入ナノスフェアを投与した結果，投与後8時間で最小血中カル

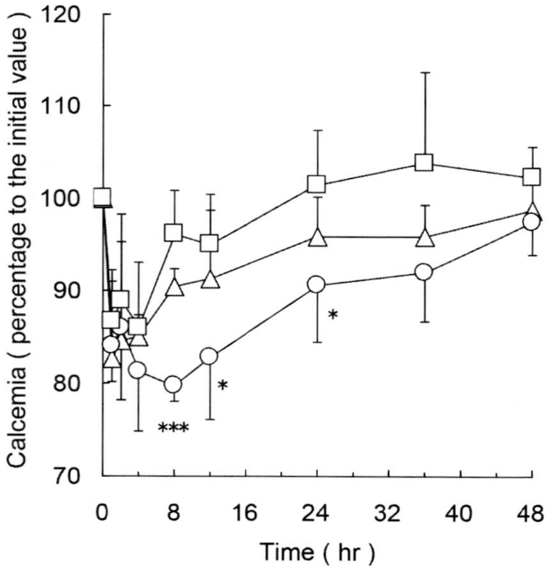

図6　ネブライザーにより経気管支投与したカルシトニン封入 PLGA ナノスフェアの薬理効果
□：カルシトニン水溶液投与群，△：カルシトニン封入未修飾 PLGA ナノスフェア投与群，
○：カルシトニン封入キトサン修飾 PLGA ナノスフェア投与群
mean ± SD，＊：$p>0.05$，＊＊＊：$p>0.001$

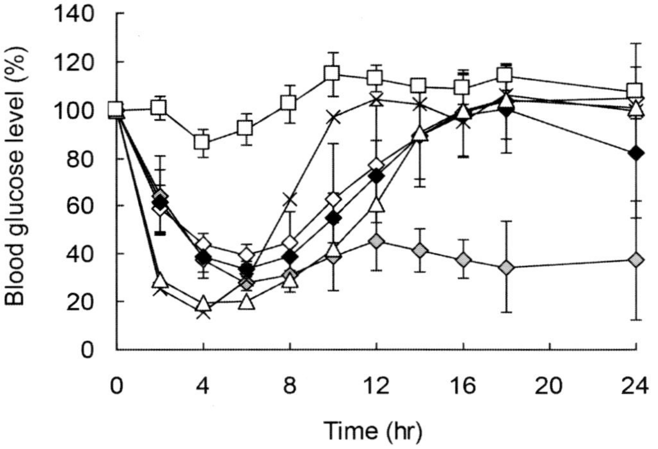

図7　インスリンを封入したナノコンポジット製剤を糖尿病誘発ラットに経気管支投与後の血中グルコース濃度変化

□：生理食塩水投与群（対照），×：インスリン溶液投与群（0.3 units/rat），△：インスリン溶液投与群（1.0 units/rat），◇：未修飾ナノスフェア含有ナノコンポジット粒子投与群（1.0 units/rat），◈：キトサン修飾ナノスフェア含有ナノコンポジット粒子投与群（修飾時キトサン溶液濃度；0.05%，1.0 units/rat），◆：キトサン修飾ナノスフェア含有ナノコンポジット粒子投与群（修飾時キトサン溶液濃度；0.5%，1.0 units/rat）

シウム濃度（初期値の約80%）が見られ，24時間後においても有意な血中カルシウム低下作用が認められた。これは，未修飾ナノスフェアでは，大部分が速やかに肺から消失されてしまうのに対し，キトサン修飾ナノスフェアは，肺粘膜に付着することで，肺からの消失を遅延させ，薬物を持続的に放出することにより，薬理効果をより強く持続的にしたと考えられる。また，キトサンによるタイトジャンクション開口による吸収促進効果も認められており，キトサン修飾ナノスフェアは全身性の薬理効果を期待する経肺投与用DDS製剤として有用であると考えられる。

同様の効果は吸入粉末剤でも認められている（図7）。インスリンを封入したキトサン修飾PLGAナノスフェアとマンニトールとのコンポジット粉末を，ストレプトゾトシンで糖尿病を誘発したラットに投与したところ，キトサンで修飾したナノスフェア–コンポジット粒子投与群では，投与後24時間以上にわたる血糖降下作用が観察され，実に皮下注射で見られる薬理効果の約75%もの効果が得られている[12]。この理由として，キトサン修飾を施すことで，ナノスフェアの肺内滞留性が向上したこと，およびインスリンの肺吸収性が向上したことが考えられた。

4.2　核酸医薬送達用キャリアへの応用

我々は，PLGAナノスフェアを核酸医薬送達用キャリアとしても開発している[15〜18]。この中で経肺投与型のDDS製剤としても検討を加えた[17, 18]。核酸医薬は生体内の酵素や物理的刺激によって分解を受けて失活する。この核酸医薬をPLGAナノスフェアに内封することによって分

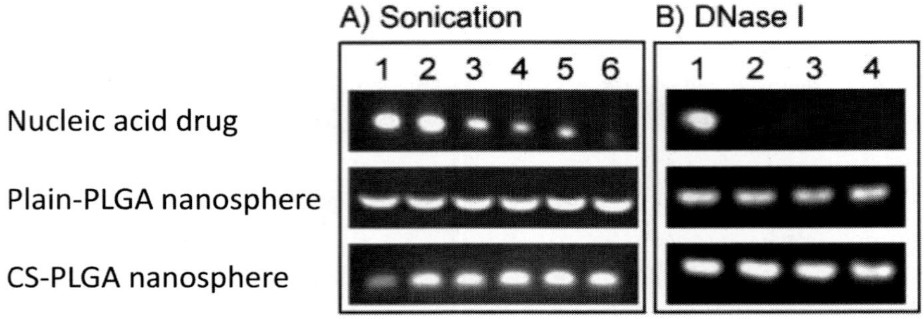

図8　PLGA ナノスフェアへの封入による核酸医薬の分解抑制効果

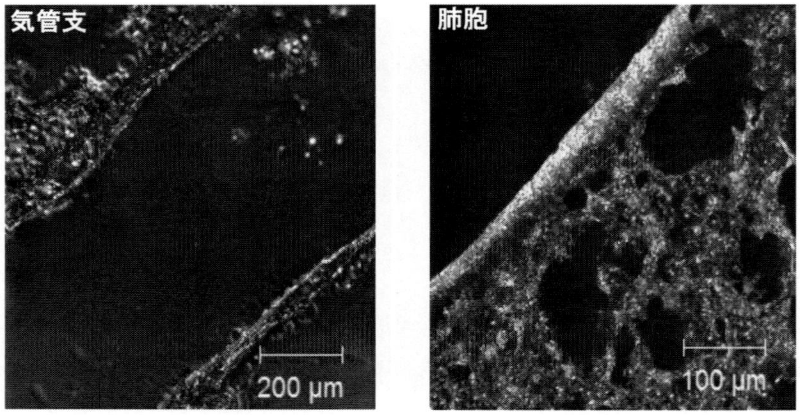

図9　Cy3 標識 siRNA と 6–クマリンでデュアルラベルした PLGA ナノスフェアを投与したマウスの細気管支と肺胞の共焦点レーザー顕微鏡写真

解を防ぎ，安定的に細胞内への送達ができる（図8）。図9には，Cy3で蛍光標識した siRNA を封入し，蛍光標識物質として6–クマリンで標識した PLGA ナノスフェアをラットに経肺投与し，その肺組織切片の共焦点レーザー顕微鏡で観察した写真を示す。両方の蛍光が同じ場所に多く観察されたことから，siRNA を含有した状態で PLGA ナノスフェアは肺組織で存在していた。データには示さないが，細胞を観察した際にも，蛍光が同一箇所に観察され，細胞内にもナノスフェア内に封入された状態で核酸医薬が送達されていることも確認されている。C57 BL6 マウスに腫瘍細胞である B16 Luc 細胞を尾静脈投与して肺転移癌モデルマウスを作製し，このモデルマウスへ VEGF の発現を阻害する siRNA を封入した PLGA ナノスフェア懸濁液をマイクロスプレーヤーにより経肺投与し，その生存率を評価した。ナノスフェアは，B16 Luc 細胞投与後，1，7，14 日後にナノスフェアを経肺投与している。図 10–A）には，21 日後のマウス肺組織における腫瘍量を示す。モックの siRNA を封入したナノスフェアに比べ，VEGF–siRNA を封入したナノスフェアの投与群では，肺組織のルシフェラーゼ活性が減少していることから，siRNA

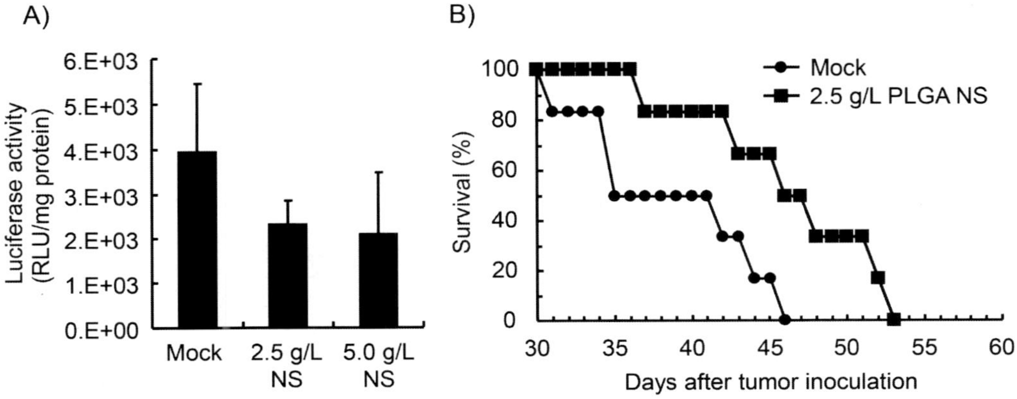

図10　B16 Luc腫瘍細胞担持マウスへVEGF抑制siRNAを封入したPLGAナノスフェアを経肺投与後のA）肺組織腫瘍量とB）生存率曲線

含有ナノスフェアの投与により，B16 Luc細胞の増殖が抑えられていることが分かる。また，マウスの生存率についても，モック投与群が35日後には生存率50%になったのに対し，VEGF抑制siRNAを投与した群では生存日数が延長し，生存率50%になったのは45日後となり，siRNAの効果を発揮させることが明らかになった。

5　おわりに

PLGAナノスフェアは経肺投与用の薬物送達用キャリアとして，局所作用，全身作用を発揮させることができる。さらに治療の高度化が進むにつれ，医薬品の効果を最大限に発揮させる製剤開発が求められるようになると考える。安全性が高く，機能性の付与も可能なPLGAナノスフェアを，経肺投与用のプラットフォームとして利用し，高機能でインテリジェントなナノスフェア製剤への応用展開が期待される。

文　　献

1) G. P. Carino *et al.*, *J. Control. Release*, **65**, 261 (2000)
2) R. Lobenberg *et al.*, *J. Drug Target.*, **5**, 171 (1998)
3) L. Polato *et al.*, *J. Drug Target.*, **2**, 53 (1994)
4) B. Seijo *et al.*, *Int. J. Pharm.*, **62**, 1 (1990)
5) K. Brown, "Drug Delivery to the Respiratory Tract", p.119, Ellis Horwood/VCH Publishers (1987)

6) I. E. Chusing and W. F. Miller, Nebulization therapy, in "Clinical anesthesia series : Respiratory therapy", FA Davis Co., Philadelphia (1965)
7) 医用エアロゾル研究会, *Medical Way,* **1**, 159 (1984)
8) N. Newhouse, 最新医学, **46**, 21 (1991)
9) M. P. Timsina *et al., Int. J. Pharm.,* **101**, 1 (1994)
10) 森本一洋, ファルマシア, **33**, 1097 (1997)
11) H. Yamamoto *et al., J. Control. Release,* **102**, 373 (2005)
12) H. Yamamoto *et al., Adv. Powder Technol.,* **18**, 215 (2007)
13) K. Ohashi *et al., J. Control. Release,* **135**, 19 (2009)
14) N. F. H. Ho *et al., Adv. Drug Deliv. Rev.,* **8**, 197 (1992)
15) K. Tahara *et al., Chem. Pharm. Bull.,* **59**, 298 (2011)
16) K. Tahara *et al., Biomaterials,* **32**, 870 (2011)
17) K. Tahara *et al., Eur. J. Pharm. Biopharm.,* **74**, 421 (2010)
18) H. Yamamoto *et al., J. Microencapsul.,* **29**, 54 (2012)

第8章　自己乳化現象を利用した多孔質PLGA粒子の作製技術

村上義彦*

1　はじめに

次世代医薬品の候補となる数多くの化合物には，難溶性，難吸収性，易分解性，低活性の物質も含まれており，最終的に製剤化するための新しい物性改善技術の開発が強く望まれている。薬物の物性を改善する技術の一つが「微粒子化」である。微粒子にすることによって，薬物の溶解特性（溶解度や溶解速度）の変化，微粒子内部に含まれる薬物の放出の制御，薬物の安定性の向上などを実現することができる。

現在までに，薬物キャリアとして応用可能なさまざまな微粒子（リポソーム，高分子ミセル，高分子微粒子など）が提案されている。特に，疎水性高分子が形成する高分子微粒子は，構造安定性が極めて高く，薬物の保持・放出特性を容易に制御できることが大きな特徴である。一般に，水よりも沸点が低い有機溶媒（ジクロロメタン，クロロホルム，アセトン，酢酸エチルなど）に疎水性薬物と疎水性高分子を溶解し，ポリビニルアルコール（PVA）や界面活性剤を溶解した水溶液中においてエマルションを形成し，昇温あるいは減圧操作によって有機溶媒を蒸発させることによって高分子微粒子が得られる。また，水溶性薬物を内包する場合には，あらかじめ薬物を溶解した水溶液を有機溶媒中に分散させて一次エマルション（o/w（oil-in-water）エマルション：油滴が水に分散している）を形成し，その後に水中に分散して二次エマルション（w/o/w（water-in-oil-in-water）エマルション：水滴を内部に含む油滴が水に分散している）を形成することによって，前述と同様の有機溶媒蒸発操作を経て高分子微粒子を調製することが可能である。すなわち，高分子微粒子には親水性薬物・疎水性薬物をともに安定に内包することが可能であり，簡便な調製法によって安定性が高い高分子微粒子が容易に得られるため，現在までに多くの報告例がある。

2　自己乳化

高分子微粒子を形成する際に重要になるのが，エマルションを形成するプロセスの制御である。エマルションは，互いに溶解しない非混和性の液体の一方（分散相）が他の一方（連続相）に微細な液滴として分散したコロイド分散系である。互いに溶解しない相の界面には界面自由エネルギーGが存在している。コロイド分散系においては，微細な液滴の界面の総面積Sが非常

* Yoshihiko Murakami　東京農工大学　大学院工学研究院　応用化学部門　准教授

に大きく，エネルギー状態が高い。このような熱力学的に不安定な系を安定化させる（＝エマルションを維持する）ために必要となるのが界面活性剤である。エマルションは分散法または凝集法によって調製される（図1）。分散法では，分離している不均一溶液に機械的なエネルギーを加えることによって分散相が生じるが，エネルギーの供給が停止すると熱力学的に安定な状態に戻ってしまう（図1(a)⇄(b)）。しかし，界面に吸着した界面活性剤の作用によって界面張力γが低下し，生成したエマルションが維持される（図1(a)→(b)→(c)）。一方，凝集法では，均一な混合溶液に貧溶媒を添加することによって液滴が析出し，最終的にはエマルション核が成長する（図1(d)→(e)→(f)）。界面活性剤が存在すると核の成長（さらには凝集）が妨げられ，安定性が高いエマルションが維持される（図1(f)→(g)）。

非平衡状態の非混和性液体を接触させると自発的にエマルションが生じる現象は，自己乳化（自然乳化）として知られている[1,2]。例えば，分散法において，界面張力γが負になれば界面自由エネルギーG（$= \gamma S$）も負になり，エネルギーを必要とすることなく液体の分離が促進され，乳化は自然に進行する。あるいは，凝集法において，過飽和水溶液（図1(e)）を作り出せば，熱力学的に安定な方向（図1(e)→(f)→(g)）に乳化が進行する。自己乳化は，主に1963年頃[3]にはすでに報告されていた「負の界面張力，界面における乱流，拡散と座礁」と，2003年[4]に報告された「ウーゾ（Ouzo）効果」の主に4つの機構のいずれかに基づいて生じる現象であると考

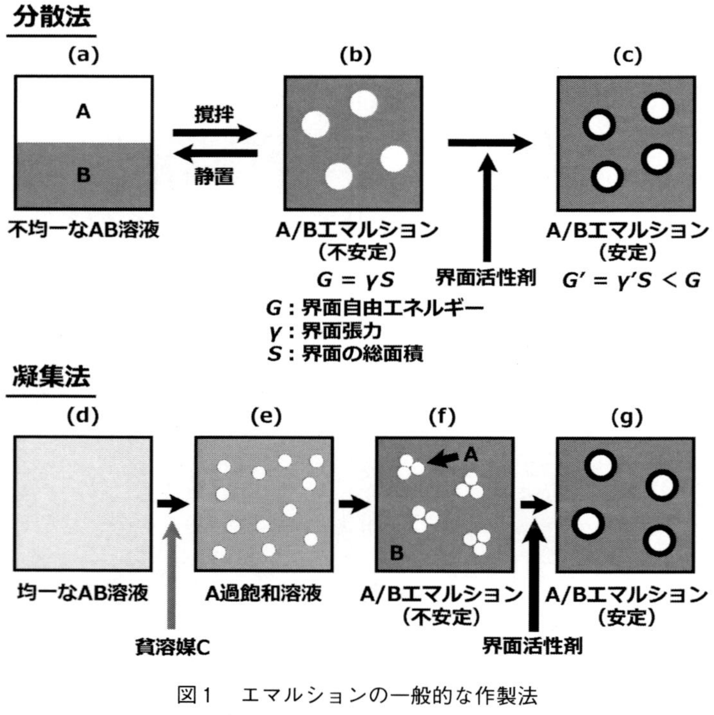

図1　エマルションの一般的な作製法

えられている。「負の界面張力」による自己乳化では，前述の通り，界面活性剤の界面への吸着によって界面自由エネルギーが負になり，生じた流動・熱揺らぎによって界面が乱されて乳化が進行する[2)]。「界面における乱流」による自己乳化では，界面活性剤の界面への吸着によって局所的な部位における界面張力が低下し，界面が流動することによって乳化が進行する[5)]。「拡散と座礁」による自己乳化では，水と油の二相系において，両相に溶解可能な物質が少量の油滴をつれて水中へ拡散し，凝集することによって乳化が進行する[6)]。「ウーゾ効果」による自己乳化では，水と油に可溶な溶媒（Ouzo：ギリシャで生産されるリキュールに由来）に水または油を溶解し，さらにそれとは異なる溶媒（油または水）を添加することによって，先に溶解していた溶媒が析出し，乳化が進行する[4)]。実際には，水相・油相・界面活性剤（あるいは両親媒性物質）の種類，体積分率，混合順，混合速度などの諸因子の微妙な違いによって乳化機構が異なるため，自己乳化現象の機構の特定は困難である。しかし，ある程度の傾向があることも事実である。自己乳化現象を引き起こす物質の多くが低分子か低分子系界面活性剤であるが，ポリエチレングリコール（PEG）などの高分子[5)]についても少ないながらも報告例があり，その自己乳化は界面における乱流によると推定されている。これは，溶液中における分子のコンフォメーション変化や立体反発による排除体積効果を示す高分子は，界面における運動性が高く，乱流を引き起こしやすいためであると考えられる。高分子や高分子系界面活性剤が誘起する自己乳化現象については，現状では解明されていない点が極めて多い。

自己乳化は撹拌のエネルギーを必要としないため，低いエネルギーによってエマルションが形成される現象である。そのため，（取り扱いや制御が困難であるが）工業的な利用価値が高く，食品分野や医療分野への応用が検討されている。食品分野においては，透明性や安全性などの食品の品質に大きな影響を及ぼす因子として，ナノエマルションの特性評価が重要となる。ナノエマルションは，ホモジナイザーによる高いエネルギー印加によって調製する方法が一般的であるが，自己乳化現象を利用することによっても得られる[7~10)]。例えば，自己乳化によって得られたナノエマルションを利用することによって，ビタミンなどの脂溶性化合物をゲルマトリックスの中に組み込むことができるため，さまざまな機能性食品の開発に有用である[9)]。さらに，自己乳化現象によって得られたフレーバーオイル（リモネン）のエマルションの形成特性・安定性に関する詳細な検討結果からは，製造・輸送・貯蔵時に高い安定性を示すなどの商業的な有用性が明らかになっている[10)]。また，医療分野においても，高い安定性を示し薬物を効率良く保持することができるナノエマルションの有用性が高い[11~13)]。例えば，自己乳化現象に基づく溶媒拡散を利用することによって，薬物保持に適した高分子微粒子が得られる[12)]。また，気管支喘息用のステロイド（ブデソニド）を保持したナノエマルションは，既存の製剤と比較してエアロゾル特性に優れていることも報告されている[13)]。

3 「超低密度」多孔質粒子の作製と肺送達特性の評価

ポリエチレングリコール-ポリ乳酸ブロック共重合体（PEG-PLA）の共存下で，ポリ乳酸-ポリグリコール酸共重合体（PLGA）を溶解した有機溶媒（分散相）と水（連続相）が形成するo/w エマルションから有機溶媒を徐々に蒸発させると，表面 PEG 修飾ナノ／マイクロ粒子が容易に調製できる[14~16]。その際，中速（8,000 rpm 程度）の撹拌条件において，無孔粒子のみが得られるはずの o/w エマルションから「多孔質」粒子が得られる[17]。多孔質状の高分子材料は，分離膜，吸着剤，触媒担体，緩衝材，断熱材，吸音材などに応用されている。特に，「材料の密度が低く，吸気に乗りやすい」特性を示す多孔質状の高分子微粒子は，肺から薬物を投与するための薬物キャリア（薬物の入れ物）として医療分野における利用価値が高い。このような有用な多孔質高分子微粒子が，「一段階のみの乳化操作」で得られたのである。

従来より，界面活性剤の共存[18]・非共存[19]に関わらず，高速（12,000～30,000 rpm 程度）の撹拌条件において調製した粒子の表面は無孔になることが知られている。しかし，中速の撹拌条件では，PEG-PLA が少量（1～3 mol%）共存するだけで粒子の表面に発泡したような細孔が観察され，PEG-PLA の添加量の増加にともない細孔の数は大幅に増大した。エマルション（微粒子になる前の段階）の形態を光学顕微鏡によって詳細に観察したところ，o/w エマルションの油滴中に微細な液滴が存在することが確認された（図 2）。この微細な液滴は水相であり，PEG-

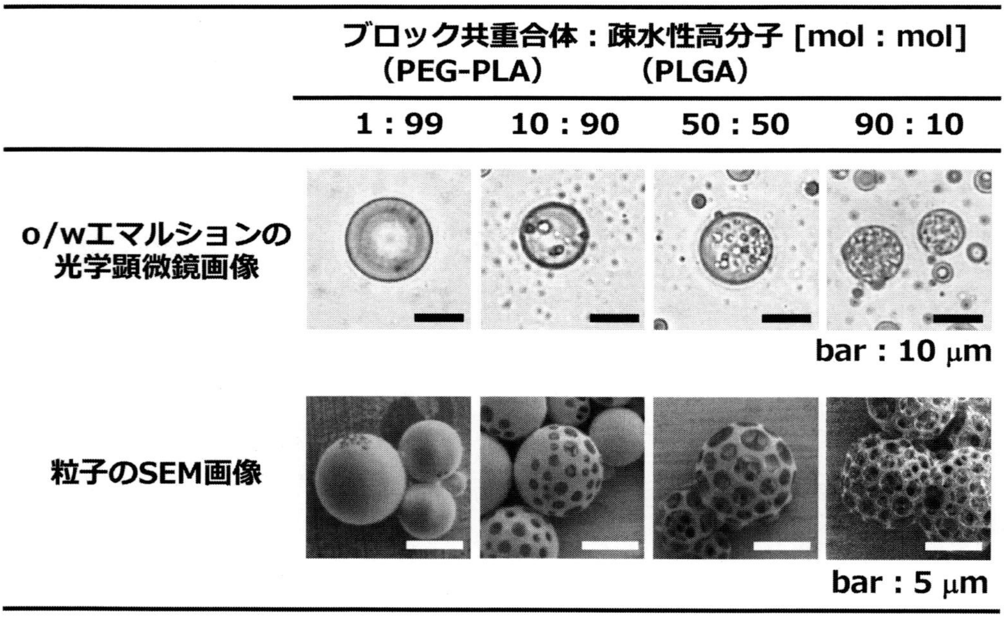

図 2　ブロック共重合体 / 疎水性高分子モル比が粒子の表面形態に及ぼす影響

PLA/PLGA のモル比の増加にともない，w/o/w エマルションの自発的な形成が促進されていること，空孔径は小→大→小，空孔数は少→多と変化することが示唆された。

両親媒性ブロック共重合体を溶解した有機溶媒を試験管にあらかじめ入れておき，その上から過剰量の水を添加し，上方に浮いてきた有機溶媒相を観察すると，両親媒性ブロック共重合体の共存量の増加にともない，有機溶媒相に白濁が観察される（図3）。両親媒性ブロック共重合体の共存量の増加にともない白濁滴（水）の粒径が大きくなり，ある値に達した後は小さくなる。これは，両親媒性ブロック共重合体の作用（油水界面に配向することによるエマルションの安定化効果）および疎水性高分子の作用（油水界面に吸着することによるエマルションの安定化効果）のバランスが，白濁滴の安定性に大きな影響を及ぼしているためである。これらの効果によって，o/w エマルションの油滴内部に w/o エマルションが自発的に形成しており（自己乳化現象），系全体としては w/o/w エマルションが形成したと考えられる。さまざまな HLB（hydrophile − lipophile balance）値を示す両親媒性ブロック共重合体を用いて検討してみると，w/o エマルションを形成しやすい両親媒性ブロック共重合体（HLB 値は 3〜8）を用いた場合のみではなく，o/w エマルションを形成しやすい両親媒性ブロック共重合体（HLB 値は 9〜12）を用いたとしても，o/w エマルションの油滴内部に w/o エマルションが自発的に形成していることが示唆されている（図4）。これらの現象は，エマルション調製時の撹拌回転数の増加にともない消失し，最終的に得られる微粒子の表面形態は滑らかになる。

現在までに，① PEG-PLA が自己乳化現象を誘起していること，②自己乳化によって形成す

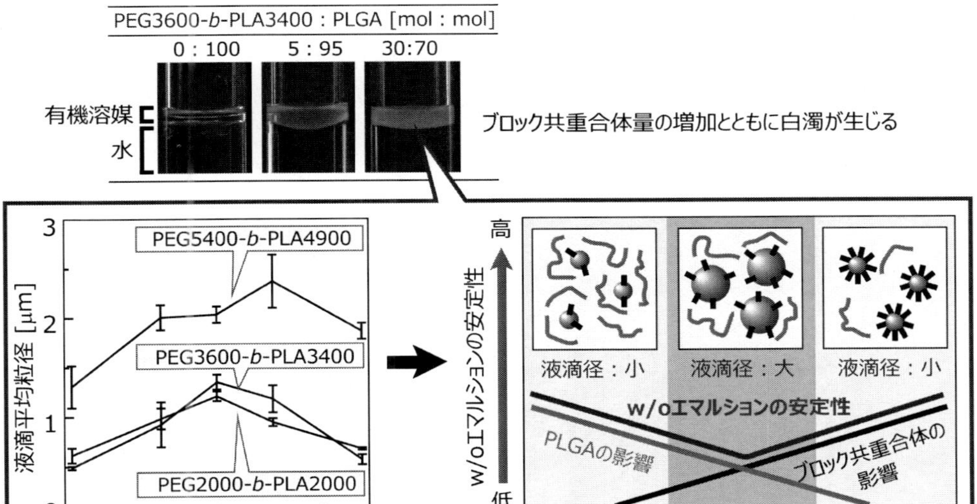

図3　自己乳化現象の原理

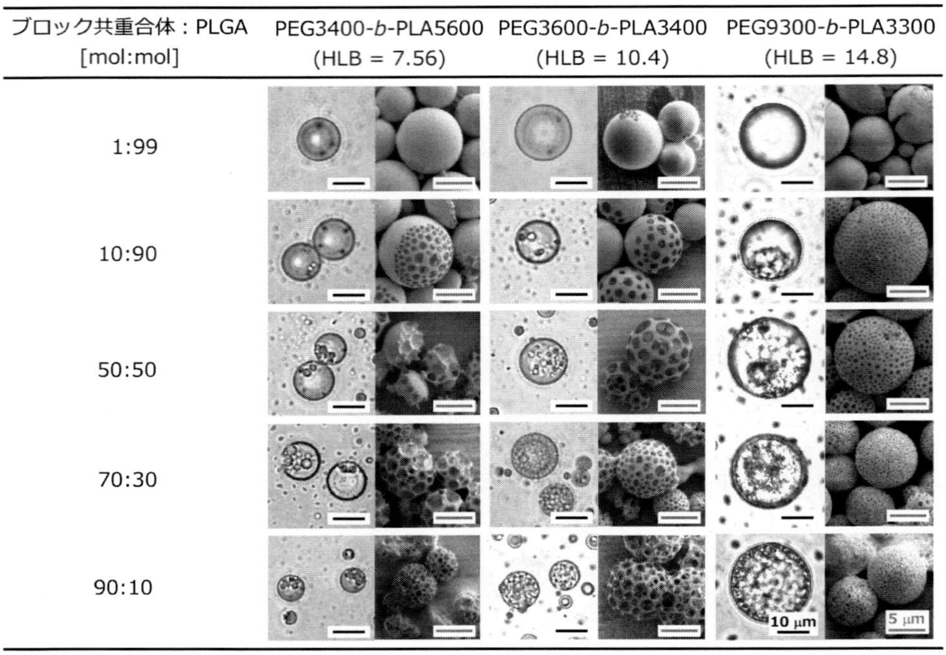

ブロック共重合体：PLGA
[mol:mol]
PEG3400-b-PLA5600
(HLB = 7.56)
PEG3600-b-PLA3400
(HLB = 10.4)
PEG9300-b-PLA3300
(HLB = 14.8)
1:99
10:90
50:50
70:30
90:10
10 μm
5 μm

図4　w/o/w エマルションと最終的に得られる微粒子（多孔質・非多孔質）の形態の関係

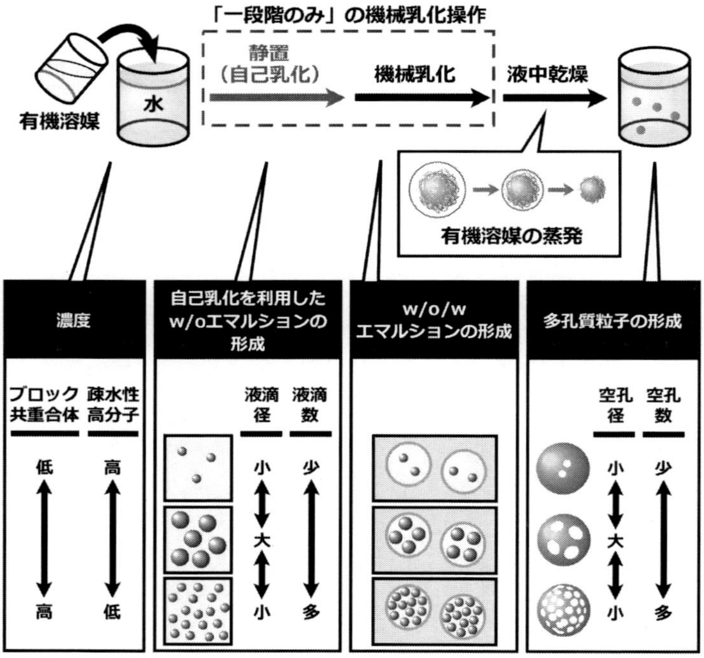

図5　自己乳化現象の巧みな制御による多孔質粒子作製の新技術

るw/o（water-in-oil。水滴が油に分散）エマルション内部の水滴の径や数は，ブロック共重合体の組成に大きな影響を受けること，③そのw/oエマルションはその後の機械乳化でも維持されること（すなわち，一段階のみの機械乳化によってw/o/wエマルションが得られる），④一段階の機械乳化によって得られたエマルションを液中乾燥（有機溶媒の蒸発にともなう疎水性高分子の析出）するだけで多孔質粒子が容易に得られること，などが明らかとなっている。この現象を巧みに利用することによって，「一段階のみ」の機械乳化によってさまざまな表面形態の多孔質粒子を自在に得ることが可能になった（図5）[17]。さらに，この技術で得られるのは，「超低密度」多孔質粒子であることも明らかとなっている。これは，自己乳化という弱い乳化現象を利用して内部構造を構築するため，一般的な方法（発泡や二段階の機械乳化など）で得られる多孔質粒子よりも内部の空隙が大きくなっているためである。また，模擬肺を用いた検討では，この多孔質粒子は気管支以降の肺深層部への送達率が高く（図6）[20]，その後のマウスやラットを用いた動物実験による検討からも，多孔質粒子に保持した薬物の体内移行率が極めて高いことも近年明らかになっている。さらに，肺内の免疫機構を回避できると考えられる5 μm以上の粒径を有する多孔質粒子が，治療効果を期待できる部位において多く沈着する性質を示すことも明ら

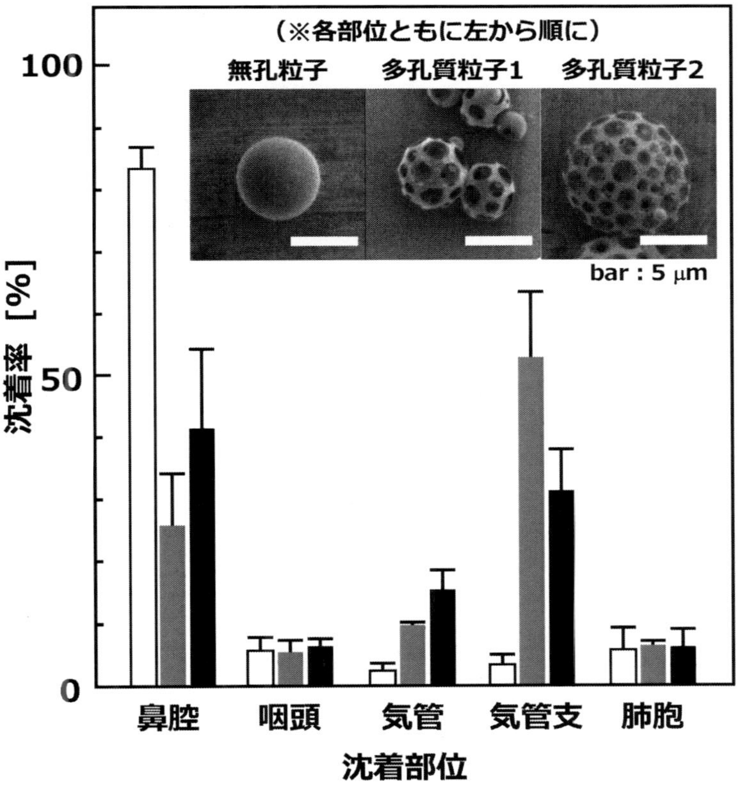

図6　粒子の表面形態が送達特性に及ぼす影響（模擬肺）

かにした[20]。すなわち，この「超低密度」多孔質粒子は，「高い肺送達能」と「肺内の免疫機構からの回避能」を両立できる経肺投与用の薬物キャリアとしての応用が期待できる。

4 おわりに

本稿では，自己乳化現象を制御することによって多孔質高分子微粒子を作製する技術を紹介した。自己乳化現象が起きる界面を高速度カメラで観察することによって，共存する界面活性剤の分子量によって界面の流動状態が大きく異なることも近年明らかになっているが，自己乳化は未解明の点が多い現象である。この現象を自在に制御することが可能になれば，幅広い特性を示す経肺投与用の多孔質高分子微粒子が作製できると考えられる。

文　献

1) C. Solans *et al., Curr. Opin. Colloid Int. Sci.,* **22**, 88 (2016)
2) J. Gad, *Arch. Anat. Physiol.,* 181 (1978)
3) J. T. Davies and E. K. Rideal, "Interfacial Phenomena", p.360, Academic Press, New York (1963)
4) S. A. Vitale and J. L. Katz, *Langmuir,* **19**, 4105 (2003)
5) A. Malzert-Freon *et al., Eur. J. Pharm. Biopharm.,* **73**, 66 (2009)
6) A. Al-Bawab *et al., Colloids Surf. A: Physicochem. Eng. Asp.,* **418**, 1 (2013)
7) R. Adjonu *et al., Food Hydrocolloids,* **41**, 169 (2014)
8) T. P. Sari *et al., Food Hydrocolloids,* **43**, 540 (2015)
9) J. Komaiko, and D. J. McClements, *Food Hydrocolloids,* **46**, 67 (2015)
10) A. H. Saberi *et al., Food Res. Int.,* **89**, 296 (2016)
11) H. Chen *et al., Food Hydrocolloids,* **51**, 395 (2015)
12) H. Murakami *et al., Int. J. Pharm.,* **187**, 143 (1999)
13) A. Amani *et al., AAPS PharmSciTech,* **11**, 1147 (2010)
14) Y. Kanakubo *et al., Colloids Surf. B: Biointerfaces,* **78**, 85 (2010)
15) N. Yoneki *et al., Colloids Surf. A: Physicochem. Eng. Asp.,* **469**, 66 (2015)
16) T. Takami and Y. Murakami, *Colloids Surf. B: Biointerfaces,* **87**, 433 (2011)
17) T. Takami and Y. Murakami, *Langmuir,* **30**, 3329 (2014)
18) J. Jaiswal *et al., J. Controlled Rel.,* **96**, 169 (2004)
19) F. Ito *et al., Eur. Polym. J.,* **45**, 658 (2009)
20) S. Nishimura *et al., Colloids Surf. B: Biointerfaces,* **159**, 318 (2017)

第9章　リポソームを用いた肺投与型DDS

丁野純男*

1　はじめに

リポソームは，脂質二重膜から構成される閉鎖小胞であり，1960年代半ばに英国のBanghamらによって発見された[1]。生体膜のモデルとして利用される他，薬物を搭載できるためDDS領域でも広く利用され，「標的指向化」，「放出制御」，「吸収促進」のいずれにおいても応用が期待できることから，多くの研究者から注目されている。リポソームは，生体由来のリン脂質が主成分であるため生体適合性に優れ，水溶性および脂溶性薬物のどちらも搭載することが可能，構成脂質の種類や組成を変更することが可能，粒子径を変更することが可能，表面電荷を付与することが可能，糖や抗体などで表面を修飾することが可能，大量生産が可能など，様々な特徴や利点を有する。最近ではDNAやsiRNAなどの核酸医薬の導入のためのツールとしても研究がなされるようになった[2,3]。また，AmBisome®，Doxil®やVisudyne®などのリポソーム製剤が上市に至り，世界各国の医療に貢献している。

リポソームは，注射により投与するものとの認識が大きいように思う。一方，筆者らは，世界に先駆けて，リポソームを気道経由で肺に直接投与することに取り組み，難治性肺疾患の病巣に薬物を標的指向化すること，加えて難吸収性薬物の経肺吸収を促進することを指向して基礎研究を重ねてきた。リポソームを用いた肺投与型DDSは，近未来の医療に貢献しうる革新的な疾患治療戦略となることが大いに期待される。

本章では，肺の構造と肺投与の意義を解説した上で，リポソームを用いた肺投与型DDSとして，筆者らのグループの研究成果を詳述する。

2　肺の構造と肺投与

肺には，肺胞（図1(A)）が隙間なく並んでおり，肺胞では血液中と空気中のガス交換が行われている。肺胞上皮細胞は，肺胞表面の粘液層（epithelial lining fluid：ELF）と毛細血管を隔てて存在しており，ガス交換を担うⅠ型細胞（95％）と肺サーファクタントの分泌を担うⅡ型細胞（5％）からなる。また，肺胞表面には，肺胞マクロファージ（alveolar macrophage：AM）が存在し，吸気中のほこりや細菌などを貪食する。隣接する肺胞間に存在する線維芽細胞（fibroblast：FB）は，肺胞が損傷した場合にコラーゲンなどを産生し，その傷を修復する。

＊　Sumio Chono　北海道科学大学　薬学部　応用薬学部門　薬剤学分野　教授

肺胞上皮細胞，ELF，AM や FB の内因性・外因性の質的・量的変化が各種肺疾患を引き起こすことが知られている。例えば，肺腺がんは肺胞上皮細胞から発生し，肺感染症は ELF や AM での細菌増殖により引き起こされる。また，肺線維症は，FB による過剰なコラーゲン産生により発症する。そのため，肺疾患においては，ELF や各種肺細胞が治療上の標的部位となる。それゆえ，肺投与（図 1 (B)および(C)）は，気道経由で直接肺胞に薬物などを投与するため，標的指向化の観点から経口投与に比べて効率的であり，投与量の減量や副作用の回避が期待できる。

肺胞には，薬物吸収を促進するための形態的な利点もある。ヒトでは，I 型肺胞上皮細胞を隔てて肺胞表面から毛細血管までの距離はわずか 0.5～1 μm であり，これは小腸絨毛表面から毛細血管までの距離（40 μm）や皮膚表面から毛細血管までの距離（100 μm）に比べて極めて短い。肺胞の数は 3～5 億個，総表面積は約 200 m^2 にもなり，小腸粘膜の絨毛を考慮した総表面積に匹敵するほど広い。また，薬物分解酵素が少ないことも知られている。このような特徴から，肺胞は消化管に替わる薬物吸収部位として活用できる可能性があり，上述の標的指向化のみならず，吸収改善の観点からも肺投与の有用性が期待できる。

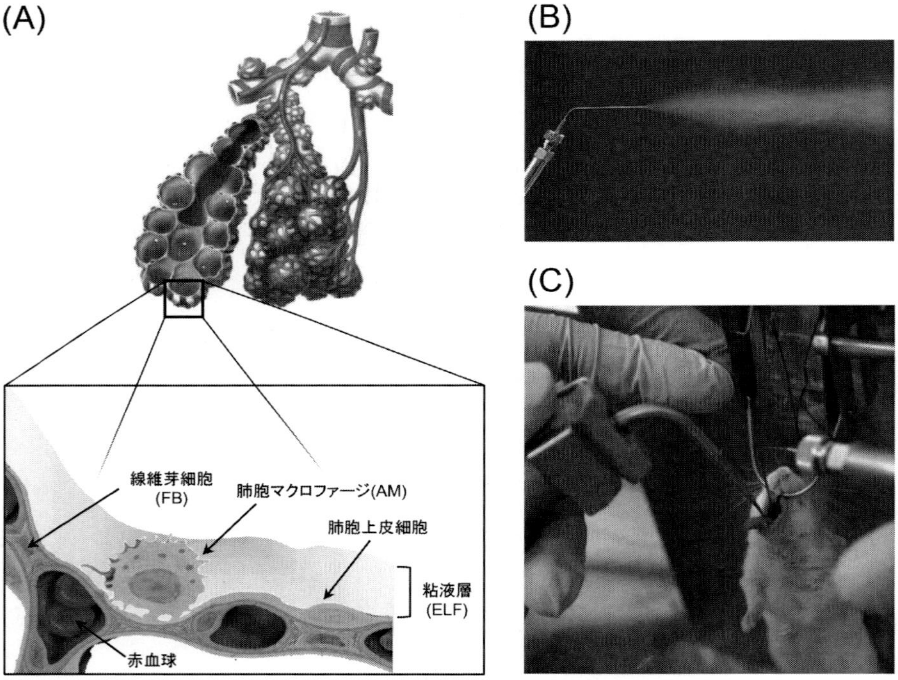

図 1　肺の構造と肺投与

(A)肺の構造，(B)肺投与器具（Liquid MicroSprayer™, PennCentury, Inc.），(C)マウス肺への投与風景（左手に持っているのは喉頭鏡）。

3　リポソームを用いた肺投与型DDS

3.1　標的指向化

3.1.1　薬物溶液の肺投与

肺疾患の治療を指向した薬物肺投与は，経口投与や静脈内投与のような全身投与とは異なり，最も古典的な標的指向化手法である局所投与に他ならない。肺投与という投与ルート選択に加えて製剤技術を駆使することで，肺投与型DDSを設計・構築することが筆者らの目的であるが，研究の始点でまずやるべきことは，薬物自体を肺投与したときの基礎データを緻密に収集することである。以下に，肺感染症，肺がんおよび肺線維症の治療を指向し，各種薬物の溶液を実験動物に肺投与した例を示す。

肺感染症の治療を目的とし，ニューキノロン系抗菌薬シプロフロキサシン（CPFX）の溶液を肺投与した場合，臨床での経口投与量の1/50の投与量にもかかわらず，細菌の増殖場所であるELFおよびAM中の薬物濃度の最高値が，経口投与時よりそれぞれ約100倍および10倍も高くなることを明らかにした[4)]。また，肺胞マクロファージに特に集積しやすい性質を有するケトライド系抗菌薬のテリスロマイシン[5, 6)]，マクロライド系抗菌薬のクラリスロマイシンおよびアジスロマイシン[7, 8)]の溶液を肺投与すると，経口投与の数百分の1の投与量で十分な抗菌効果が得られることをPK/PD解析により推定した[9~11)]。

肺がん治療においても，抗腫瘍薬ドキソルビシンの溶液を肺投与した場合，同用量を静脈内投与した場合に比べ，肺の腫瘍部位へ薬物が広く分布し，高い抗腫瘍効果が得られることがわかった[12)]。

一方，肺線維症のように肺胞構造が正常時に比べて極端に変化した病態では，肺投与した薬物が血中へ漏出してしまうことを明らかにした[13)]。低分子薬物はもちろんのこと，分子量が250 kDaの高分子薬物であっても投与部位から血中への漏出が観察された。このように，肺線維症の治療においては，薬物溶液を肺投与することは理にかなわず，薬物に何らかの製剤化を施し，投与部位に滞留させるとともに，標的細胞に取り込まれやすくするDDSの構築が必要である。

3.1.2　リポソーム製剤の肺投与

上述のように，肺感染症の治療においては，抗菌薬溶液の肺投与が有用であることがわかったが，溶液投与では投与量を低減できるものの，薬物が血中に吸収され，副作用の原因となる可能性を排除できない。そこで，肺投与時の抗菌薬のELFおよびAMへの標的指向性を向上させるため，リポソームをドラッグキャリアとして応用する治療戦略を立て，その粒子径の影響をまず始めに検討した。その結果，抗菌薬のELFへの標的指向化にはAMによる貪食を回避可能な100 nmが適し，逆にAMへの標的指向化にはAM自身の貪食能を活かせる1,000 nmのリポソームが適しており，これらは上述の溶液投与に比べて高い抗菌効果を発揮することがわかった[14, 15)]。しかし，このときの抗菌薬の濃度－時間パターンが，いくつかの菌種によっては変異・耐性化の危険性を示しており，抗菌効果のみならず菌の変異・耐性化の防止を考慮するならば，リポソームを改良してELFおよびAM中の抗菌薬濃度をさらに精密に制御し，長時間持続もしくは一過性に上昇させることが必要との結論に至った。

リポソームのポリエチレングリコール（PEG）修飾により食細胞系による貪食能が低下し，静脈内投与後のリポソームの血中滞留性が向上することが知られている。それゆえ，肺投与されたPEG修飾リポソームもAMによる貪食を回避し，ELFへのより高い標的指向性を発揮できるものと期待できる。また，AMにはマンノース受容体，Fc受容体やスカベンジャー受容体などの特異的受容体が発現しており，これらを介して異物を取り込むことが知られている。そのため，これらの受容体のリガンドでリポソームを修飾することで，AMへのさらなる標的指向性の向上が期待できる。特に，マンノースは多くの食品に含まれる成分であり，抗体などに比べ生産性や安全性の面での利点は大きい。

このような観点から，PEG修飾あるいはマンノース修飾リポソームにCPFXを搭載した製剤を設計し，これらの肺投与が肺感染症に対する有効かつ安全な治療システムとなるかを評価した。その結果，CPFX搭載PEG修飾リポソームのELF中濃度（図2(A)）は，長時間にわたり未修飾リポソームよりも有意に高く，この現象はPEG修飾リポソームがAMによる貪食を回避することに起因していた[16)]。PEG修飾リポソームがAMによる貪食を回避する理由については，PEGが肺サーファクタントプロテインのリポソームへの吸着を抑制することで，AMによる認識性が低下したためとの結論を得ている[17)]。一方，CPFX搭載マンノース修飾リポソームのAM中最大濃度（図2(B)）は未修飾リポソームに比べ2.5倍も高く，マンノースレセプターを介

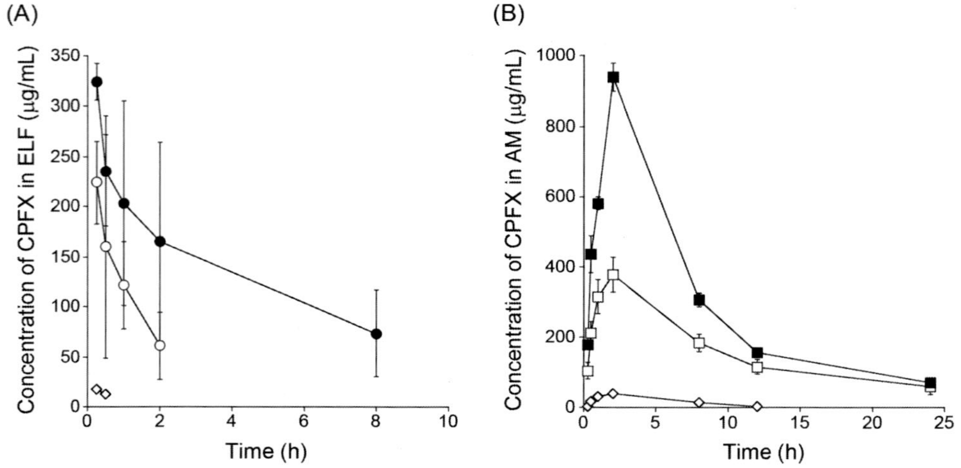

図2　CPFX搭載リポソームをラット肺に投与したときのELF中薬物濃度(A)およびAM中薬物濃度(B)の推移
CPFX搭載リポソームの薬物投与量は0.5 μmol/kgとした。(A)●，PEG修飾リポソーム；○，未修飾リポソーム；◇，CPFX水溶液。リポソームの粒子径はいずれも100 nmとした。(B)■，マンノース修飾リポソーム；□，未修飾リポソーム；◇，CPFX水溶液。リポソームの粒子径はいずれも1,000 nmとした。

した高い標的指向性により一過性の薬物濃度上昇が得られた[18~20)]。いずれの修飾リポソームにおいても，全身血中への薬物移行量は極めて少なく，これは副作用回避の観点からも意義深いことである[16, 19)]。さらに，PK/PD解析により，いずれの修飾リポソームも，肺炎球菌や結核菌など多くの菌種に対する十分な抗菌効果に加え，目標としていた菌の変異・耐性化を防止する効果を具備していることを明らかにした[16, 19)]。このように，抗菌薬搭載リポソームを肺投与することは，抗菌効果のみならず菌の変異・耐性化の防止の観点からも意義があり，抗菌治療の新戦略として大いに期待がもてる。

肺がん治療においても，抗腫瘍薬の溶液投与ではなく，製剤化することが望ましい。現在，リポソームを基盤とする肺投与型DDSの設計・調製と評価を行っており，これが転移性肺がんの治療に有効であることを明らかにしている（論文投稿中)。また，肺線維症の治療においては，血中への薬物漏出性が大きいため，薬物溶液の肺投与は望ましい治療戦略ではないことを上述した。そこで，抗線維化薬ピルフェニドンを搭載した塩基性線維芽細胞増殖因子（bFGF）修飾リポソームを設計・調製し，FBへの標的指向性と薬効を *in vitro* で評価したところ，FBによる取り込みは未修飾リポソームより有意に高く，かつ優れたコラーゲン産生抑制効果を示した[21)]。

以上のことから，リポソームの肺投与によるELF，AMおよびFBへの薬物の標的指向化には，リポソームのPEG修飾，マンノース修飾およびbFGF修飾がそれぞれ有用であることは明白である（図3)。本知見は，様々な肺疾患の治療を指向した肺投与型DDSの創製に有用な情報を与えるものである。

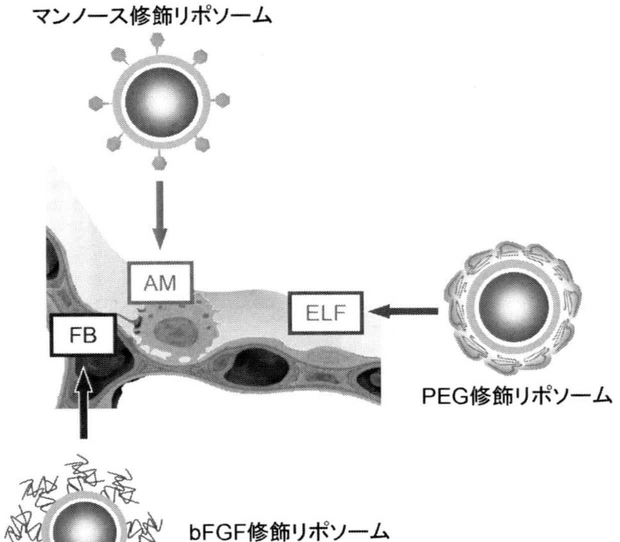

図3　リポソームによるELFおよび肺細胞への標的指向化

3.2　経肺吸収

3.2.1　吸収促進剤の利用

薬物を肺から全身血中へ吸収させることの利点は，肺の形態的特徴にあることは上述の通りである。しかし，インスリンなどの高分子薬物は，肺の形態的メリットを活かしたとしても，そのままの形で投与しては高い吸収性は得られず，吸収を促進するための工夫が求められる。そこで，インスリンの経肺吸収を促進することを目的として，カチオン性のスペルミン化ポリマーを合成し，その吸収促進剤としての有用性を検討した。その結果，インスリンとスペルミン化プルランをラット肺に併用投与した場合，スペルミン導入率が大きくカチオン性の強いものほどインスリンの経肺吸収を促進することがわかった[22)]。また，スペルミン化デキストランで同様の実験を行い，分子量と濃度の影響を検討したところ，分子量70,000のものを0.2％の濃度で併用することで，インスリンの経肺吸収促進効果が最大になることが明らかとなった[23)]。このように，スペルミン化ポリマーによるインスリンの経肺吸収には，カチオン性の度合い，分子量および濃度が重要であることが示され，また上皮細胞間のタイトジャンクションを開口させることが吸収促進のメカニズムであることが示唆された[22, 23)]。

3.2.2　吸収促進効果を有するリポソーム製剤

上述のように，肺投与は，非侵襲的にインスリンを投与できるため，注射に替わる投与法として有用である。しかし，実用を目指す上では製剤的工夫が求められる。それゆえ，ELFの主成

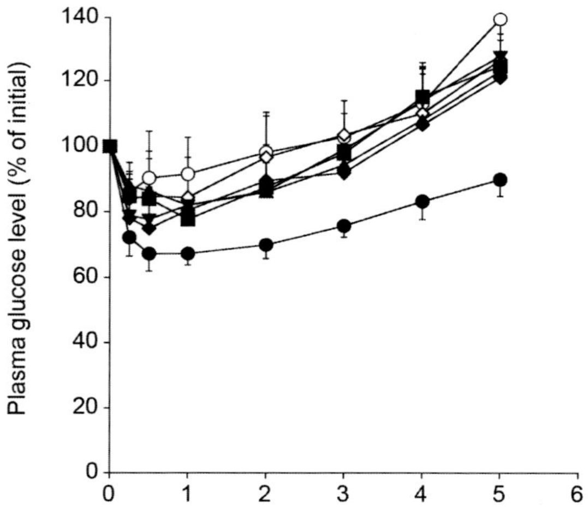

図4　インスリン搭載リポソームをラット肺に投与したときの血糖値の推移

インスリン搭載リポソームの薬物投与量は13 units/kgとした。リポソームの粒子径はいずれも100 nmとした。○，PBS；◇，インスリン水溶液；●，dipalmitoyl phosphatidylcholine（DPPC）リポソーム；◆，dioleoyl phosphatidylcholineリポソーム；▲，dilauroyl phosphatidylcholineリポソーム；▼，dimyristoyl phosphatidylcholineリポソーム；■，distearoyl phosphatidylcholineリポソーム

分であり肺胞上皮細胞間隙の開口に関わることが知られている，ジパルミトイルホスファチジルコリン（DPPC）から構成されるリポソームにインスリンを搭載した製剤を設計・調製し，これが糖尿病に対する有効かつ安全な経肺治療システムとなるかを評価した。その結果，インスリン溶液やその他のリン脂質から構成されるインスリン搭載リポソームをラットに肺投与しても血糖値は低下しなかったが，インスリン搭載DPPCリポソームでは経肺吸収促進に伴う血糖降下作用が認められた（図4）[24]。これは，DPPCリポソームにインスリンを搭載した場合の結果であ

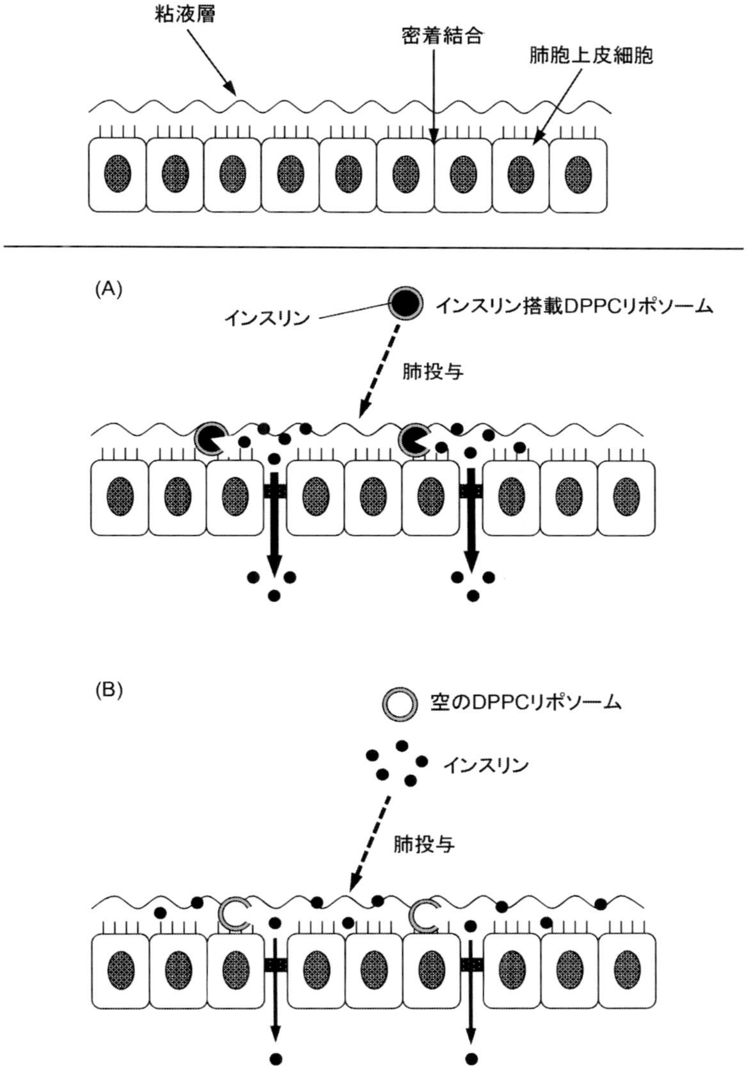

図5　DPPCリポソームによるインスリンの経肺吸収促進機構
(A)インスリン搭載DPPCリポソーム，(B)インスリン溶液＋空のDPPCリポソーム。

るが，インスリンと空のDPPCリポソームを併用投与することでも，インスリンの経肺吸収が促進される可能性が考えられる。そのため，DPPCリポソームへのインスリン搭載の必要性について検討したところ，インスリン溶液と空のDPPCリポソームの混合液でも血糖値は低下したが，血糖降下作用はインスリン搭載リポソームの方が強大であった。このことから，インスリンの経肺吸収促進には，必ずしもインスリンをDPPCリポソームに搭載する必要はないが，搭載した方がより効果的であることがわかった[25)]。このことについては，インスリン未搭載ではインスリンがELF全体に拡散してしまうが，インスリンをDPPCリポソームに搭載することにより粘膜表面のインスリン濃度が高まり，DPPCの作用で開口した細胞間隙経路を介してインスリンの吸収効率が増大したものと考察している（図5）。また，DPPCリポソームの肺投与では，肺組織からの乳酸脱水素酵素の漏出は認められず，生体適合性に優れていることが示された[25)]。

したがって，糖尿病の経肺治療にインスリン搭載DPPCリポソームを用いることは，有効かつ安全な治療法確立の戦略として大いに期待がもてる。また，DPPCリポソームはインスリンのみならず，他のタンパク質・ペプチド医薬品の経肺吸収促進にも応用できるのではないだろうか。

文　献

1) A. D. Bangham, M. M. Standish *et al.*, *J. Mol. Biol.*, **13**, 238 (1965)
2) S. Futaki, Y. Masui *et al.*, *J. Gene Med.*, **7**, 1450 (2005)
3) S. Chono, S. D. Li *et al.*, *J. Control. Rel.*, **131**(1), 64 (2008)
4) S. Chono, T. Tanino *et al.*, *Drug Metab. Pharmacokinet.*, **22**(2), 88 (2007)
5) K. Togami, S. Chono *et al.*, *Drug Metab. Pharmacokinet.*, **24**(5), 411 (2009)
6) K. Togami, S. Chono *et al.*, *J. Pharm. Pharmacol.*, **62**(1), 71 (2010)
7) K. Togami, S. Chono *et al.*, *Biopharm. Drug Dispos.*, **32**(7), 389 (2011)
8) K. Togami, S. Chono *et al.*, *Biol. Pharm. Bull.*, **36**(9), 1494 (2013)
9) K. Togami, S. Chono *et al.*, *Drug Dev. Ind. Pharm.*, **36**(7), 861 (2010)
10) K. Togami, S. Chono *et al.*, *J. Aerosol Med. Pulm. Drug Deliv.*, **25**(2), 110 (2012)
11) K. Togami, S. Chono *et al.*, *Pharm. Dev. Technol.*, **18**(6), 1361 (2013)
12) Y. Kanehira, S. Chono *et al.*, *J. Drug Deliv. Sci. Tech.*, **33**, 143 (2016)
13) K. Togami, S. Chono *et al.*, *J. Pharm. Sci.*, **105**(3), 1327 (2016)
14) S. Chono, T. Tanino *et al.*, *J. Drug Targ.*, **14**(8), 557 (2006)
15) S. Chono, T. Tanino *et al.*, *Drug Dev. Ind. Pharm.*, **34**(10), 1090 (2008)
16) S. Chono, H. Suzuki *et al.*, *Drug Dev. Ind. Pharm.*, **37**(4), 367 (2011)
17) K. Kaneko, S. Chono *et al.*, *Drug Deliv. Transl. Res.*, **6**, 565 (2016)
18) S. Chono, T. Tanino *et al.*, *J. Pharm. Pharmacol.*, **59**(1), 75 (2007)
19) S. Chono, T. Tanino *et al.*, *J. Control. Rel.*, **127**(1), 50 (2008)

20）S. Chono, K. Kaneko *et al., Drug Dev. Ind. Pharm.,* **36**(1), 102 (2010)
21）K. Togami, S. Chono *et al., Biol. Pharm. Bull.,* **38**(2), 270 (2015)
22）T. Seki, S. Chono *et al., J. Control. Rel.,* **125**(3), 246 (2008)
23）K. Morimoto, S. Chono *et al., Pharmazie,* **63**(3), 180 (2008)
24）S. Chono, R. Fukuchi *et al., J. Control. Rel.,* **137**(2), 104 (2009)
25）S. Chono, K. Togami *et al., Drug Dev. Ind. Pharm.,* **43**, 1892 (2017)

第10章　コロイド薬物キャリアの経肺投与応用

田原耕平*

1　コロイド薬物キャリアについて

DDSにおいてコロイド薬物キャリア（微粒子キャリア）は，100～200 nm程度のサブミクロンサイズの生体適合性微粒子懸濁液を指すことが多い。DDSで利用される微粒子キャリアは，大別して脂質微粒子と高分子微粒子があり，代表的な脂質微粒子はリポソームやリピッドエマルションがある。高分子をコアとするキャリアは基剤マトリックス中に薬物分子が分散したものが多く，キトサンやアルブミンなど天然高分子やポリ乳酸・グリコール酸（PLGA）やポリアルキルシアノアクリレートなど生分解性の合成高分子が用いられる。

微粒子キャリアは主に静脈注射による全身投与（Systemic administration）からの薬物標的化（ターゲティング）に利用され，キャリアの生体内挙動パターンに薬物を乗せることによりターゲティングが達成される。例えば，ポリエチレングリコール（PEG）表面修飾によりステルス化した微粒子キャリアは，EPR（Enhanced permeability and retention）効果によるがん組織への標的化が可能である。

一方，コロイド薬物キャリアは薬物ターゲティング以外にも，封入薬物の保護（安定化）や徐放化などが可能である。微粒子キャリアはサブミクロンサイズであり比表面積が大きく，マイクロスフェアなどと比較して組織や細胞と相互作用しやすくなるため，静注だけでなく経口，経肺，経鼻，経直腸投与など経粘膜経路への適用が古くから注目され多くの研究が行われている[1)]。特に，疾患部位近傍に直接薬剤を投与する局所投与（Topical administration）の場合，基本的に薬物ターゲティングは投与完了時に達成されるため他臓器・組織への移行などを最小限にできる。

2　コロイド薬物キャリアの経肺投与への適用

吸入には気管支喘息など肺局所疾患がターゲットの場合と，肺を全身作用薬の吸収部位として利用する場合があり，コロイド薬物キャリアはそのいずれにおいても薬理効果を最大化・持続化することを目的に適用報告がある。一方で，肺は呼吸器として重要な組織であるため，異物を呼吸器外へ除去するクリアランス機構が発達しており，薬物だけでなくキャリア自体の肺内動態も考慮して製剤設計を行う必要がある。

＊　Kohei Tahara　岐阜薬科大学　薬物送達学大講座　製剤学研究室　准教授

呼吸器は粘膜組織でもあるため，キャリアと粘液（Mucus）・粘膜（Mucous membrane/Mucosa）との相互作用も薬理効果に直結する。粘膜の表面は粘液の分泌によって常に湿潤に保たれており，粘膜上には粘液層が存在する。粘液の成分は分泌する細胞や組織によって異なるが，一般的にはムチン（Mucin）と総称される糖タンパク質が密なネットワークを形成して粘液層の基盤を形成している。ハイドロゲルである粘液は粘弾性の要素を持っており，微粒子キャリアの相互作用に影響する。組織や疾患によっても粘液の量は異なる。喘息患者では健常者の約7倍のムチン濃度が増加することもあり[2)]，その場合，肺粘膜上皮に薬物を送達することは非常に困難となる。肺組織における粘液成分および粘膜組織を十分に理解することが，経肺キャリア設計にとって重要である。

コロイド薬物キャリアを肺へ投与するには，吸入粉末剤（DPI），吸入エアゾール剤，吸入液剤（ネブライザーを使用）のいずれかの方法で吸入製剤化する必要がある。キャリア懸濁液をネブライザーに充填し，微細な液滴（液滴中に薬物キャリアは含まれる）として噴霧吸入する方法が比較的簡便であるが，ネブライザーによる空気流や超音波に対する安定性，キャリアからの薬物漏出，噴霧中に濃度変化がないこと（均一な噴霧が達成できているか）などをチェックする必要がある。

DPIは小型軽量化が可能で実用性・利便性の面で優れているが，液中で調製される高分子ナノ粒子やリポソームのDPI化には，乾燥や粉砕など粉体処理プロセスが必要となり，その際のキャリアからの薬物漏出や粒子凝集が問題となる。これらを防ぐため，微粒子キャリアの構成成分（リポソームであれば脂質）とは別に乳糖など添加剤が加えられるが，賦形剤などを別添加することで製剤中の主薬含量が希釈されてしまう。肺内のわずかな液体成分で粉末化した微粒子キャリアが再分散することも重要である。コロイドキャリアの中でも特に脂質微粒子のDPI化は技術的にチャレンジングではあるが，噴霧乾燥法や噴霧急速凍結乾燥などによりDPI化に成功した研究報告もある[3)]。

動物実験では，先端にチューブをつけたシリンジやPenn-Century社製のMicroSprayer Aerosolizerなどを用いて，薬物キャリア懸濁液を経気管から強制的に肺内に噴霧することで経肺投与されることが多い。一定のトレーニングを積めば実験動物の肺の中に一定量の薬物を正確に直接噴射することが可能であるが，患者の呼気による実際の吸入とは状態がかなり異なることを念頭に置く必要がある。

3　コロイド薬物キャリアの肺内挙動

一般に呼吸器に沈着した異物粒子は，沈着部位依存的なクリアランス機構により呼吸器外へ排泄される。肺内の標的部位で薬物を放出するために，コロイド薬物キャリアの肺内滞留性のコントロールが非常に重要であり，滞留性は粒子サイズと粒子表面特性に大きく依存する。

キャリアの肺内挙動の評価方法には，気管支肺胞洗浄液（BALF）や肺ホモジネート中の薬物を抽出し定量する方法や，近赤外の蛍光物質などを用いて *in vivo* イメージングによりリアルタイムで肺内挙動を評価する方法などがある。前者は詳細な肺内分布を定量的に評価できるが，実験が煩雑であり経時的な評価では多くの動物を使用する欠点がある。*in vivo* イメージングは半定量的ではあるが，一個体中の経時的な肺内粒子挙動を簡便に評価でき，呼吸器以外への組織移行も観察することが可能である[4)]。

筆者等はこれまでにリポソームの経肺適用を中心に検討してきた。マイクロサイズの粗大なリポソーム（MLV）は，サブミクロンサイズのコロイドキャリアよりも速やかに肺から消失することが分かっている。微粒子キャリアと気道粘膜や上皮細胞との相互作用が肺内滞留性に寄与していると考えられる。この仮説をもとに，微粒子キャリア表面を粘膜付着性物質であるキトサン（オリゴキトサン）で修飾した粒子をラットへ経肺投与した結果，未修飾の粒子よりも滞留性が延長することが明らかとなった。

また，キトサンだけでなくPEGやポリビニルアルコール（PVA）などの親水性ポリマーを表面修飾剤として用いた場合においても，リポソームの肺内滞留性を向上させることができ，そのメカニズムはキトサンの場合と異なることが分かっている。我々は主にPVA修飾について検討を行っており，リポソームへのPVA修飾は部分疎水化PVA（PVA-R）を用いる。PVA-Rによるリポソームへの表面修飾は，疎水基の脂質膜へのアンカーリングにより達成され，PVAの立体的なコーティング層がリポソーム表面に形成される。蛍光標識（DiI標識）キトサンおよびPVA-R修飾リポソームをラットへ経肺投与した後，BALFおよび肺組織中に残存するリポソームを定量し比較した[5)]。その結果，キトサン修飾リポソームはBALFよりも肺組織に残留し，PVA-R修飾リポソームはBALFにより多く残存することが明らかとなった（図1）。水溶性高分子であるPVAの表面修飾効果により，PVA-Rリポソームは肺組織と直接相互作用するよりも肺胞被覆液中にその多くが存在する。リポソーム表面のPVA層は肺胞マクロファージによる貪食も回避でき，このことも肺内滞留性向上の一因である。PVA-R表面修飾によりリポソームの肺内滞留性が増大することは，*in vivo* イメージング観察によっても確認することができた（図2）。

4　経肺投与によるペプチド薬物の全身吸収

肺は消化管などに比べて上皮細胞が薄く吸収性が高いため，ペプチドなどの高分子薬物を確実に全身送達させるという観点では，経口投与による消化管吸収を期待するよりもハードルが低い。現在は販売中止となったもののインスリン粉末吸入製剤も実用化された実績があり，コロイドキャリアによりペプチド薬物の吸収性や持続性を向上できれば，様々な難吸収性薬物の経肺製剤化につながると考えられる。

モデル薬物としてエルカトニンを封入したキトサン修飾リポソームを，MicroSprayerを用いてラットへ経肺投与を行った。その結果，経肺投与されたキトサン修飾リポソームは持続的に血

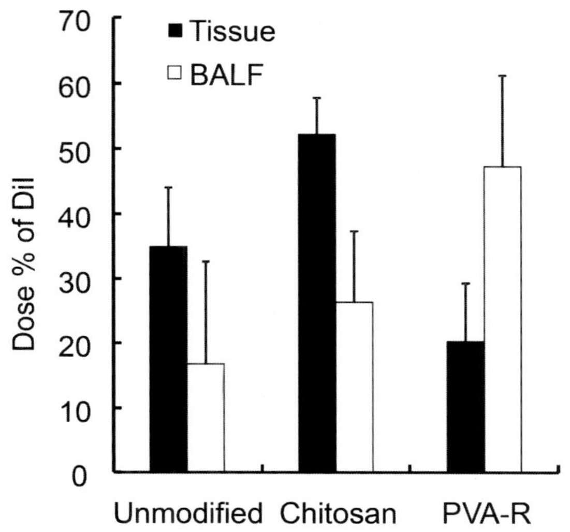

図1　ラットへ経肺投与後（5時間後）の肺組織およびBALF中の表面修飾リポソーム残存量[5)]
Data are shown as mean ± S.D.（n = 3）。

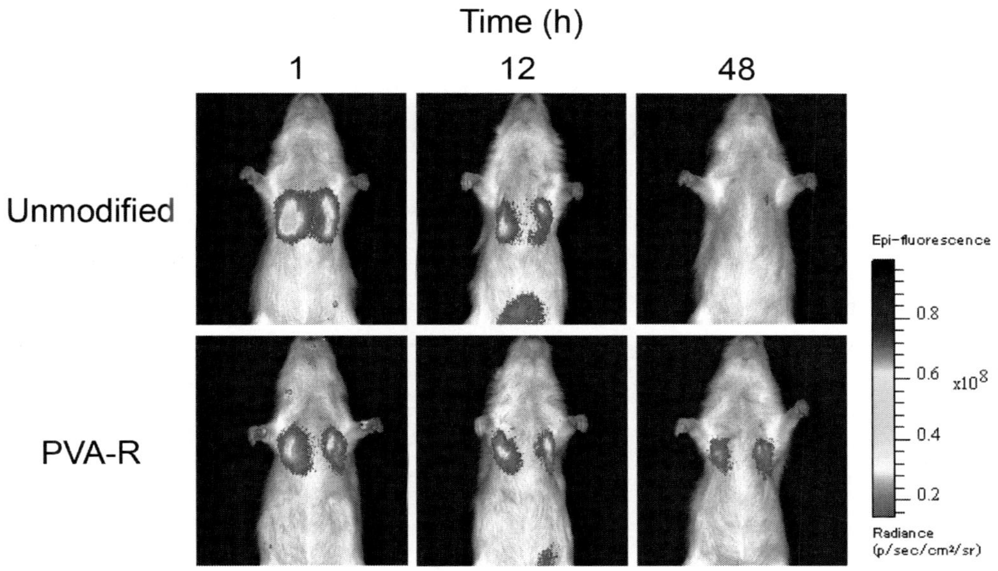

図2　ラット経肺投与後のインドシアニングリーン（ICG）標識表面修飾リポソームの *in vivo* イメージング[4)]

中カルシウム濃度を低下させることが明らかとなった[5)]。キトサンで粒子表面を修飾した場合，リポソームは静電的相互作用により肺組織に付着する。その結果，リポソームの肺内滞留性が向上し薬理効果の持続につながることが示唆された。また，キトサンによる肺上皮細胞膜のタイトジャンクション開口作用により，ペプチドの吸収性が増大したと考えられた。実際に，ヒト肺気

表1　ラット経肺投与後のエルカトニン封入表面修飾リポソームの薬理効果[5)]

	$AAC_{0\text{-}48\,h}$ (μg/mL*h)
Elcatonin solution	423.6 ± 177
Unmodified liposomes	484.9 ± 205
Chitosan-modified liposomes	1075.5 ± 337*†
PVA-R-modified liposomes	1181.2 ± 204**††

AAC：area above the blood calcium concentration-time curves.
Each values represents mean ± SD of at least three experiments.
$^{*}p<0.05$/$^{**}p<0.01$ compared with the eCT solution.
$^{\dagger}p<0.05$/$^{\dagger\dagger}p<0.01$ compared with unmodified liposome.

道がん由来のCalu-3を用いて，リポソーム添加後の膜抵抗値測定を行ったところ，キトサン修飾リポソーム添加時において膜抵抗値が有意に減少し，肺上皮細胞膜に対してキトサン修飾リポソームにはタイトジャンクション開口作用があることが示唆された[5)]。

PVA-Rによる表面修飾においても同様の検討を行い，エルカトニンの薬理効果はキトサン修飾リポソームとほぼ同様の効果があることが分かった（表1）。PVAにはキトサンのような吸収促進作用（タイトジャンクション開口作用）はないが，上述のように肺胞マクロファージ貪食回避に伴う肺内滞留性の延長が持続的な薬理効果に寄与していることが分かった[5)]。

また表面修飾リポソームに標的化能を賦与し，粘膜付着性をより強固なものにすることを目的として，粘膜・上皮細胞表面の糖鎖と特異的に結合する糖タンパク質レクチンに着目した。Wheat germ agglutinin（WGA）は*N*-アセチル-D-グルコサミンに特異的に結合するレクチンである。粘膜付着性ポリマーであるカーボポール（CP）とWGAの生体相互作用の相乗的な効果発現を期待してCPにWGAを付加した新規ポリマーを合成し，WGA-CP修飾リポソームの経肺ペプチドキャリアとしての有用性を用いて評価した。培養細胞を用いた*in vitro*評価において，WGA-CP修飾リポソームが細胞表面の糖鎖を認識して取り込まれることを確認した。エルカトニンを封入したWGA-CP修飾リポソームをラットに経肺投与し，その薬理効果を検討した。その結果，WGA-CP修飾リポソームでは，CPのみで表面修飾したものよりも，さらにその効果が増大し作用が持続することが明らかとなった（図3）[6)]。

5　肺局所における薬物徐放化

次に経肺投与コロイド薬物キャリアの肺局所疾患への応用事例を紹介する。喘息や慢性閉塞性肺疾患（COPD）に代表される肺局所疾患には，疾患部位に直接薬物を届けることができる吸入製剤が効果的である。しかしながら，上述のように，呼吸器系には粘膜繊毛輸送による沈着物質の除去や肺胞マクロファージによる貪食など自浄作用による除去機能（クリアランス）が存在する。医薬品の物性によっては肺上皮から全身血中へ移行しやすいため，肺内での薬物滞留性制御

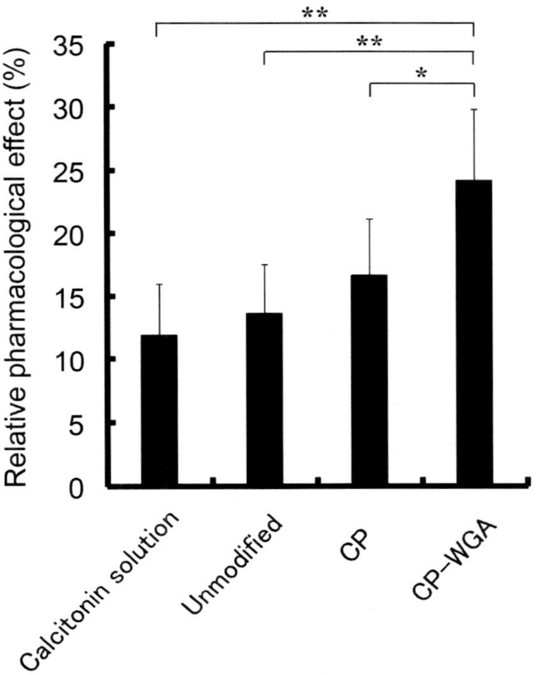

図3　ラット経肺投与後のエルカトニン封入 CP-WGA 修飾リポソームの薬理効果[6)]
Data are shown as mean ± S.D。n = 6, $^{*}p<0.05$, $^{**}p<0.01$。

は吸入による肺局所治療にとって重要である。全身吸収が必要なペプチド薬物の場合とは異なり，肺局所疾患に経肺コロイドキャリアを応用する場合には薬物の全身移行を防ぐことも必要となる。

短時間作用性吸入β2刺激薬（SABA）として使用されるプロカテロール塩酸塩の吸入製剤（メプチン）は，即効性があり喘息発作治療時に有用な製剤である。一方，水溶性低分子のプロカテロールは肺に到達後，速やかに血中に移行するため薬効持続性はほとんどない。そこで筆者等は微粒子キャリアとしてリポソームを利用し，プロカテロール塩酸塩の肺内滞留性の向上に伴う薬効持続化を試みた[7)]。PLGA など疎水性高分子から構成されるコロイドキャリアと比較し，内水相を有するリポソームは水溶性薬物の封入に有利である。リモートローディング法を適用することで，高い封入率を示すプロカテロール封入リポソームを調製することができた。また，リポソームからの薬物放出性を *in vitro* にて評価した結果，相転移温度の高い脂質（水素添加大豆ホスファチジルコリン：HSPC）を用いたリポソームでは膜構造の流動性が低くなり，薬物が放出されずリポソーム内に長時間保持された。一方，相転移温度の低い脂質（卵黄フォスファチジルコリン：EPC）を用いたリポソームでは，徐々に薬物が放出される様子が観察され，リポソームの脂質組成により薬物放出挙動を制御できる可能性が示された（図4）。これらプロカテロール封入リポソームをラットやモルモットへ経気管投与したところ，プロカテロールの肺内滞留性

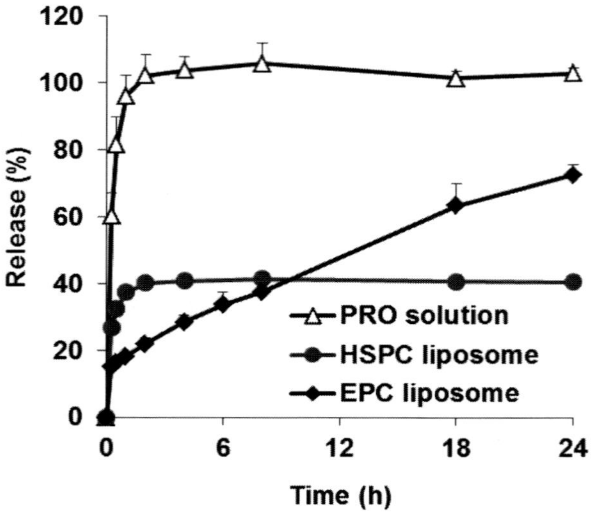

図4　プロカテロール（PRO）封入リポソームの *in vitro* 薬物リリース[7)]

Data are expressed as the means ± S.D. (n = 3)。

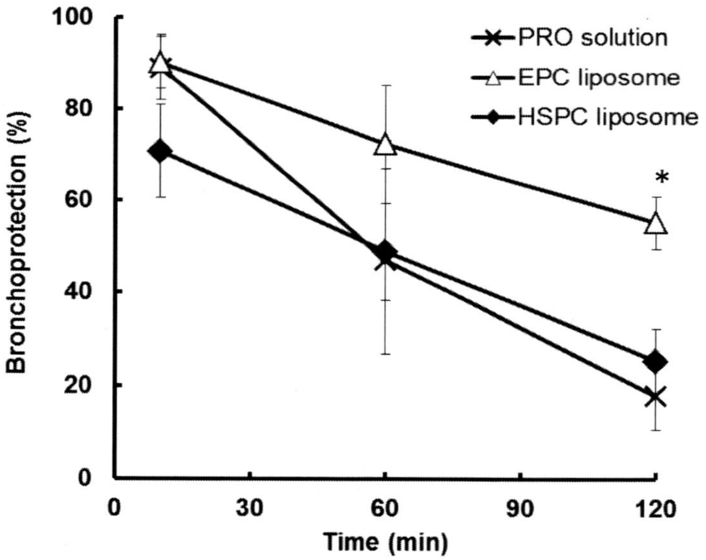

図5　ヒスタミン誘発気管支収縮モデル（モルモット）におけるプロカテロール（PRO）封入リポソーム吸入製剤の薬理評価[7)]

$^{*}p < 0.05$ vs. PRO solution groups。

が向上すると同時に薬理効果の持続化も確認することができた（図5）。プロカテロールの血中濃度測定が技術的に困難であったため，同程度の分子量で水溶性蛍光物質であるカルボキシフルオレセイン（CF）をリポソームへ封入して経肺投与後のCF血中移行を評価した。その結果，リポソーム化して経肺投与することで，CF の肺から血中への移行が大幅に抑制されていることが明らかとなった。なお，プロカテロールの検討で使用した微粒子キャリアは，表面修飾など特殊な加工を施していないリポソームであり，このようなシンプルな処方でも局所投与で薬物の効果を最大化できることを明らかにした。

6　おわりに

本稿では，コロイド薬物キャリアの吸入によるインスリンなど全身作用薬の吸収性促進や，肺局所における既存薬の徐放化など筆者等の研究事例を中心に紹介した。経肺投与製剤の場合，吸入デバイスや吸入トレーニングが必要であり，経口投与などと比較すると服用における患者の負担は重くなる。煩雑で多くの吸入回数が必要な吸入製剤は，たとえ優れた薬剤であっても患者からの支持を受けることが難しいであろう。肺内滞留性制御による薬効持続化などコロイド薬物キャリアの特性を最大限に活用することで，患者の負担を軽減できる経肺投与製剤の開発につながる可能性がある。

文　　献

1）田原耕平，竹内洋文，医薬品医療機器レギュラトリーサイエンス，**48**(11), 735（2017）
2）J. K. Sheehan *et al., Am. J. Respir. Cell Mol. Biol.,* **13**(6), 748（1995）
3）R. Bi *et al., J. Drug Target.,* **16**(9), 639（2008）
4）M. Murata *et al., Eur. J. Pharm. Biopharm.,* **86**(1), 115（2014）
5）M. Murata *et al., Eur. J. Pharm. Biopharm.,* **80**(2), 340（2012）
6）M. Murata *et al., J. Pharm. Sci.,* **102**(4), 1281（2013）
7）K. Tahara *et al., Int. J. Pharm.,* **505**(1-2), 139（2016）

第 11 章　肺内安定性を高めたペプチド性粉末吸入製剤

佐藤秀行[*1]，尾上誠良[*2]

1　はじめに

低分子医薬品による創薬標的が枯渇する昨今，高い選択性・薬理活性を有するペプチド，タンパク質および核酸医薬を含むバイオ医薬品が大きく注目を集め，世界中で研究・開発が盛んに進められている。しかしながら，このようなバイオ医薬品は一般的に生体内における安定性や膜透過性が低く，経口的な投与が困難であり注射剤のような侵襲的投与が必要な製剤としての使用に制限されている。そのため，患者への負担を軽減できるような非侵襲的な投与経路や薬効を最大化できる投与形態の開発が切望されている。このような背景の下，世界中の薬剤科学者達はバイオ医薬品の効率的送達を目指し，さまざまな投与経路を使用した drug delivery system 開発研究を積極的に遂行している。数ある投与形態の中でも，吸入製剤，特に粉末吸入剤は簡便かつ迅速に自己投与が可能であり注射剤に代わるバイオ医薬品の投与経路として期待されている。肺は，肺胞構造による広大な表面積，肺胞に至る豊富な毛細血管ネットワーク，肺胞における上皮細胞の薄さなどの解剖学的な特徴から，投与薬物の全身作用を指向した薬物の吸収部位として適した性質を有していると考えられている。これまでにもインスリンなどのペプチド性医薬品の粉末吸入製剤が上市された例もあり，非侵襲的なバイオ医薬品の新規投与経路としての有用性を活かした製剤開発が行われている。加えて，肺はインスリンのような投与後の薬物全身作用を指向した製剤のみならず，結核や肺真菌症などの感染症，喘息や慢性閉塞性肺疾患（chronic obstructive pulmonary disease：COPD）のような炎症性呼吸器系疾患に対する気道や肺への局所作用を目的とした製剤についても，感染・病変部位に対する薬物の直接的デリバリーによる効果的な薬物治療，薬物全身暴露の軽減による全身性副作用リスクの回避などの利点を有している。一般に生理活性ペプチドは物理化学的ならびに生物化学的にハンドリングが容易ではないことが多く，これらを前述のような吸入製剤として医薬応用する上では多くの化学的あるいは薬剤科学的な工夫が必要となる。具体的には，①構造改変による代謝安定性の向上，②作用持続のための製剤学的工夫，③副作用回避のための病変部位特異的な薬物送達法の開発が挙げられる。本編で紹介する研究は，生理活性ペプチドである血管作動性腸管ペプチド（vasoactive intestinal peptide：VIP）の安定性改善を指向した誘導体開発ならびに炎症性呼吸器疾患に対する局所作用を指向した粉末吸入製剤への発展的応用を目指したものである。

＊1　Hideyuki Sato　静岡県立大学　薬学部　薬物動態学分野　助教
＊2　Satomi Onoue　静岡県立大学　薬学部　薬物動態学分野　教授

2　安定性の改善を指向したVIP誘導体の開発

VIPはグルカゴン－セクレチンスーパーファミリーに属する28アミノ酸残基からなるペプチドである（表1）。VIPとその受容体は生体内に広く分布しており，これまでに肺，心臓，消化管や皮膚を始めとしさまざまな臓器で発現が確認されている。その機能としても，代謝調節，エキソクリン／エンドクリン分泌，免疫応答の調整など，非常に多岐にわたる役割を有している[1～4]。これら役割の中でも，VIPは強い抗炎症作用と気管支平滑筋弛緩作用を併せ持つため炎症性呼吸器疾患の治療薬としての応用が期待されている。実際に，VIPノックアウトマウスにおいて気道炎症や気道過敏が観察されるなど，呼吸器系におけるVIP欠損と喘息発症の因果関係を示唆するデータも報告されており[5]，喘息治療におけるVIP受容体アゴニストの有用性が強く支持されている。このように非常に魅力的な薬理作用を有するVIPであるが，生体内における半減期の短さ，すなわち安定性の悪さが治療応用への大きな障壁となっている。我々のグループではこれまでに，VIPおよびVIP誘導体を用いた種々の検討から，VIPの15，20および21残基目のリシンをアルギニン，17残基目のメチオニンをロイシンで置換した[$R^{15,20,21}$, L^{17}]-VIPがVIPよりも有意に高い代謝安定性を有することを見出している[6]。分光学的手法や*in silico*計算解析の結果から，VIPは他のグルカゴン-セクレチンファミリーと同様，構造中に長いα-ヘリックス構造を有しており，この構造が受容体結合に重要であることがわかっている[7]。VIPのアミノ酸残基を置換後においても受容体結合活性を維持していることから，これらアルギニンとロイシンによる置換は，VIPのα-ヘリックス構造に対する影響が少ないものと考える。さらには[$R^{15,20,21}$, L^{17}]-VIPのC末端をグリシンとアルギニンで延長した[$R^{15,20,21}$, L^{17}]-VIP-GRR（IK312532）は*in vitro*のみならず*in vivo*においても天然のVIPよりも強い生物活性を示した[8]。IK312532の構造をベースとしたVIP誘導体開発検討にて，これまでの構造活性相関解析の結果を踏まえ，さらなる安定化検討を実施した（表1）。その結果，VIPと相同性の高い下垂

表1　血管作動性腸管ペプチド（vasoactive intestinal peptide：VIP）およびその誘導体のシーケンスとα-ヘリックス含量

	5　10　15　20　25　30	α-Helix (%)
VIP	H S D A V F T D N Y　T R L R K Q M A V K　K Y L N S I L N	63
Secondary structure	*Random coil* | *α-Helix* | *Random coil*	
[$R^{15,20,21}$, L^{17}]-VIP-GRR (IK312532)	- - - - - - - - - -　- - - - R - L - - R　R - - - - - - - G R　R	62
[$R^{15,20,21}$, L^{17}, $A^{24,25}$, des-N^{28}]-VIP-GRR (IK312548)	- - - - - - - - - -　- - - - R - L - - R　R - - A A - - G R R	58
[E^{8}, $R^{15,20,21}$, L^{17}, $A^{24,25}$, des-N^{28}]-VIP-GRR (IK312550)	- - - - - - - E - -　- - - - R - L - - R　R - - A A - - G R R	58
[$A^{8,24,25}$, $R^{15,20,21}$, L^{17}, des-N^{28}]-VIP-GRR (IK312551)	- - - - - - - A - -　- - - - R - L - - R　R - - A A - - G R R	63

体アデニル酸シクラーゼ活性化ポリペプチド（pituitary adenylate cyclase-activating polypeptide：PACAP）の構造を参考にアミノ酸置換を行ったVIP誘導体群において，さらなる安定性の向上を認めた。リン酸塩緩衝液（pH 7.4）中で行った溶液安定性試験の結果に関してArrhenius plotによる解析を行った結果を表2に示した。解析の結果得られた半減期は，いずれのVIP誘導体においてもIK312532と比較して延長しており，24および25残基目のアミノ酸置換がIK312532の安定化に大きく寄与していることを示唆した。また，円二色性スペクトル（circular dichroism：CD）を用いた高次構造評価[9]においてはいずれのVIP誘導体もα-へリックスの存在を示すスペクトルを示し，VIPの修飾後における2次構造の維持に関して確認した（図1）。過去の検討からIK312532は*in vitro*細胞実験においてタバコ煙抽出液による障害の抑制効果を示しており[10]，タバコ煙による酸化ストレスによって引き起こされるようなCOPD病

表2　アレニウスパラメーターとVIP誘導体の溶液安定性予測

	Arrhenius parameters			Calculated values at 25 °C	
	Ea (kcal/mol)	A (day^{-1})	r	k (day^{-1})	$t_{0.5}$ (days)
IK312532	20.2	2.40×10^{13}	0.998	3.5×10^{-2}	19.6
IK312548	14.2	1.17×10^{8}	0.988	4.7×10^{-3}	146.8
IK312550	14.2	1.70×10^{8}	0.996	6.9×10^{-3}	100.2
IK312551	13.1	1.97×10^{7}	0.996	4.6×10^{-3}	151.1

各検体（0.1 mg/mL）を20 mMリン酸塩緩衝液（pH 7.4）に溶解し，4，40および55℃条件下で保存中におけるVIP誘導体の残存率から各種パラメーターを算出。

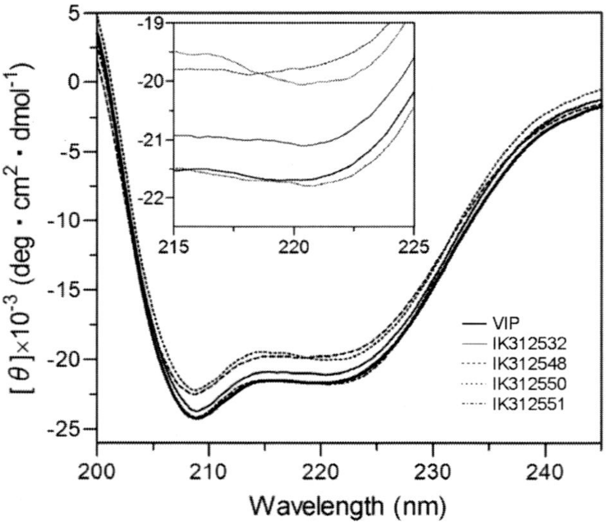

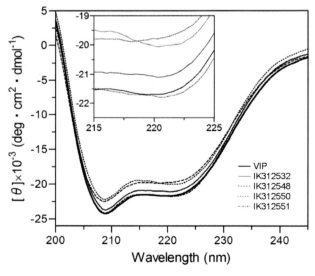

図1　VIPおよび各種VIP誘導体の円二色性スペクトル
50％メタノール/20 mM Tris-HCl緩衝液中。

態に対する治療効果についても期待できる。以上のようにVIPの結合活性を維持しつつアミノ酸残基を置換・追加することでVIPの安定性改善を達成したが，胃酸条件下における化学的安定性や消化管における膜透過性の低さのために経口投与は現実的ではなく，粉末吸入製剤への発展的な応用が望ましい投与形態であると考える。

3　VIP誘導体の粉末吸入製剤への応用

VIP受容体は全身に広く分布しており，全身性の副作用回避のためにも病変部位特異的な薬物送達が望ましい。特に，VIPのような生理活性ペプチドは高い生物活性を有するため，少量の暴露でも副作用を発現するリスクがあり，化合物を均一にターゲット部位へ送達する必要がある。筆者らは，前述のVIP誘導体の中からIK312548を選択し，喘息やCOPDなどの炎症性呼吸器疾患治療への適用を目指した粉末吸入製剤試作を検討した。吸入する粒子の粒子径は薬物の肺内到達量や到達部位に大きく影響することが報告されており，粉末吸入製剤開発において製剤の粒子径コントロールは極めて重要である。特に数μm程度の粒子径が好ましいとされているため，製剤の粒子径を5μm以下の均一なものとすべく，VIP誘導体とその賦形剤としてエリスリトールを選択しjet-millを用いた粉砕により粒子を微細化・整粒した。一般的に，数μm程度の微細粒子は付着性・凝集性が強く，そのまま粉末吸入剤として適用する場合，分散性に問題を認める可能性がある。本検討ではキャリア粒子として50～60μm程度の乳糖キャリア（Respitose SV003，DMV）と混和することで分散性および流動性を改善した粉末吸入製剤を得た。走査型電子顕微鏡による形態観察の結果から，jet-mill処理によって粉砕されたマイクロ粒子が乳糖キャリアの表面に付着した形態であることを確認し，これらマイクロ粒子の凝集物等は認めなかった（図2)。0.2 MPaの分散圧条件下にて乾式レーザー回折法によって粒子径を評価したところ，4および55μmのピークを確認した。これらのピークは，それぞれjet-millにより粉砕されたVIP誘導体と賦形剤のエリスリトールのマイクロ粒子および乳糖キャリア粒子に由来するものと推察する。VIPのように安定性の乏しい生理活性ペプチドは，製剤の製造過程においてさまざまな外因的ストレスによって高次構造変化や分解に伴い薬効が減弱する可能性がある。特に，グルカゴンやグルカゴン様ペプチド-1のようなグルカゴン－セクレチンファミリーに属するペプチドは，熱や圧力のような外因的ストレスによってペプチド中のα-ヘリックス構造がβ-シート構造に変化，その結果として凝集特性が強くなり細胞傷害性を示す難溶性fibrilを形成することが知られており[11, 12]，ペプチドの高次構造変化の解析は製剤製造価値における化合物安定性，さらにはそのリスク評価としても重要である。今回調製した吸入製剤中に含まれるVIP誘導体に関してCDスペクトルを用いた高次構造評価を行った結果，209および222 nmにおけるピークを確認した（図3)。これらのピークはα-ヘリックス構造を有する場合に典型的に見られるピークであり，VIP誘導体含有粉末吸入製剤のCDスペクトルがVIP自身やIK312548とほぼ同等のスペクトルを示したことからも製剤調製中におけるIK312548の高次構造変化はほとんどないことを確認した。次に，本研究で開発したIK312548含有粉末吸入製剤の *in vitro* 吸入特性を評価すべく，アンダーセン型カスケードインパクターを用いた評価を実施した（図4）。本吸入剤はカプセルからの放出量が約99％であり，ヒドロキシプロピルセルロースカプセルに充填した製剤のほとんどがカプセルから放出されていることを確認した。また，本結果より算出される fine particle fraction 値は約31％であった。Stage 0に分布するVIP誘導体量が50％を超えていることから，半分以上のVIP誘導体の微細粒子はカスケードインパクターによる吸入の際に，乳糖キャリアから分散せず付着した状態を維持していたことが推察される。本製剤に関して吸入剤としての分散特性を改善するためには，添加剤やキャリア粒子の選択，デバイスの選択などに関してさらなる最適化が有効であると考える。

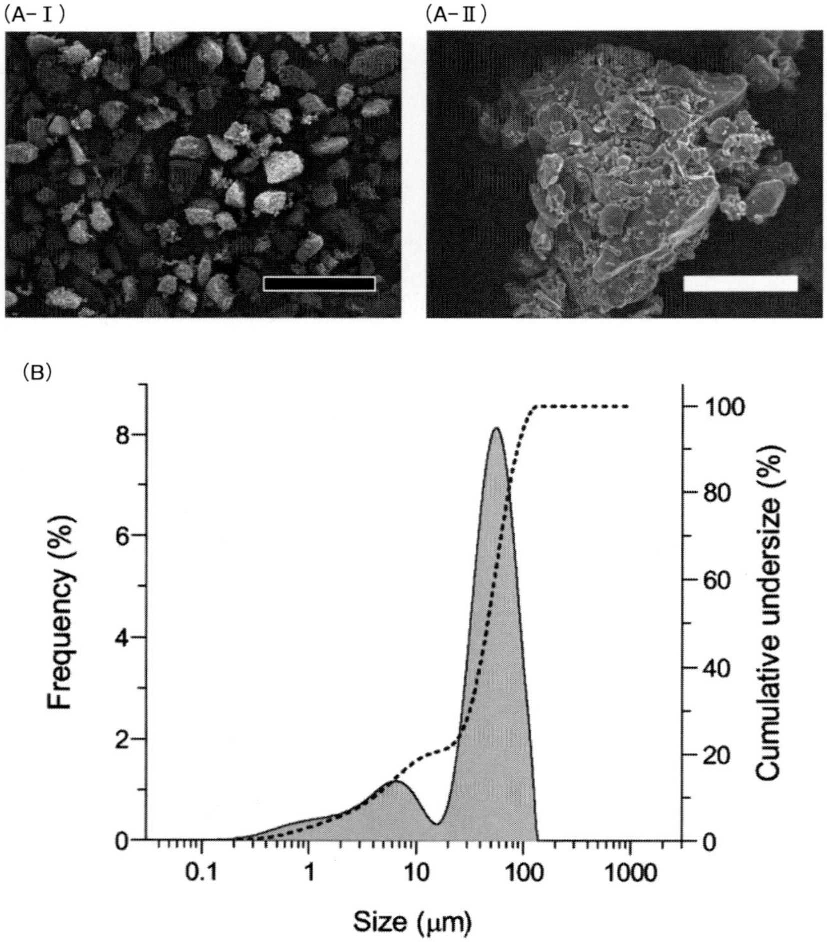

図2　IK312548含有粉末吸入製剤の表面形態(A)と粒度分布(B)
（A-Ⅰ）および（A-Ⅱ）におけるスケールバーはそれぞれ250および20 μmを示す。

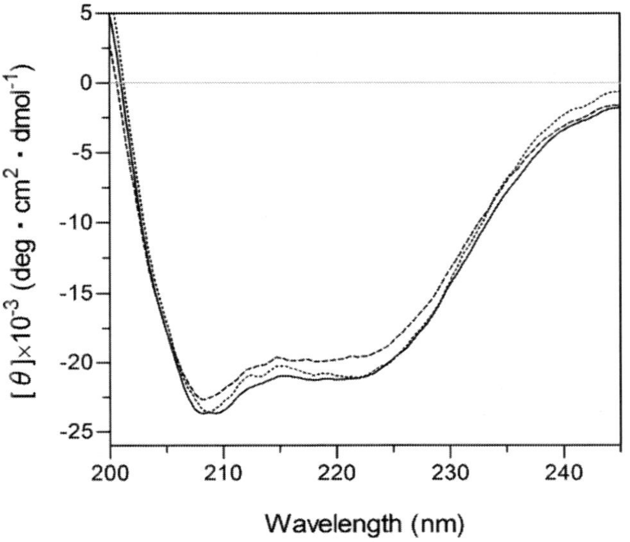

図 3　VIP，IK312548 および IK312548 含有粉末吸入製剤の円二色性スペクトル
50％メタノール/20 mM Tris-HCl 緩衝液中；実線：VIP，破線：IK312548，点線：IK312548 粉末吸入製剤。

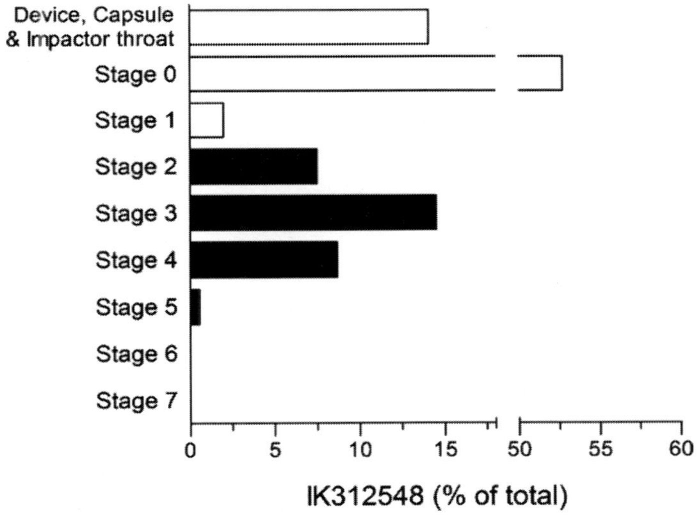

図 4　カスケードインパクターによる IK312548 含有粉末吸入製剤の *in vitro* 吸入特性評価
デバイスは JetHelase®（日立オートモティブシステムズ）を用い，28.3 L/min 条件下にて吸入した。

4 VIP 誘導体含有粉末吸入製剤の気道炎症モデルラットにおける抗炎症作用

開発した製剤の *in vivo* における有用性を明らかにすべく，ovalbumin を抗原とした気道炎症モデルラットを用いて気道組織における抗炎症作用を指標とした評価を実施した。調製した製剤を気道内投与（50 µg-IK312548/rat, *i.t.*）の 1 時間後に抗原感作し，その 24 時間後において肺を採取した。採取した肺を用いて凍結切片を作製，ヘマトキシリン－ペルオキシダーゼ染色後に気道組織に浸潤している炎症性細胞の数をカウントした（図 5）。その結果，VIP 誘導体含有吸

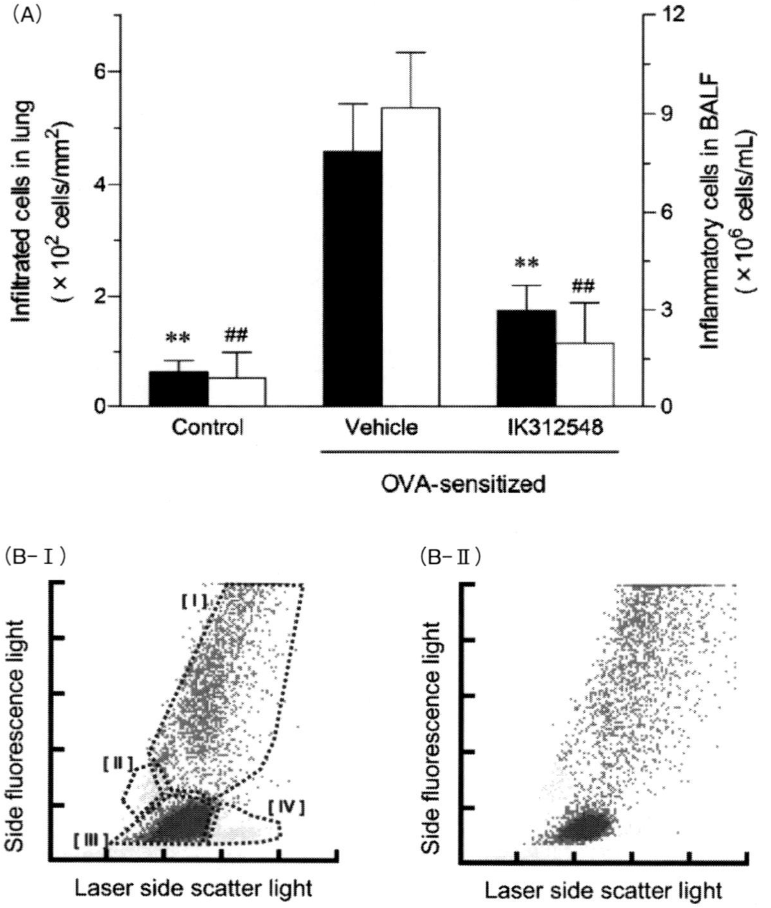

図 5　気道炎症モデルラットにおける抗炎症作用

vehicle：乳糖キャリアおよび賦形剤のエリスリトールを気道内投与，IK312548：IK312548 含有粉末吸入製剤（50 µg-Ik312548/rat）を気道内投与。(A)肺組織（filled bars）および気管支肺胞洗浄液（bronchoalveolar lavage fluid：BALF）（open bars）中における炎症性細胞の浸潤数。データは平均値 ± 標準誤差。** $P<0.05$（肺組織）および ## $P<0.05$（BALF）：vehicle を投与した抗原感作群に対する有意差検定より。(B) Sysmex XT-2000 iT system を用いた抗原感作ラットの BALF 中炎症性細胞分類（B-Ⅰ：vehicle 投与，B-Ⅱ：IK312548 含有粉末吸入製剤投与）。［Ⅰ］単球，［Ⅱ］リンパ球，［Ⅲ］好中球および［Ⅳ］好酸球。

入製剤の気道内投与群（50 µg-IK312548/rat, *i.t.*）においては抗原感作によって惹起される好酸球や好中球などの炎症性細胞浸潤が有意に抑制されることを確認した。気管支肺胞洗浄液（bronchoalveolar lavage fluid：BALF）は肺疾患におけるバイオマーカー評価において非常に有用な生体試料である。抗原感作の 24 時間後，BALF 中における炎症性細胞の数について評価した結果，肺組織における炎症性細胞の浸潤数と同様の傾向を示し，VIP 誘導体の気道内投与群において顕著な細胞数の減少を認めた。抗原感作によって引き起こされた気道炎症病態に関してより詳細な解析を行うため，BALF 中に回収された細胞を自動血球分析装置（Sysmex XT-2000 iV システム）を用いて計測および分類を行った[13]（図 5）。本システムによる解析の結果，抗原感作後の BALF 中にて単球や好中球の顕著な増加，好酸球の軽微な増加を確認した（図 5(A)）。興味深いことに，VIP 誘導体含有吸入製剤の気道内投与群では好中球と好酸球の増加を顕著に抑制していた（図 5(B)）。これらの炎症性細胞は，喘息や COPD のような炎症性呼吸器疾患における病態形成に深く関わっており，両細胞の遊走や浸潤を抑制することを可能とする VIP 誘導体粉末吸入製剤は，さまざまな炎症性呼吸器疾患治療に寄与するものと期待する。

5　おわりに

本稿では肺内における生理活性ペプチドの安定性を高めるため，誘導体化の手法をとったケースについて VIP の誘導体開発から気道炎症動物モデルへの応用検討までを紹介した。筆者らはこれに加えて，肺内における代謝安定性を高めた PEGylated VIP[14] や作用持続化を指向した VIP 誘導体封入 poly(lactic-co-glycolic acid) ナノ粒子[15]，VIP 合成の効率化を目指した shortened VIP[16] 開発など，ペプチド医薬の吸入製剤開発を目指した検討を幅広く実施している。先に述べたように，ペプチド医薬品のようなバイオ医薬品に関する DDS 技術開発の重要性は今後も大きくなることは容易に想像されることであり，吸入製剤がバイオ医薬品のための delivery option の一つとして，ますます発展し臨床応用されることを強く期待する。

文　　献

1) C. Abad *et al.*, *Curr. Top. Med. Chem.*, **6**, 151 (2006)
2) M. Delgado *et al.*, *J. Immunol.*, **290**, 63 (1999)
3) S. I. Said, *Ann. NY Acad. Sci.*, **629**, 305 (1991)
4) S. I. Said *et al.*, *Science*, **169**, 1217 (1970)
5) A. M. Szeme *et al.*, *Am. J. Physiol. Lung. Cell. Mol. Physiol.*, **291**(5), 880 (2006)
6) S. Onoue *et al.*, *Peptides*, **28**, 1640 (2007)
7) S. Onoue *et al.*, *Eur. J. Pharmacol.*, **485**, 307 (2004)

8) S. Onoue *et al., Life Sci.,* **74**, 1465 (2004)
9) M. A. Andrade *et al., Protein Eng.,* **6**, 383 (1993)
10) S. Misaka *et al., Peptides,* **32**, 401 (2011)
11) S. K. Maji *et al., Science,* **325**, 328 (2009)
12) S. Onoue *et al., Pharm. Res.,* **21**, 1274 (2004)
13) R. A. Mathers *et al., Comp. Clin. Pathol.,* **16**, 29 (2007)
14) S. Onoue *et al., Eur. J. Pharm. Sci.,* **49**, 382 (2013)
15) S. Onoue *et al., Peptides,* **35**, 182 (2012)
16) H. Suzuki *et al., J. Pept. Sci.,* **24**(3), e3069 (2018)

第12章　結核，肺がん治療を目的とした経肺吸収DDSの開発

廣田慶司*1，友田敬士郎*2，寺田　弘*3，牧野公子*4

1　肺での作用を期待する経肺吸収DDS

肺は呼吸による酸素と二酸化炭素のガス交換を司る臓器であり，ガス交換は100～200 nmの厚みにまで薄く伸展したⅠ型肺胞上皮細胞により主に構成される約100 m^2の肺胞粘膜を介して行われる[1)]。人体において外界と接触する粘膜面積が小腸に次いで大きいことや，胃酸や消化酵素の影響を受けないこと，また吸入という非侵襲的な手法により投薬できることなどから，経肺吸収製剤の開発が求められている。主な経肺吸収DDSは，全身性の作用を目的としたものであり，例えば糖尿病におけるインスリン製剤，Exubera®（2007年販売中止）やAfrezza®があげられる。一方で，結核，肺がんなどの病巣が肺局所に発生する疾患においては，肺での作用を期待する経肺吸収DDSが求められる。肺局所で最大限の効果を期待するDDS製剤にとって重要なことは，肺に送達するばかりでなく，肺に滞留させ，局所での薬効を高めることである。

嚢胞性線維症における緑膿菌による呼吸器感染に伴う症状の改善を目的として，粉末吸入製剤のtobramycin（TOBI® Podhaler®）が米国および欧州で承認されている。一回の投薬において，計112 mg（28 mg×4カプセル）の粉末薬剤を8回の吸入に分けて用いられるものであり，1日2回，28日間の吸入投薬が求められる。結核治療を目的とした経肺吸収DDS製剤においては，スプレードライにより粉末化したcapreomycin製剤が開発されている。薬物動態の指標として血漿中濃度が示されており，抗結核菌作用が期待できる薬物濃度（minimum inhibitory concentration：MIC）を達成するためには計300 mgの吸入が必要であった[2)]。MICを超える時間は数時間であったものの，薬物の消失半減期は全身投与に比べ吸入投与により1.6倍ほど延長されたが，それでも吸入から24時間後にはほとんどのcapreomycinは血漿中から消失していた。ヒトにおける肺胞中濃度は血漿中濃度より高く保たれていると考えられるが，吸入により既存の抗菌薬の効果を期待するには多量の粉末を高頻度で吸入しなければならないのが現状であると考えてよいだろう。

＊1　Keiji Hirota　新潟薬科大学　健康・自立総合研究機構　客員研究員；
東京理科大学　総合研究院　客員研究員

＊2　Keishiro Tomoda　東京理科大学　総合研究院　客員研究員

＊3　Hiroshi Terada　新潟薬科大学　学長

＊4　Kimiko Makino　東京理科大学　薬学部　薬学科　教授

2　肺への微粒子送達性と肺からの微粒子クリアランス

肺に吸入薬を貯留させるためには，気管および気管支をかいくぐって肺まで送達される量を高め，さらに肺における排泄機能から免れる必要がある。吸気は，咽喉部から気管を通過して取り込まれるが，ガス交換が行われる肺胞に達するまでに約23回の気管分岐構造を経る。吸気とともに取り込まれる微粒子は，分岐部においては慣性力により分岐部に衝突したり，肺深部においては閉鎖系であることから気流が無くなっていき，微粒子の沈降，ブラウン運動による拡散および静電的な相互作用が発生したりすることで，多くは肺胞に到達する前に捕捉される。

肺胞への送達度を高めるためには，微粒子製剤化の工夫と吸入デバイスの改良という2つのアプローチが考えられる。肺は複雑な分岐を経て，流路は最終的には直径約250 μmにまで狭まっていく。したがって，微粒子の大きさが送達度に密接に関連しており，肺胞への送達には空気力学系にして1～5 μmとなるよう製剤化しなければならない。肺胞への送達度は，肺胞まで送達されるサイズの微粒子の割合を重量パーセンテージで示すfine particle fraction（FPF）という指標によって評価される。FPFを高めるためには，糖や分岐鎖アミノ酸など粉末微粒子の分散性を高める化合物を添加したり，スプレードライ法や超臨界流体抽出法などの微粒子を構成する薬物や賦形剤に適切な調製方法を選択したりすることが必要である[3)]。一方，吸入デバイスを考えると，これまでのものは装填量の約10％が肺に送達できる程度であった。吸入デバイスの改良は進んではいるものの，現在市場で使われているものでもせいぜい40％が送達できる程度であり，つまり半分以上の製剤が肺へ送達されないという課題がある[4)]。

肺へと送達された微粒子は様々なクリアランス作用を受けることになる。代表的なものは咳であり，微粒子が大きいものほど咳込みやすくなるようである。気道で捕捉された微粒子は，粘液線毛運動により上気道へとクリアランスされる。図1に示すように，気管および気管支には線毛を持つ細胞，粘液を分泌する杯細胞およびClara細胞が点在している。粘液分泌性の細胞は神経系に密接しており，異物粒子を検知すると即座に粘液を分泌するようになっている。粘液に絡まった異物粒子は線毛細胞により上気道へと排泄され，この一連の排泄機構はmucociliary escalatorと称されている。そのクリアランス速度は肺胞から気管へ行くほど速くなり，最大で100 μm/secにも達する。黄色ブドウ球菌をマウスに吸入させると，6時間で95％の菌が肺からクリアランスされており，粘液線毛運動を含めた肺のクリアランス機能が非常に高いことがわかる。

このようなクリアランスを回避し，微粒子を肺に貯留させるためには肺の生理学的機能を利用することが重要である。気管の分岐が20回を超えた部位から肺胞にかけて，呼吸による膜の収縮伸展を補助するために肺サーファクタントを主成分とする液相が形成されている。肺サーファクタントは肺胞Ⅱ型上皮細胞から約70 mL分泌されており，主に肺胞Ⅱ型細胞へとリサイクルされる。一部は肺胞マクロファージおよび樹状細胞に取り込まれるため，半減期は6～7時間であるが，肺サーファクタントのリサイクリング経路を活用することで肺における薬物の貯留性を

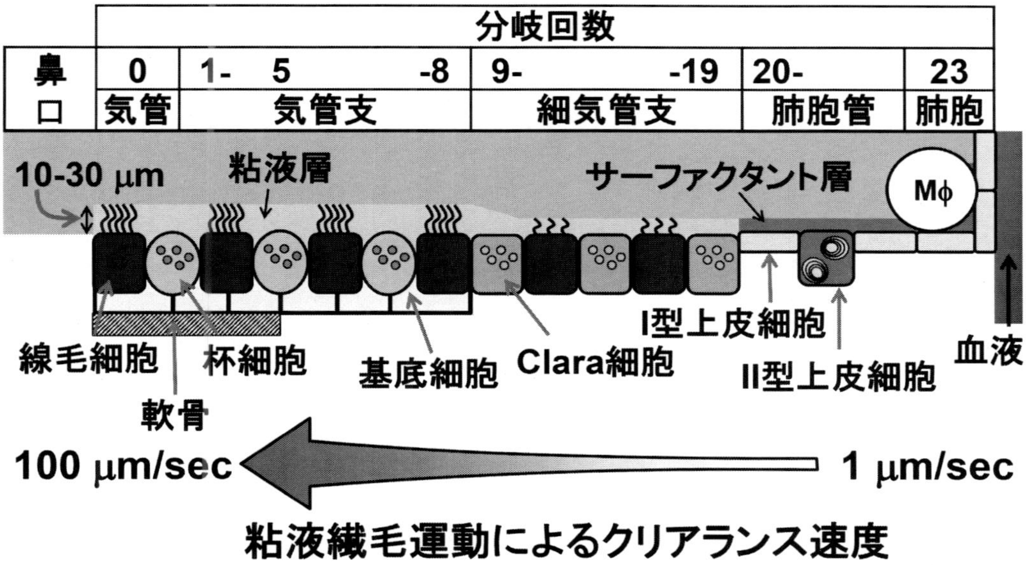

図1　気道の防御システム

高めることが期待できる。

3　結核治療のための経肺吸収DDS

結核は結核菌（主に *Mycobacterium tuberculosis*）の感染によって引き起こされる疾患であり，病理的には肉芽腫の形成を伴う。結核菌の侵入に応じてマクロファージが菌を貪食・捕獲するが，結核菌はマクロファージの消化機構であるファゴリソソーム形成を阻害し，生き延びることができる。結核菌はマクロファージ内に潜伏していることから，マクロファージへの抗結核薬の送達が効果的であり，そのためにマクロファージに取り込まれやすい微粒子製剤が好ましいと考えられる。

マクロファージによる微粒子の取り込みは，①微粒子の細胞膜への接触，②マクロファージの貪食受容体による微粒子の認識，③細胞膜の突出または陥没による微粒子の囲い込み，を経る。この過程に影響を与える微粒子の特性として，サイズ，形状，表面状態の3つが考えられる。

サイズはマクロファージの取り込みに影響を与える主要な因子である。マクロファージはおよそ1～10 μmのサイズの異物を取り込むと考えられているが，取り込みに最適なサイズはマクロファージの種類により異なり，末梢血単球から分化したマクロファージでは0.3～1.1 μmであり，肺胞マクロファージでは3～6 μmである。このようなサイズで取り込みが最適となる理由の一つはDerjaguin-Landau-Verwey-Overbeek（DLVO）理論で解釈できる。すなわち，膜表面はひだ状になっているが，このひだに収まりやすいサイズの微粒子は，膜との接点が多くなり，そのため取り込まれやすくなるということである。サイズがnmオーダーの微粒子もマクロファージにより取り込まれるが，薬物量が同じとなるようにサイズの異なる微粒子を取り込ませると，微粒子数の多い小さなサイズほど多くのマクロファージに分布することになるが，製剤粒子に内包される薬物量は基本的に半径の3乗に比例するため，大きなサイズの微粒子ほど細胞内への送達量は大きくなる。気道を通過し肺へ送達される微粒子の空気力学系が1～5 µmであることも考慮すると，肺胞マクロファージへの送達には3 µm前後の微粒子サイズが適していると考えられる。微粒子の形状と取り込みやすさの関係性についての報告では，楕円のような点対称でない微粒子の場合，長径が膜の接線となる向きが取り込まれやすいようである。これは，DLVO理論に倣い微粒子とマクロファージの接点数が多いためであると考えられ，また膜が法線方向へと伸展あるいは陥没する距離が短い方が取り込みは起こりやすいと言える。

マクロファージに取り込ませやすいよう抗結核薬を微粒子化するためには，疎水性の高いポリ(乳酸-グリコール酸)(PLGA) やリン脂質，分散性を高めるためにleucineやmannitolなどのキャリアが用いられている。特に，PLGAは生分解性の徐放性による作用時間の延長を期待して用いられている。抗結核薬としては第一選択として使われるrifampicinを始め，旧来使われていたcapreomycinや新規化合物のPA-824など様々な抗結核薬が，ダブルエマルション法，スプレードライ法，超臨界流体抽出法など種々の技術により微粒子製剤化されている。

吸入製剤化した抗結核薬の効果は，実験に都合のよい気道や肺の大きさを持つラットや，病態もヒトに近いとされるモルモットで主に検証されている。肺への投薬方法としては，チャンバー内でエアロゾル化した微粒子を自然吸入させる鼻部曝露吸入法や，気管挿管により作出した流路から圧縮空気などで微粒子をエアロゾル化するとともに肺へ送り込む気管内投与法が執られている。それぞれの方法の特徴をまとめたのが表1である。

A. J. Hickeyらによって鼻部曝露吸入法を用いて，結核菌に感染したモルモットにおいてrifampicin内包PLGA微粒子（RFP-PLGA）の抗結核効果を確認した実験では，直接比較はされていないもののrifampicinの経口投薬に有意に優る効果は認められていないようである[5, 6]。鼻部曝露吸入法では，実際の投薬量は推測値として求められるのだが，実際に肺へ送達された薬物量は過少であり，期待される抗結核効果が得られなかった可能性も考えられる。一方，気管内投与法では，気管に挿入した管を通して肺へと投薬するため，気管以降の気道には沈着するものの，効率よい肺への送達が可能となり，投薬量と効果の関係がより明確になる。これまではPenn-Century Inc.（2015年に廃業し，現在，技術移転先を探している。）が供給しているようなものが一般的であり，2つの流路を持つ密閉できるチャンバー内に微粒子を装填し，一方から圧縮空気を供給すると，もう一方からエアロゾルが噴霧されるというものである。密閉系であるため，エアロゾル化するために装填できる粉末製剤量は流路の大きさに依存し，1回あたり多くて数mg程度である。また，1分間に約70回呼吸するラットへの投薬は実験者の手技に極めて依存し，そのためバラツキが大きくなる。このような装置により結核菌感染ラットの肺へRFP-PLGAを投薬すると，肺内結核生菌数は減少することが示唆され，また一部の肺葉において外

表1　肺への粉末微粒子投与方法の特徴

投与方法	鼻部曝露吸入法	圧縮空気による気管内投与法	人工呼吸器＋ベンチュリ型投与器具
使用する薬剤量	＋＋＋	＋	＋
投与できる剤形	液体（懸濁液），粉末	粉末	粉末
呼吸との同調性	あり	なし	あり
肺末梢部への送達性	△	△	○
肺への分布	均一	不均一	均一
定量的な投与	×	○	○
連続的な投与	○	×	○
長期反復投与	○	△（気管の障害）	△（気管の障害）
肺へかかる負荷	—	＋	＋
肺以外への送達	鼻腔内，咽喉，体表	気管（支）	気管（支）
麻酔	不要	必要	必要
多検体への同時投与	○	×	×
導入費用	$$$	$	$$

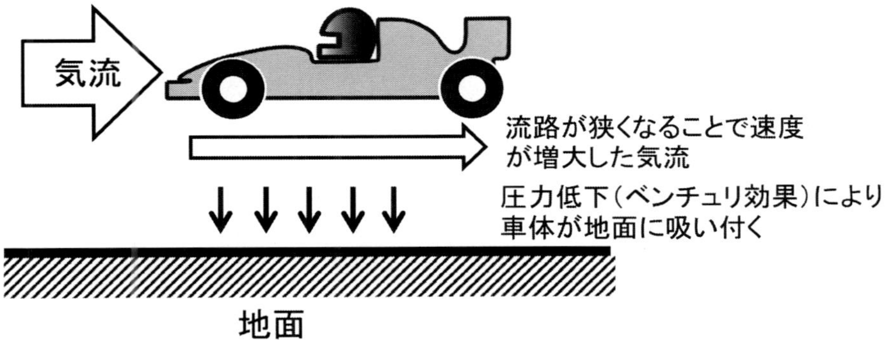

図2　レーシングカーに応用されるベンチュリ効果

観上の肉芽腫の減少も認められた[7]。しかしながら，経口投与に優る効果は得られていない。

筆者らは，吸入型の抗結核薬製剤の治療効果を明らかにするためには，すべての肺葉へ十分量のRFP-PLGAを送達させる必要があると考え，人工呼吸器に着目した。呼吸と同期させ，繰り返しの投薬により送達効率を高めるわけであるが，1回呼吸気量が約2mLであるラットの肺へ限られた空気量により微粒子をエアロゾル化することが至難であった。そこで着目したものがベンチュリ効果であった。ある大きさの流路を一定の速度で動く流体が，狭い流路に移行すると流速が大きくなり，それに伴い流路内の圧力が減少するというベルヌーイの定理としても知られる効果のことで，図2に示すようにレーシングカーの接地安定性を増すための仕組みとして使われているものである。

この圧力差を利用すれば，流路内に別の流体を導入することができるようになり，微粒子の導入に活用した。その装置が図3に示すようなもので，3つの管から構成される。1つの管から圧縮空気を送り込むと，ベンチュリ効果が発生するため，もう1つの管から微粒子が吸引され，流路内へと導入される。そして，さらにもう1つの管からエアロゾルとなり排出されるようになる。ベンチュリ効果を利用した投与装置を用いることで，密閉チャンバー型の気管内投与装置に比べRFP-PLGA微粒子は各肺葉へ効率よく送達されるようになった。これは，投与装置へ供給する微粒子量を減らすことで効率よいエアロゾル噴霧が達成でき，また，エアロゾルを繰り返し肺へと導入できたためであると考えられる。

筆者らは，結核菌モデルとしてBCGを感染させたラットに対して，人工呼吸器とベンチュリ投与装置を用いてRFP-PLGAを気管内から約2 mg/kg肺投薬し，抗結核効果を検証した。1日1回，7日間の投薬後，肺内に生残していたBCGを計数したところ，10 mg/kgのrifampicinを経口投薬したときと同程度に減少していることが確認された。すなわち，肺に抗結核薬を直接投与することで，治療に必要となる薬物量が1/5に減ることが確認でき，そのためには微粒子を肺へ投薬する装置が極めて重要な要素となることが分かったのである。しかしながら，肺組織のrifampicin量は，経口投薬に比べ，肺へ直接投薬したときの方が極めて増大しているにも関わらず，それに見合う抗結核菌効果は認められていない。RFP-PLGAの肺における貯留性を，肺胞洗浄により回収した肺胞マクロファージ内のrifampicin量を指標として解析すると，肺への投薬後6時間でrifampicinのほとんどが消失していた[8]。PLGAからのrifampicinの放出が*in vitro*に比べ加速されたということもあるが，肺の防御系，例えばマクロファージによる異物取り込み後のクリアランスやmucociliary clearanceによる排泄など，の作用を活発化させてしまい，肺における十分な貯留性が達成できていないのではないか，と考えられる。

結核では病原菌の周囲を白血球が取り囲んだ肉芽腫の形成が特徴的である。このような病態を作り上げることは病原菌が生体内で生きながらえる方略であり，肉芽腫を通過し，内部に生残している結核菌へと到達できる製剤でなければ，その方略を打ち破ることはできないと考えている。このような視点で抗結核薬の経肺吸収DDSに適した微粒子を考えると，マクロファージに取り込ませるだけでなく，例えば細胞間隙を浸潤したり，transcytosisによる運搬を経たりして

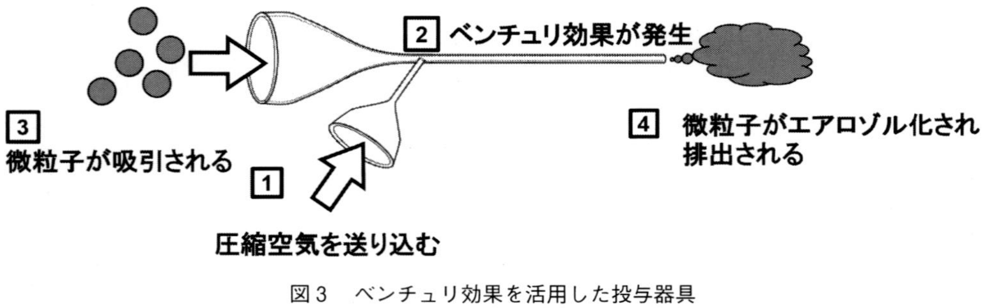

図3　ベンチュリ効果を活用した投与器具

肉芽腫内の結核菌へと到達できるような特性を持たせなければならない。結核菌と生体との間で起こる相互作用を理解した上で，その中から結核菌にとって致命的となる要素を経肺吸収DDSへと入力していくような製剤設計が極めて重要である。

4　肺がん治療のための経肺吸収DDS

肺がんに対しても吸入剤による治療は効果的であると考えられるが，その場合は薬物送達の標的細胞は上皮細胞となる。そのため，pinocytosisを経て取り込まれるようなナノサイズの微粒子による送達が必要であるが，粒子径が小さい微粒子は，例えばタバコの煙が肺から排出されるように，肺での捕捉が極めて少なくなってしまう。このような課題を解決するため，ナノ粒子を賦形剤により肺へ送達されるサイズのマイクロ粒子へと製剤化するナノコンポジットマイクロ微粒子が作られている。賦形剤が肺サーファクタントのような液体により溶解すると，構成体であるナノ粒子が分散し，上皮細胞へと取り込まれることが期待される。筆者らは，抗がん剤のTAS-103をPLGAに内包させたナノ粒子をトレハロース溶液とともにスプレードライすることによりナノコンポジットマイクロ微粒子化している[9]。ナノコンポジット微粒子をラットの肺へ投与することで，期待通り肺への貯留性が高まったが，RFP-PLGAのケースと同じように，投与後8時間後にはほとんどのTAS-103が消失しており，肺のクリアランス系の影響を強く受けていると考えられた。

近年では，新たな作用機序の抗がん剤として免疫チェックポイント阻害剤が上市されたこともあり，免疫機能を利用する抗がん治療が脚光を浴びている。筆者らは，免疫反応のプレーヤーとして上流に位置付けられているマクロファージを適切に活性化させることによりがん細胞を撃滅できるのではないかと考えている。マクロファージはT細胞と同じように活性状態により分類され，例えば，リポ多糖やインターフェロン-γ（IFN-γ）で活性化されたものはM1型，インターロイキン（IL)-4やIL-13により活性化されたものはM2型とされる。抗がん活性を示すマクロファージはM1型であり，筆者らは，リポ多糖を作用させたマクロファージは，がん細胞へ積極的に接着し，さらに一酸化窒素を産生することで，抗がん活性を示していることを明らかにしてきた。このような抗がん効果が生体内でも起こりえるか検討するため，免疫細胞の損失のない正常なC57 BL/6マウスに，同種のがん細胞Lewis lung carcinomaを移入することで肺がんモデルマウスを作出した。以下では，リポ多糖を肺へ直接投与することにより得られた抗肺がん効果に関する知見を紹介したい。

生理食塩水に懸濁させたリポ多糖はPenn-Century Inc.社のMicroSprayer® Aerosolizerによりマウスに気管内噴霧投与し，肺におけるリポ多糖の作用について検討した。蛍光標識したリポ多糖を気管内から噴霧投与すると，全ての肺葉に分布しており，また肺洗浄液中に最低12時間の持続的なTNF-α産生が認められた[10]。興味深いことに，肺へのリポ多糖の投与が，血液中のTNF-α産生を誘導することはなく，逆に，リポ多糖の静脈注入が肺洗浄液中のTNF-α産生を誘導することもなかった。また，リポ多糖の気管内噴霧投与により細胞障害の指標の一つである乳酸脱水素酵素が肺洗浄液中に漏れ出てくることがないことも確認された。したがって，肺へのリポ多糖の投与が肺局所において M1 型マクロファージを誘導し，抗がん活性が高まる状態へと変化させていることが分かった。

リポ多糖の気管内噴霧投与による抗がん効果を肺組織表面に形成された腫瘍結節数により評価した。図 4 に示すように，生理食塩水を気管内噴霧投与したマウス群では，肺に巨大な腫瘍が形成されており，その原型が分からないほどであったが，リポ多糖を気管内噴霧投与することで腫瘍の肥大化が抑制され，肺腫瘍結節数は約 2/3 に減少した。これは既存の抗がん剤であるシクロホスファミドを腹腔内投与したときに匹敵するほどの抗がん活性であり，肺の外観からも腫瘍結節形成が同程度であることが分かる。興味深いことに，リポ多糖とシクロホスファミドを併用すると，さらに強力な抗がん活性が認められ，肺腫瘍結節数は生理食塩水を気管内噴霧投与したときの約 1/4 にまで減少し，形成されていた腫瘍結節の大きさが明らかに縮小していた。リポ多糖の気管内噴霧投与はそれだけでも肺がん治療効果があるが，シクロホスファミドのようなある種の抗がん薬を併用するとさらに強力な効果が期待できることが分かったのである。“ある種”の

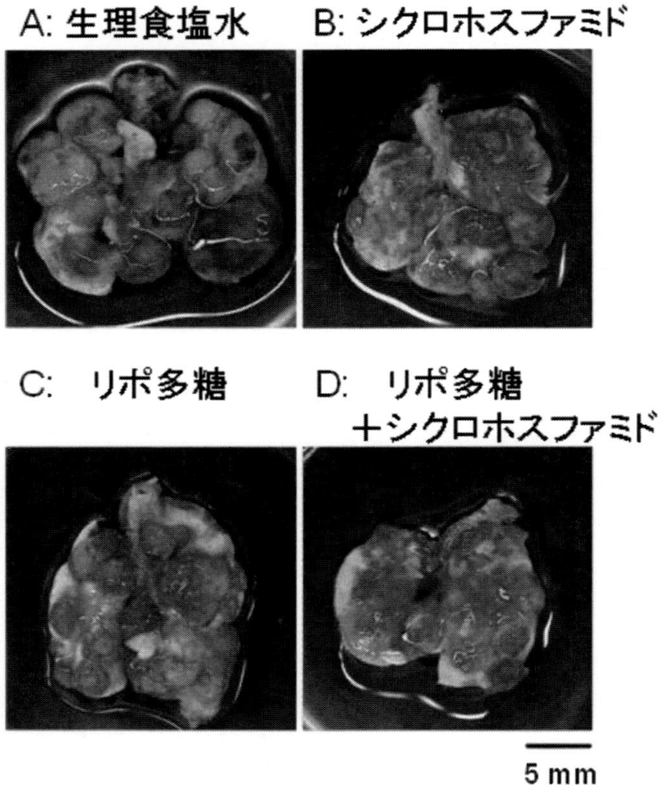

図 4　リポ多糖を気管内噴霧投与した後の肺がん転移マウスの肺写真

抗がん薬と表現したが，シクロホスファミドで認められたリポ多糖による抗がん活性の増強効果は，イリノテカンでは認められないようである。どちらの薬物も，リポ多糖を併用したときにはM1型マクロファージを誘導するようだが，肺組織中のマクロファージやT細胞などの免疫細胞数を増大させる効果の有無が，抗がん効果の増強に関係しているようである。詳細なメカニズムについて解明を進めているところである。

5　おわりに

本稿では，肺結核や肺がんなどの肺疾患に対して肺での局所作用を目的とした経肺吸収DDSの開発を紹介させていただいた。微粒子製剤化や吸入器具に関する技術の発展により吸入剤の肺への送達率は高まってきているが，肺の防御作用により肺における貯留性は低いことも分かってきた。肺の防御作用に影響を与えないようにしたり，肺の生理機能に倣いリサイクリングを促すなどしたりと，肺局所作用を高める方策や標的とする疾患の病態に合わせた方策を製剤設計において準備し，経肺吸収DDSに反映させたときの効果を検証していくことが次の課題ではないかと考えている。低分子化合物だけでなく，抗体，核酸さらには細胞そのものなど医薬品のモダリティも多様化しており，今までより幅の広い難治性疾患治療へのアプローチが進んできているが，経肺吸収DDSをこのようなモダリティに活かし，さらに効果的な治療を達成できるよう基盤技術を発展させていきたいと考えている。

文　　献

1）J. S. Patton and P. R. Byron, *Nat. Rev. Drug Discov.*, **6**, 67（2007）
2）A. S. Dharmadhikari *et al.*, *Antimicrob. Agents Chemother.*, **6**, 2613（2013）
3）T. Parumasivam *et al.*, *Adv. Drug Deliv. Rev.*, **102**, 83（2016）
4）M. Hoppentocht *et al.*, *Adv. Drug Deliv. Rev.*, **75**, 18（2014）
5）S. Suarez *et al.*, *J. Antimicrob. Chemother.*, **48**, 431（2001）
6）L. Garcia-Contreras *et al.*, *J. Antimicrob. Chemother.*, **58**, 980（2006）
7）A. Yoshida *et al.*, *Microbes Infect.*, **8**, 2484（2006）
8）K. Hirota *et al.*, *Colloids Surf. B Biointerfaces*, **105**, 92（2013）
9）K. Tomoda *et al.*, *Colloids Surf. B Biointerfaces*, **71**, 177（2009）
10）K. Hirota *et al.*, *Anticancer Res.*, **30**, 3129（2010）

第 13 章　遺伝子・核酸医薬品の吸入粉末製剤開発

奥田知将[*1]，岡本浩一[*2]

1　はじめに

近年，新薬開発の主流が低分子医薬品からバイオ医薬品へとパラダイムシフトする中で，遺伝子・核酸医薬品は抗体医薬品に続く次世代の革新的医薬品として注目されてきた。疾患の治療に直接関わる遺伝子の発現を目的とする「遺伝子医薬品」と遺伝子の発現抑制やタンパク質の機能阻害など多様な生体内作用に基づく「核酸医薬品」では，用いる治療用核酸の特徴が大きく異なるものの，いずれも治療用核酸の体内投与による医療応用を達成する最も大きな課題は「標的臓器・細胞への効率的なデリバリー技術の構築」である。核酸は，全身投与後に血液中のヌクレアーゼの働きで速やかに分解され，また水溶性で負電荷に富む高分子としての物性のために細胞内移行性に乏しい。これらの課題を克服可能で実用的な製剤開発として「吸入製剤化」に期待が高まっている。本稿では，遺伝子医薬品としてプラスミド DNA（pDNA），核酸医薬品として small interfering RNA（siRNA）をそれぞれ用いて，これまでに報告された吸入粉末製剤開発の実施例を中心に紹介する。

2　吸入粉末製剤化の有用性と実用化への課題

遺伝子・核酸医薬を吸入製剤化する利点としては，①標的となる肺へ治療用核酸を直接かつ非侵襲的に送達できる，②肺内では生体成分（核酸分解酵素など）が比較的少ないため，治療用核酸あるいは核酸運搬体（ベクター）との相互作用を軽減できる，③全身性の副作用を回避できるなどが挙げられる。また治療対象としては，肺癌・肺線維症（嚢胞性および特発性）・α-1-アンチトリプシン欠損症・肺高血圧症・肺胞蛋白症・ウイルス感染症・喘息・慢性閉塞性肺疾患（COPD）などの多種多様な難治性・致死性肺疾患が挙げられ，実用化が果たす意義は大きい。遺伝子・核酸医薬品の吸入製剤化に関する臨床試験では，治療用核酸の溶液を用いて容易に検討できるネブライザーが導入されているが，①ロスが多く，肺送達性が低い，②投与に時間がかかる，③噴霧時の物理的ストレスで治療用核酸の構造・機能を損失する恐れがある，④水中での治療用核酸の保存安定性が低いなど実用化への課題が多い。そこで近年では，実用面で優位にある吸入粉末剤としての応用を指向して，治療用核酸の粉末製剤化に関する基礎研究が増加してい

＊1　Tomoyuki Okuda　名城大学　薬学部　薬物動態制御学研究室　准教授
＊2　Hirokazu Okamoto　名城大学　薬学部　薬物動態制御学研究室　教授

る。

遺伝子・核酸医薬品の有効な吸入粉末製剤化を実現するためには，肺送達に適した粉体物性を獲得するとともに，製剤化後も治療用核酸およびベクターの構造・機能を保持できる処方・製造技術の基盤確立が必要不可欠である。市販化された大部分の吸入粉末剤では，粉砕処理により主薬を微細化することで肺送達に適した空気力学的粒子径（1～5 μm）を達成するとともに，主薬微粒子の流動性・分散性を改善するために造粒型あるいはキャリア結合型の製剤設計が施されている[1)]。しかし，核酸は粘性に富む固体物性を有するために，主薬として上記の製剤設計をそのまま導入することは困難である。そこで，賦形剤から成るマトリックス中に核酸を包埋した粉末製剤として設計することが最適と考えられる。この目的を達成するために，凍結乾燥法・噴霧乾燥法・超臨界流体晶析法・噴霧急速凍結乾燥法などの粉末製剤化法が検討されている[2,3)]。

これらの粉末製剤化工程には，せん断・衝突・熱・凍結・乾燥などの化学的・物理的ストレスが存在し，治療用核酸およびベクターの構造・機能を損なう恐れがある。治療用核酸の分子量が小さいほどせん断ストレスを受けにくいことが報告されており[4)]，著者らも pDNA と比較して分子量が小さい siRNA の方が粉末製剤化工程中の化学的・物理的ストレスに対して抵抗性があることを明らかにしている。また，賦形剤（特に，製剤中で非晶質状態にあるもの）およびカチオン性ベクター（負電荷を有する治療用核酸との静電的相互作用により複合体を形成）が，粉末製剤化工程における治療用核酸の安定化剤として機能することも多い。一方，粉末製剤化後に①核酸との結合性が増大する，②複合体の粒子径が増大する，③遺伝子導入活性が低下するなどのカチオン性ベクターの機能変動に関連した結果も散見される[5~7)]。

粉末製剤の肺送達性向上にあたっては，賦形剤および吸入器の選択・分散補助剤の添加・粒子構造の低密度化・製剤中の治療用核酸およびベクターの含量低減などの条件最適化が必要である。また，粉末製剤の良好な肺送達性が，患者の吸入パターンや吸入器の性能によらず担保されることが望ましい。

優れた遺伝子導入効果を達成するためには高活性なベクターを選択することが妥当であるが，上記のように粉末製剤化後も活性が維持されることを担保する必要がある。活性維持について評価する際には，粉末製剤をあらかじめ溶解したものと粉末製剤化前の試料溶液を培養細胞にそれぞれ添加して効果を比較する場合が多い。一方，粉末製剤そのものを培養細胞に添加あるいは小動物に肺内投与する評価では，細胞層上の少量の水分に溶解して高濃度曝露条件下で作用するため，溶液の状態とは異なった遺伝子導入効果を示すこともある。また，肺内での粘膜付着性を高める賦形剤を選択することで，粘膜繊毛クリアランスによる消失を軽減し，吸入による遺伝子導入効果を向上できる可能性がある[8,9)]。

3　凍結乾燥法による吸入粉末製剤開発

凍結乾燥（FD）法では，予備凍結した試料溶液中の溶媒を凍結乾燥機内で昇華することによ

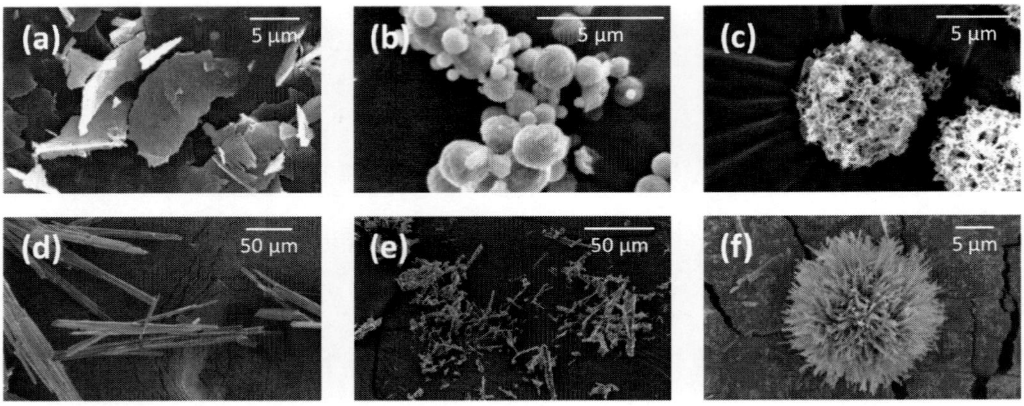

図1　著者らが製造した遺伝子・核酸医薬品を含有した粉末製剤

(a)FD製剤（核酸：siRNA，ベクター：PEI，賦形剤：Man），(b)SD製剤（核酸：pDNA，ベクター：PAsp(DET)，賦形剤：Tre，分散補助剤：Leu），(c)SFD製剤（核酸：siRNA，ベクター：PEI，賦形剤：Man，分散補助剤：Leu），(d)SCF製剤［粉砕前］（核酸：siRNA，ベクター：キトサン，賦形剤：Man），(e)SCF製剤［粉砕後］（核酸：siRNA，ベクター：キトサン，賦形剤：Man），(f)SCF製剤（核酸：pDNA，ベクター：キトサン，賦形剤：Luc）

り，目的の粉末製剤が得られる。用時溶解型注射剤として応用するタンパク質およびナノ粒子（リポソームなど）の粉末製剤化に汎用されてきた実績がある[10,11]。下記の製造法と異なり，得られる粉末製剤の粒子構造および粒子径を制御することが困難なため，吸入剤としての応用に際しては粉砕処理による微細化を要する場合が多い（図1(a)）。ただし，賦形剤の選択によっては，微細化していないFD製剤のままで吸入気流により構造が崩壊・断片化して良好な肺送達性を発揮するものもある[12,13]。

Pfeiferらは，ベクターとしてポリエチレンイミン（PEI）を用いたpDNA含有FD製剤の開発に取り組んでいる[7]。賦形剤として糖類の添加により，粉末製剤化後もpDNA/PEI複合体の粒子径および遺伝子発現効果の維持が達成されているが，その後のビーズミルによる微細化によって粒子径が増大するとともに遺伝子発現効果が減弱する傾向にある。また，マウス肺内投与後の遺伝子発現効果を評価し，糖類の中でスクロース（Suc）およびトレハロース（Tre）と比較して乳糖（Luc）を用いた場合により高い効果が得られている。

4　噴霧乾燥法による吸入粉末製剤開発

噴霧乾燥（SD）法では，試料溶液を高温気流中に噴霧して液摘中の溶媒を熱で蒸発することにより，目的の粉末製剤が得られる。インスリンやトブラマイシンなどの吸入粉末製剤化法として産業実績がある[14]。噴霧時の試料溶液の液摘径ならびに濃度を変えることで，得られる粉末製剤の粒子径を容易に制御することができる。一般的にSD製剤は球状構造を有するが，賦形剤および添加剤（分散補助剤や発泡剤など）の種類によって，粒子表面の凹凸構造や中空多孔性を獲得し，肺送達性を向上することができる（図1(b)）[14]。

Birchallらは，ベクターとしてカチオン性脂質のDOTAPとカチオン性ペプチドのプロタミンを用いたpDNA含有SD製剤の開発を進めている[15~18]。賦形剤としてLucを用いて，FD製剤と同様にpDNAの構造およびpDNA/DOTAP/プロタミン複合体の粒子径を維持したSD製剤を得ている。また，アミノ酸（アルギニンなど）および吸収促進剤（ジメチル-β-シクロデキストリンなど）の添加あるいはキトサンから成るSD製剤との物理混合によるキャリア結合型製剤化により，肺送達性の向上が達成されている。Kuoは，ベクターを含まないpDNA含有SD製剤の開発を試み，賦形剤としてSuc・グリシン・アガロースを用いた場合にはpDNAの構造が不安定化するのに対し，ポリエチレングリコール（PEG）を用いた場合にはpDNAの構造が維持されることを見出している[19]。Schuzeらは，PEIを用いたポリプレックス（pDNA/PEI複合体）およびリポポリプレックス（pDNA/PEI複合体＋中性脂質のDPPCから成るリポソーム）について，ポリビニルアルコールを賦形剤としてSD製剤化することで，それらの毒性を軽減しつつ遺伝子発現効果の向上を達成している[20]。その他，LeClairらは，アデノウイルスベクターのSD製剤化を試み，Manとデキストランの混合賦形剤を用いることで，長期保存後も遺伝子導入効果を維持可能なSD製剤の開発に成功している[21]。

Chowらは，ベクターを含まずともsiRNAを安定に含有したSD製剤を製造可能であることを報告している[22]。この検討では，賦形剤としてマンニトール（Man），分散補助剤としてロイシン（Leu）がそれぞれ用いられているが，Leuの含量増加に伴って，球形度が低下かつ表面が凹凸化した粒子構造を有するとともに肺送達性がより高いSD製剤が得られている。一方，Leuの含量によらず全てのSD製剤は，高い結晶性を示しつつsiRNAの構造が維持されていることを確認している。Agnolettiらは，ベクターとしてポリアミドアミンデンドリマー(PAMAM-D)，賦形剤として糖類をそれぞれ用いて，siRNA含有SD製剤の開発に取り組んでいる[23]。検討した賦形剤の中で，結晶質のSD製剤が得られるManよりも非晶質のSD製剤が得られるTreおよびイヌリン（Inu）の方が，siRNA/PAMAM-D複合体の物性を維持できる傾向にあった。特に，TreとInuを組み合わせて製造したSD製剤において，元の複合体とほぼ同等の物性と遺伝子発現抑制活性が得られている。

5　超臨界流体晶析法による吸入粉末製剤開発

超臨界流体晶析（SCF）法では，超臨界流体状態にある二酸化炭素（貧溶媒として応用）の中に試料溶液を滴下し，成分を晶析することで目的の粉末製剤が得られる。二酸化炭素は臨界温度が31.1℃，臨界圧力が7.38 MPaと比較的緩和な条件で超臨界流体状態にすることができる。また，常温・常圧にすることで二酸化炭素は速やかに気体へと状態変化して除去できるため，粉末微粒子を容易に回収することが可能である。SCF法による粒子構造制御の一般性は乏しいが，賦形剤の種類・試料溶液の濃度・圧力・温度・補助溶媒と二酸化炭素の流量比など種々の条件を最適化することで，多種多様な粒子構造を有する粉末製剤を製造できる。

Manを賦形剤としてSCF法により粉末製剤化した際にpDNAの構造が不安定化することがTservistasらにより報告されているが[24)]，著者らはキトサンを添加することでpDNAの構造を安定化することに成功している[25)]。また，このキトサンを含むpDNA含有SCF製剤が，pDNA／キトサン複合体分散液よりもマウス肺内投与後の遺伝子発現効果が高く，保存安定性にも優れていることを見出している[25~27)]。

著者らは同様に，賦形剤としてMan，ベクターとしてキトサンをそれぞれ用いて，siRNA含有SCF製剤を製造し，肺転移癌モデルマウスおよびトランスジェニックマウスに対して，肺内投与後に気管支・細気管支・肺胞・癌の部分で遺伝子発現抑制効果が得られることを明らかにしている[28, 29)]。

上記のManを賦形剤に用いて製造したSCF製剤は棒状構造を有するのに対し（図1(d)(e)），Lucを賦形剤に用いて特定条件下で製造することにより，ウニ状構造を有するSCF製剤が得られる（図1(f)）[30)]。このようなウニ状微粒子は，粒子構造の低密度化および吸入時の崩壊・断片化により優れた肺送達性を達成することが期待できる[31)]。

6　噴霧急速凍結乾燥法による製剤開発

噴霧急速凍結乾燥（SFD）法では，試料溶液を液体窒素中に噴霧し，回収した凍結粒子中の溶媒を凍結乾燥機内で昇華することにより，中空多孔性に富む球状の粉末製剤が得られる（図1(c)）。噴霧時の試料溶液の液摘径ならびに濃度を変えることで，得られる粉末製剤の粒子径ならびに粒子密度を容易に制御することができる。このような粒子構造の制御を通じて，吸入剤応用に適した空気力学的粒子径（1～5 μm）を達成しつつ，粒子の付着凝集性軽減を目的とした幾何学的粒子径の増大（5 μm以上）が可能である。

Liangらは，賦形剤としてMan，ベクターとしてpH感受性ペプチドのLH4-L1をそれぞれ用いて，pDNAを含有するSD製剤およびSFD製剤を製造し，比較検討を行っている[32)]。肺送達性・pDNAの構造安定性・pDNA/LH4-L1複合体の物性・培養細胞での遺伝子発現効果の評価において，両製剤ともに良好な結果が得られており，明確な差は認められていない。Kuoらは，pDNA含有SFD製剤の開発を試み，賦形剤（Suc・Tre・Man）の添加だけではpDNAの構造が不安定化するのに対し，ベクターとしてPEIを追加することでpDNAの構造を維持できることを見出している[33)]。同様に著者らは，賦形剤としてMan，ベクターとしてキトサン・生分解型カチオン性合成ポリマー（PAsp(DET)およびPEG-PAsp(DET)）をそれぞれ用いて製造したpDNA含有SFD製剤について，pDNAの構造およびpDNA／各ポリマー複合体の物性が維持されるとともに，マウスへの肺内投与による*in vivo*評価において，キトサンと比較してPAsp(DET)で約52倍，PEG-PAsp(DET)で約4.5倍の高い遺伝子発現効果が認められた（図2

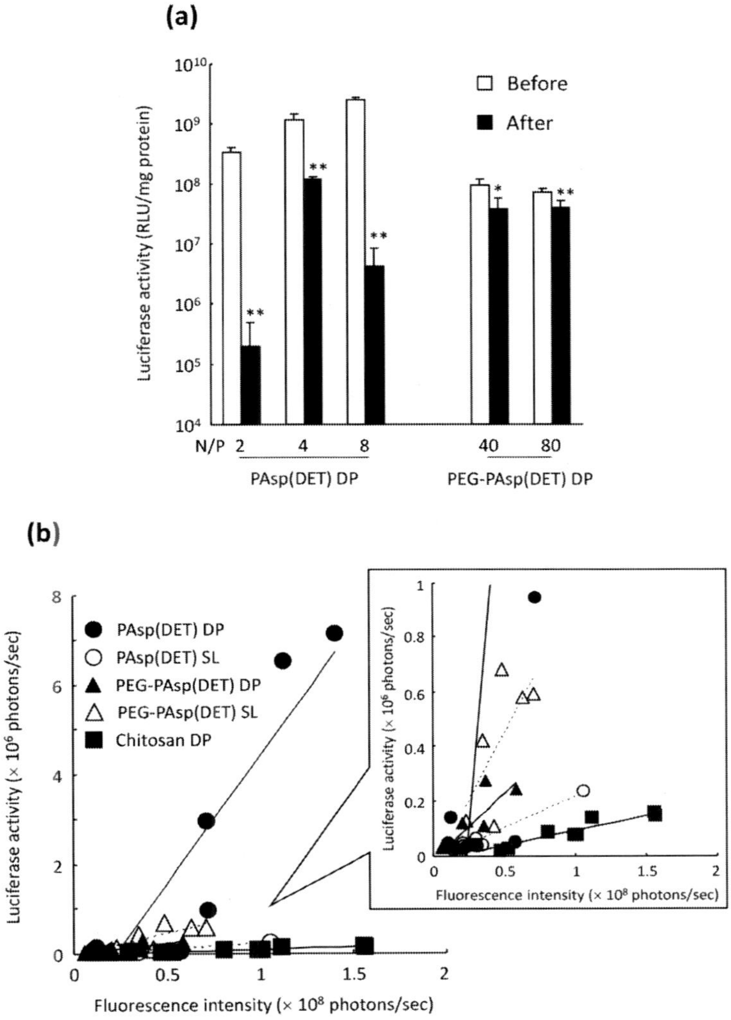

図2　pDNAとカチオン性ベクター(PAsp(DET)，PEG-PAsp(DET)，キトサン）を含むSFD製剤の *in vitro*/*in vivo* 遺伝子発現効果

DP：SFD製剤，SL：SFD製剤と同組成の試料溶液。(a)培養細胞に添加後の *in vitro* 遺伝子発現効果。Before：SFD前の試料溶液（SLに相当），After：SFD製剤溶解液。Mean±S.D.（n=4）。$^{*}p<0.05$，$^{**}p<0.01$ compared with Before. (b)マウスに肺内投与後の *in vivo* 遺伝子発現効果。投与した各マウスについて，横軸に投与15分後の肺内蛍光強度（肺内送達量に相当），縦軸に最大肺内発光強度（遺伝子発現量に相当）をそれぞれプロットし，得られた回帰直線の傾きを遺伝子発現効果として評価・比較した。n=6～9。（文献35より転載）

(b))[34, 35]。特に，PAsp(DET)については，培養細胞を用いた *in vitro* 評価ではSFD製剤化後に遺伝子発現効果が大きく減弱したにも関わらず（図2(a)），*in vivo* 評価では同組成溶液の結果（キトサンを含むSFD製剤の約2.1倍）と比較して顕著に高い遺伝子発現効果を示した。その

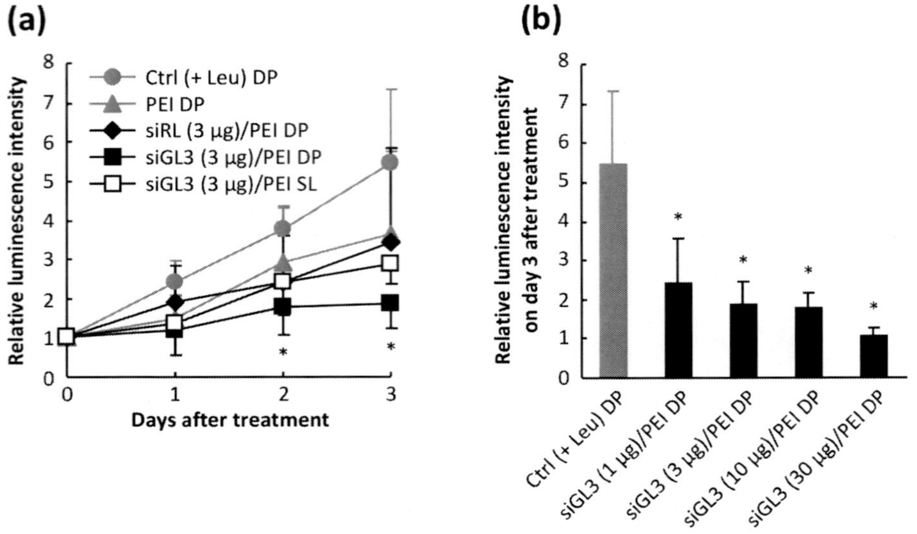

図3　siRNA と PEI を含む SFD 製剤の *in vivo* 遺伝子発現抑制効果

DP：SFD 製剤，SL：SFD 製剤と同組成の試料溶液，Ctrl（+Leu）DP：siRNA と PEI の両方を含まない SFD 製剤（コントロール），PEI DP：siRNA を含まない SFD 製剤，siRL：ホタルルシフェラーゼに配列非特異的な siRNA，siGL3：ホタルルシフェラーゼに配列特異的な siRNA。製剤名中で siRNA の後に続く括弧内はマウス1匹当たりの siRNA 投与量を表す。ホタルルシフェラーゼ安定発現癌細胞の尾静脈内投与により樹立した肺転移癌マウスに肺内投与し，その後の肺内発光強度（遺伝子発現量に相当）の経日変化を *in vivo* 発光イメージングにより測定・解析することで評価した。(a)遺伝子発現抑制効果の時間および配列依存性（肺内発光強度の経日変化）。Mean ± S.D.（n = 5～10）。*$p<0.05$ compared with Ctrl（+Leu）DP。(b)遺伝子発現抑制効果の投与量依存性（投与後3日目の肺内発光強度）。Mean ± S.D.。(n = 5～9)。*$p<0.05$ compared withCtrl（+Leu）DP。（文献 38 より転載）

他，ベクターを含まない pDNA 含有 SFD 製剤の開発も試み，低分子ヒアルロン酸を賦形剤に用いることで，同組成溶液および pDNA/PEI 複合体分散液と比較して，マウス肺内投与後に飛躍的に優れた遺伝子発現効果が得られることを見出している[36]。

さらに著者らは，賦形剤として Man，分散補助剤として Leu，ベクターとしてキトサンおよび PEI をそれぞれ用いて，siRNA 含有 SFD 製剤を製造し，肺転移癌モデルマウスへの肺内投与による遺伝子発現抑制効果および癌増殖抑制効果を得ている（図3）[37, 38]。PEI は生体内非分解性で毒性が高いことが知られているが，製造した SFD 製剤では遺伝子発現抑制効果に要する siRNA の投与量が比較的少ない（1 μg／マウス）ため，相対的に PEI の投与量も少なくて済むことが肺障害性の軽減に寄与している。その他，水と tert-ブチルアルコール（水と同様の条件で昇華可能な有機溶媒として応用）の共溶媒を用いて簡便に製造でき，肺内で自発的にナノ粒子を形成して遺伝子発現抑制効果を発揮する siRNA／脂質 SFD 製剤の開発に取り組んでいる[39]。ナノ粒子成分として PEG 誘導体を加えることにより，粒子径が小さく均一性に優れたナノ粒子を SFD 製剤溶解後に水中で形成することを明らかにしている。さらに siRNA の体内動態の評価

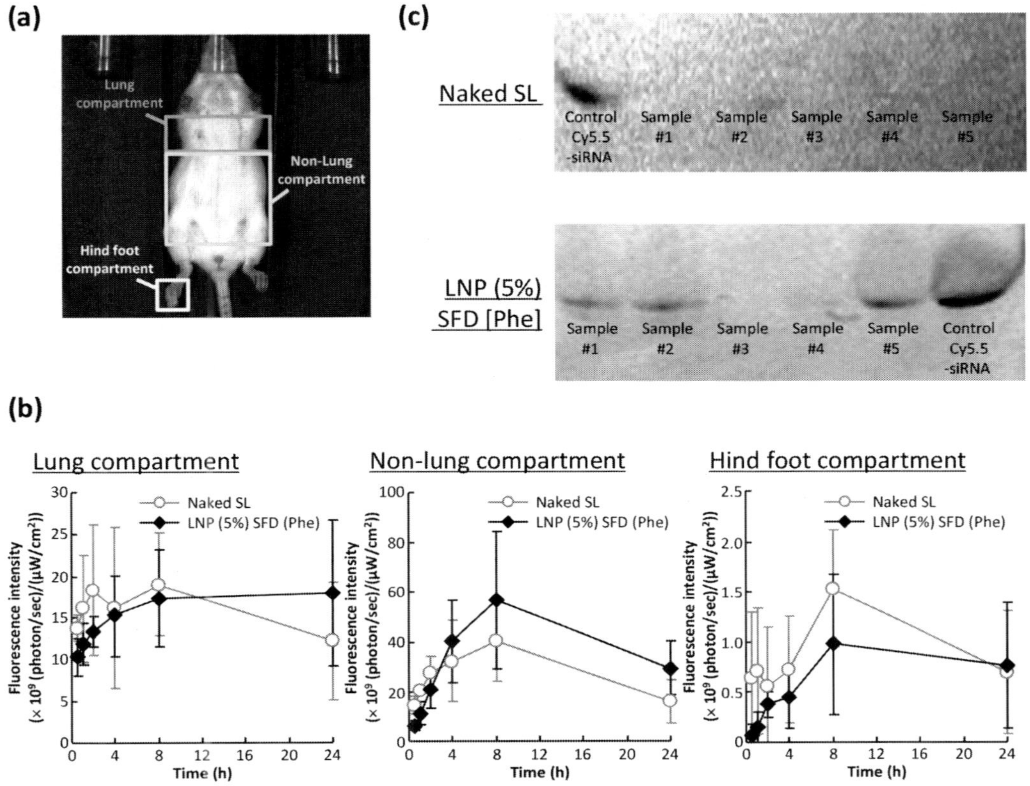

図 4　マウスに肺内投与後の siRNA（Cy5.5 標識）の体内動態／安定性

Naked SL：siRNA 単独溶液，LNP（5%）SFD（Phe）：siRNA／脂質 SFD 製剤。(a) siRNA の体内動態評価（*in vivo* 蛍光イメージング強度解析）用に配置した各コンパートメント。(b) siRNA の体内動態（各コンパートメント内の蛍光強度時間推移）。Mean ± S.D.（n = 5）。(c) siRNA の安定性（投与 24 時間後に摘出した肺から抽出した RNA サンプルを電気泳動したゲル画像）。n = 5。（文献 39 より転載）

から，あらかじめ溶解して形成したナノ粒子と同様に SFD 製剤のままマウスに肺内投与した場合においても，siRNA の構造を維持したまま長期肺内滞留性を発揮することを見出している（図 4）。

7　おわりに

遺伝子・核酸医薬品の吸入製剤化の大部分は基礎研究に留まっているものの，ネブライザーでの検討を中心に臨床試験の実施例が増えつつある。また，小動物への肺内投与による *in vivo* での効果を示した論文が数多く報告されている点も，遺伝子・核酸医薬品を吸入製剤化することの有用性を大きく裏付けるものと考えられる。特に最近では，zinc finger nucleases（ZFNs）， transcription activator-like effector nucleases（TALENs），CRISPR/Cas9 などのゲノム編集を基盤とした遺伝子治療戦略が新たに大きく注目されており[40]，吸入製剤化も医療応用の大きな柱として期待できる。他方，バイオ医薬品の吸入剤としてインスリン吸入粉末剤が承認されて大きな注目を集めたものの，普及できていない現状を鑑みて，遺伝子・核酸医薬品の吸入製剤化をいかに実用化・普及すべきかについて熟考が必要であろう。遺伝子・核酸医薬品の大量製造とその吸入製剤化の技術確立，投与回数の削減あるいは作用持続化の達成，肺内送達性の向上などの技術革新により，コストパフォーマンスを高めることが大きなカギになると思われる。ヒトへの適用を考慮した遺伝子・核酸医薬品の吸入製剤開発は未だ発展途上の段階にあり，今後の進展に大きく期待している。

文　献

1）N. Islam and M. J. Cleary, *Med. Eng. Phys.*, **34**, 409（2012）
2）M. Y. T. Chow and J. K. Lam, *Curr. Pharm. Des.*, **21**, 3854（2015）
3）L. Gomes Dos Reis *et al.*, *Expert Opin. Drug Deliv.*, **14**, 319（2017）
4）D. J. Catanese Jr. *et al.*, *Gene Ther.*, **19**, 94（2012）
5）C. Brus *et al.*, *J. Control. Release*, **95**, 119（2004）
6）L. D. Hahn *et al.*, *Macromol. Biosci.*, **10**, 1210（2010）
7）C. Pfeifer *et al.*, *J. Control. Release*, **154**, 69（2011）
8）P. L. Sinn *et al.*, *Am. J. Respir. Cell Mol. Biol.*, **32**, 404（2005）
9）U. Griesenbach *et al.*, *Biomaterials*, **31**, 2665（2010）
10）C. Chen *et al.*, *J. Control. Release*, **142**, 299（2010）
11）M. A. Mensink *et al.*, *Eur. J. Pharm. Biopharm.*, **114**, 288（2017）
12）山下親正，*Drug Delivery System*, **24**, 468（2009）
13）S. Claus *et al.*, *Eur. J. Pharm. Sci.*, **43**, 32（2011）
14）R. Vehring, *Pharm. Res.*, **25**, 999（2007）
15）P. C. Seville *et al.*, *J. Gene Med.*, **4**, 428（2002）
16）H. Y. Li *et al*, *J. Gene Med.*, **7**, 343（2005）
17）H. Y. Li *et al*, *J. Gene Med.*, **7**, 1035（2005）
18）H. Y. Li and J. Birchall, *Pharm. Res.*, **23**, 941（2006）
19）J. H. Kuo, *J. Pharm. Pharmacol.*, **55**, 301（2003）
20）J. Schulze *et al.*, *Small*, **14**, e1701810（2018）
21）D. A. LeClair *et al.*, *Int. J. Pharm.*, **506**, 289（2016）
22）M. Y. T. Chow *et al.*, *Int. J. Pharm.*, **530**, 40（2017）
23）M. Agnoletti *et al.*, *Eur. J. Pharm. Biopharm.*, **120**, 9（2017）
24）M. Tservistas *et al.*, *Biotechnol. Bioeng.*, **72**, 12（2001）
25）H. Okamoto *et al.*, *J. Pharm. Sci.*, **92**, 371（2003）

26) H. Okamoto *et al., Int. J. Pharm.,* **290**, 73 (2005)
27) H. Okamoto *et al., J. Control. Release,* **150**, 187 (2011)
28) T. Okuda *et al., Biol. Pharm. Bull.,* **36**, 1183 (2013)
29) D. Ihara *et al., Pharm. Res.,* **32**, 3877 (2015)
30) T. Mizuno *et al., J. Control. Release,* **134**, 149 (2009)
31) D. Hira *et al., Chem. Pharm. Bull.,* **60**, 334 (2012)
32) W. Liang *et al., Eur. J. Pharm. Biopharm.,* **86**, 64 (2014)
33) J. H. Kuo *et al., J. Pharm. Pharmacol.,* **56**, 27 (2004)
34) K. Mohri *et al., J. Control. Release,* **144**, 221 (2010)
35) T. Okuda *et al., Pharmaceutics,* **7**, 233 (2015)
36) T. Ito *et al., Mol. Pharm.,* in press [doi：10.1021/acs.molpharmaceut. 8 b00502] (2018)
37) K. Miwata *et al., Mol. Ther. Nucleic Acids,* **12**, 698 (2018)
38) T. Okuda *et al., J. Control. Release,* **279**, 99 (2018)
39) 奥田知将，岡本浩一，ファームテクジャパン，**142**, 2685 (2016)
40) J. S. LaFountaine *et al., Int. J. Pharm.,* **494**, 180 (2015)

第Ⅳ編

デバイス開発

第1章　吸入剤開発における現状と課題

山下親正*

1　はじめに

吸入剤の開発に際しては，他の剤形に比較して，いくつかのハードルを乗り越える必要があるため，吸入剤を開発したことがない会社は対象疾患が呼吸器疾患であっても最初から吸入剤で開発するのを躊躇するのが現状である。その理由は吸入剤開発に際して解決すべき多くの課題が山積しているからである。

それらの主な課題としては，各種動物における経肺投与方法の構築，臨床用の吸入デバイス設計およびレギュレーション対応に関することである。

これらの課題が生じる背景としては，吸入剤が他の剤形と異なり，製剤とデバイスの組み合わせからなる吸入システムを設計しなければならないということと，吸入剤が日本国内の製薬会社の自社開発品が少なく，特に吸入デバイスに関しては日本で臨床応用されている大部分は海外開発品であり，日本国内の製薬会社には吸入システムを構築できる経験とノウハウを有する企業がほとんどないことが主な原因である。

そこで，本稿では，吸入剤，特に粉末吸入剤を開発する際の課題として，①非臨床試験における経肺投与方法の構築に関する課題，②臨床用粉末吸入デバイス設計における課題，③レギュレーション対応における課題を取り上げ，解説する。

2　非臨床試験における経肺投与方法の構築に関する現状と課題

吸入剤として開発するには，まず，第一段階として小動物を用いた薬効や薬物動態（PK）試験で経肺投与の有用性を示す。第二段階として，臨床用製剤とデバイスの検討を行い，臨床に使用できるレベルの吸入システムとしての有用性を示す。第三段階として，PK試験や安全性試験等の非臨床試験を行った後，臨床に移行する。第一段階ではマウスやラット等の小動物での経肺投与方法の構築，第二段階ではヒト用の吸入デバイスの設計と評価，第三段階では，特にペプチド，タンパク質，核酸医薬等の高価な原体においては，少量で実施できる毒性試験用の小動物と大動物を用いた経肺投与方法の確立が要求される。さらに，注射剤の代替の剤形として吸入剤を開発する際には，臨床における bioavailability（BA）を推定できる PK試験用のイヌやサル等の大動物での経肺投与方法の確立が必要である。このように，吸入剤を開発するためには，製剤だ

*　Chikamasa Yamashita　東京理科大学　薬学部　製剤学教室（DDS・製剤設計学）　教授

けでなく，デバイス設計と共に，試験目的に応じた経肺投与システムを構築しなければ非臨床試験や臨床試験が実施できない。以上の点で，吸入剤開発は他の剤形よりも各種試験を円滑に実施するためには経験とノウハウが必要であり，このことが新規に吸入剤を開発する製薬会社にとって大きな障壁になっている。

2.1　小動物を用いた経肺投与方法の現状と課題

2.1.1　小動物におけるPK用および薬効薬理用経肺投与方法

1972年，Schankerらは，ラットを用いた薬液の気管内強制投与方法を初めて報告し，このSchankerらの方法は，基本的な経肺投与方法として知られている[1)]。具体的には，ラットをペントバルビタールで麻酔下，背位保定し，頸部を正中線で切開し，気管を露出させ，甲状軟骨から第4番目と第5番目の気管軟骨輪にPEチューブを挿入し，皮膚切開部を縫合した後，呼吸と同調させながら，マイクロシリンジやMicroSprayer®（PenCentury, USA，現在は販売されていない）等を用いて，薬液を投与する方法である。2000年には，岡本らは粉末製剤の気管内強制投与として，マイクロシリンジの代わりに，三方活栓を装着したシリンジを用いて，圧縮空気により，粉末を投与するSchankerらの方法を改良した方法を報告している[2)]。いずれの方法も投与部位を一定にしやすく，投与部位の変動による吸収率のバラツキを抑えることができ，PK試験にも適している。ただし，麻酔薬にペントバルビタールを使用しているので，麻酔薬が動態に与える影響は否定できない。また，短所としては気管切開による出血や炎症等の問題点があり，頻回投与することが難しく，薬効薬理試験には適さない。

そこで，気管切開による出血や炎症等の問題点を可能な限り回避するために，1974年，Brainらは気管を切開せずに，気道優位にするために，保定板を45～60°に傾斜させ，経肺投与する方法を報告した（図1）[3, 4)]。2005年には，山田らは，Brainらの方法よりもより気道を優位にしたうつ伏せ反り保定を採用した経肺投与方法を報告している（図1）[5)]。この方法の特徴の一つと

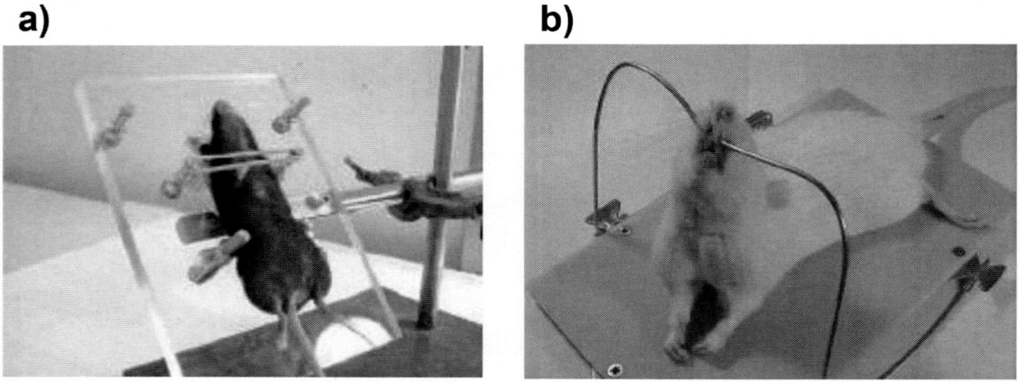

図1　気管を切開しない経鼻投与方法[4, 5)]

して，麻酔薬としては，気道刺激が少なく，短時間に覚醒するイソフルランを選択している。この方法はラットでの連続投与は可能であるが，薬効評価に通常使用されるマウスに適用することが難しい。

いずれの気管内強制投与方法においても，気管切開する方法に比べて，気道に対する炎症等の影響はかなり抑えられ，有用な経肺投与方法であるものの，投与部位を一定にする工夫が必要である等といった短所がある。事実，Adjei らはイヌを用いた実験であるが，図２に示したように，投与部位により，BA が数％から 90％程度まで変動することを報告している[6]。したがって，再現性のある実験を行うためには，気管内強制投与では投与部位を一定にすることが必須である。

マウス等の小動物を用いて圧縮空気等を用いて陽圧で経肺投与する気管内強制投与においては，開放系では空気抵抗がないので想定通りに微粒子化するが，*in vivo* ではマウスの肺容積は約 700 µL しかなく[7]，空気があまり移動しない閉鎖系に近い状態なので，肺内からの back pressure を受けて，薬液が微粒子化され難いことが想定される。そのため，かなりの空気圧で投与することになるので，肺に対して傷害を与えることが報告されている[8]。

これらのことを改善するためには，陽圧の気管内強制投与方法ではなく，マウスの自発呼吸を用いた気管内自己吸入投与方法の開発が望まれている。

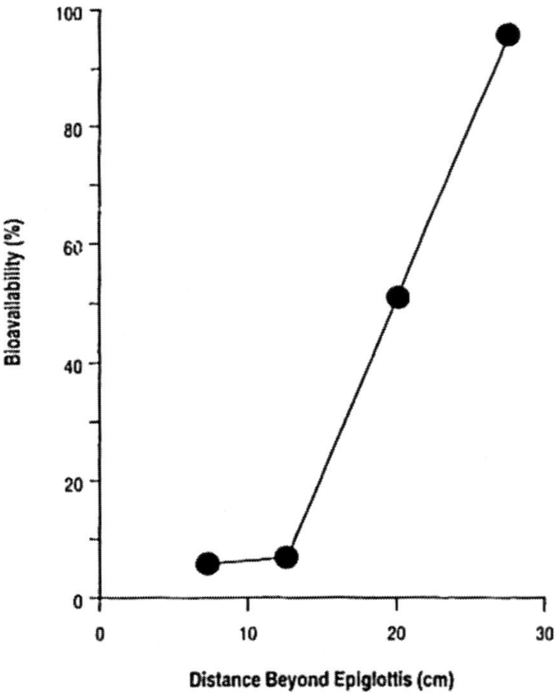

図２　Effect of Depth of Pulmonary Deposition on Bioavailability of Leuprolide Acetate[6]
投与部位によって吸収が変化する。

現在，薬効薬理実験では，気管を切開せずに，陽圧で気管内強制投与する方法が採用されている。この投与方法は職人芸的な要素がかなりあり，各個人の感覚で投与を行っており，確実に投与されているのかについて，実験者が自信を持てないのが現状である。例えば，圧縮空気を使用する MicroSprayer® 等の投与器具を用いた時，投与部位を一定にしても投与速度を一定しなければ，投与される粒子径が変動するため，肺内分布も変動する。また，カニューレを気管に挿入しやすいように，カニューレの先端をカットした場合には，カットされた向きの気管に微粒子が付着しやすく，肺内分布に偏りが見られることがある。さらに，気管内強制投与するまでの時間が長くなれば，それに伴って気道粘膜における粘液の分泌量が増大し，投与器具やカニューレの先端に粘液が付着し，噴射される微粒子量の低下が想定される。マウスの呼吸数は 1 分間に 163 回[9]であり，マウスの呼吸に合わせて吸気時に経肺投与するのはかなりの熟練を要する。このように，気管を切開せずに，気管内強制投与する場合はすべての条件を一定にすることが難しく，個人差の影響を受けやすく，再現性の良い薬効実験を行うには適していないと考えられる。

したがって，再現性の良い薬効実験を行うためには，上記に示した気管内強制投与方法の問題点を改善し，マウスを用いて非侵襲的に頻回投与可能なヒトと同様な自己吸入による経肺投与方法の確立が必要である。

そこで，我々の研究室は，マウスの自発呼吸により，臨床と同じ陰圧で非侵襲的に経肺投与できる方法を確立した。この方法は，気管内強制投与と異なり，非侵襲的に頻回投与が可能で，薬理試験に最も適した経肺投与方法である。この方法は喉頭鏡を用いて気管を確認しながら投与器具を挿入し，マウスの自発呼吸で薬液を吸入するため，確実に吸気と同調して経肺投与される。また，薬液が消失したことが目視で確認できるので，投与の失敗を心配する必要はない。この投与方法は，個人差はほとんど見られず，圧縮空気による陽圧投与ではなく，臨床投与と同様な自己吸入による陰圧投与のため，肺に対する傷害性がほとんどないのが特長である。この方法により，非侵襲的な経肺投与が可能となり，臨床に近い自己吸入投与方法を確立することができた。

2.1.2 小動物における毒性用経肺投与方法の現状と課題

多数の動物への投与が必要な長期吸入毒性試験では，給気と排気を独立させ，チャンバー容積を減少させた Flow-Past 型の鼻部暴露チャンバーを用いた鼻部暴露装置が用いられている[10]。しかしながら，この装置は薬剤を循環させる機構ではないため，小動物を用いた吸入毒性試験では，大量の原薬あるいは製剤が必要となる。したがって，非臨床段階から，場合によっては，製剤の実生産レベルのスケールアップが必要となることから，特に高分子医薬では，少量の製剤で吸入毒性試験が実施可能な投与効率の高い鼻部暴露装置の構築が望まれている。

2.2 大動物を用いた経肺投与方法の現状と課題

吸入剤は呼吸器疾患等の治療を目的とした局所適用と，インスリン吸入剤のような高分子医薬品の注射剤に替わる剤形追加を目的とした全身適用が考えられる。後者の開発に際しては，動物を用いて臨床における製剤の BA を推定することができれば，ヒトにおける肺からの吸収による全身適用の可能性を判断することができる。しかしながら，現在，動物を用いて臨床における製剤のBAを推定するためには，イヌやサル等を用いて，気管を切開せずに，カニューレを気管の一定の深さまで挿入し，圧縮空気やブロワー等を用いて気管内強制投与により臨床の製剤を投与しているため，種々の問題点がある[11, 12]。

大動物における気管内強制投与は，小動物の肺容積（マウスで約0.7 mL）[7]と異なり，肺容積（サルでは約184 mL，イヌでは約284 mL）[7]が大きいため，小動物よりも圧縮空気等で噴射された粒子は微粒子化されやすく，しかも陽圧で投与されるため，本来，肺の奥に到達できない大きな粒子も肺内に到達できるため，BAが過大評価になりやすい。

一方，臨床における吸入剤のBAは，肺内に投薬された量だけでなく，デバイスの残存量，口腔内や気道内に付着した薬剤量を含めた製剤含量で評価されるため，確実にBAは低下する。したがって，臨床におけるBAを推定するためには，薬剤の投与ロスを考慮した自己吸入経肺投与システムの構築が望まれている。

そこで，我々は臨床におけるBAを推定するための経肺投与システムとして，サルを用いた人工呼吸器とチャンバーを組み合わせた自己吸入経肺投与システムを確立した。具体的には，サルの自発呼吸を再現するために，人工呼吸器で1分間に40回の呼吸数[11]になるようにサルの呼吸を制御し，大きな粒子はチャンバーで捕捉し，サルには吸入に寄与する可能性の高い微粒子のみが吸気と同時に肺内へ導入され，しかも吸気と呼気が交じり合わないように，one-way valveを用いて装置全体の気流の流れを制御できる経肺投与システムを構築した。例えば，サルにおけるインスリンを用いた実験では，気管内強制投与において皮下投与に対して約25%のBAが得られたが，このシステムを用いると，健常人のBAの約7%とほぼ同程度のBAが得られた(unpublished data)。

3　臨床用粉末吸入デバイスに関する現状と課題

一般的に，粉末吸入デバイスの欠点として，吸入流量により吸入特性が変化する，つまり，吸入流量の増加に伴って微粒子含量が増加することが数多く報告されている（図3）[13~15]。

また，デバイスによる吸入プロファイルはデバイス抵抗の相違により大きく変化する（図4）[16]。つまり，デバイス抵抗の低いTurbuhalerでは吸入と同時に吸入流量が上昇する。この場合は薬剤が十分沈着するためには，十分な息止めが必要であることを意味する。デバイス抵抗の高いSpirosでは吸入流量が一定となり，空気が肺を充満するまでの時間がかかるので，息止めは必要がなくなる。

ところで，理想的な粉末吸入デバイスの要件として，患者の吸入流量により，肺内分布量が変化しないことが挙げられている[17, 18]。吸入流量依存性を回避できる理想的な粉末吸入デバイスを設計する一つの方策として，患者層に関係なく，デバイスに流れる空気流量を制御することである。つまり，デバイスに流れる空気流量を一定にすれば，性能も一定になるという考え方であ

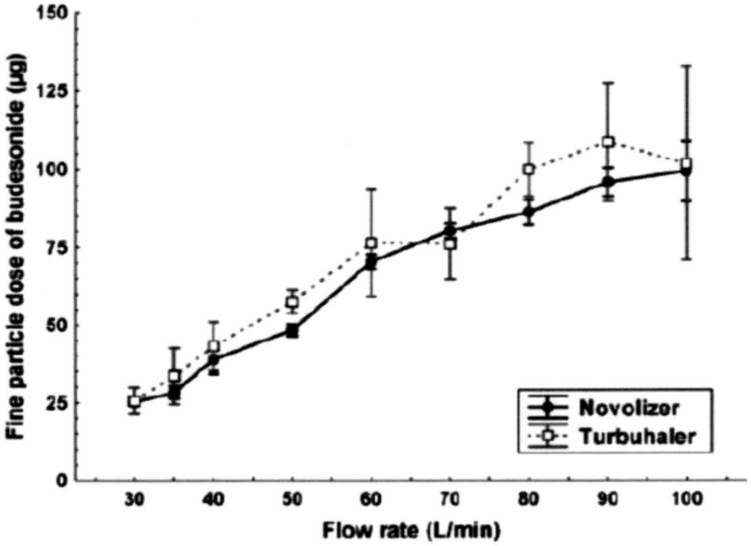

図 3　Fine Particle Dose of Budesonide *in vitro* at Different Flow Rates: Novolizer versus Turbhaler[15)]
吸入流量が増加するのに伴って，性能が向上する。

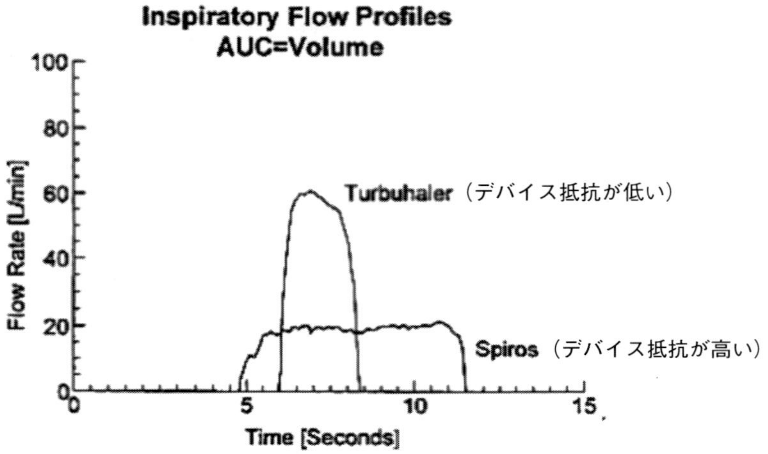

図 4　Effect of Device Resistance on Flow Rate[16)]
デバイス抵抗が高くなると，吸入時間が長くなる。

る。この時，デバイスにおける吸入抵抗が大きすぎると吸入流量のバラツキは減少するが，吸入するのが困難となるため，デバイス設計には，幅広い患者層に対応できる吸入流量と吸入抵抗の設定が重要である。

4　吸入剤を取り巻くレギュレーションに関する現状と課題

4.1　日本薬局方における吸入剤の一般試験法の現状と課題

現在，日本で市販されている吸入剤は，デバイスを含めて自社開発している国内製薬会社はほとんどなく，大部分が海外からの導入品である。このことが欧米と比較して吸入特性の試験法やガイドラインの整備が遅れていることの原因の一つと考えられる。第16改正日本薬局方では約30年ぶりに製剤総則が大幅に改正され，吸入剤が初めて製剤総則に収載された。吸入剤は気管支または肺に適用する製剤であることと，吸入投与のためにデバイスあるいは吸入容器が必要であることが定義されている。ところが，吸入粉末剤と吸入エアゾールの吸入特性を空気力学的粒子径と送達量の均一性で規定しているものの，それらをサポートする一般試験法はないという問題点があった。この問題点は第17改正日本薬局方においても解消されなかったが，第17改正日本薬局方第一追補（平成29年12月1日　厚生労働省告示第348号）において，ようやく一般試験法として吸入剤の送達量均一性試験法と空気力学的粒度測定法が収載された。

4.2　吸入剤における生物学的同等性試験における現状と課題

吸入剤のジェネリック医薬品を開発する場合は，製剤だけでなく，デバイスを含めた吸入システムの同等性を実証する必要がある。EMAではガイドライン[19, 20]が，FDAではドラフトガイダンス[21～23]が提示されている。一方，最近，日本では吸入特性を規定する一般試験法が局方に収載されたが，吸入剤の生物学的同等性試験に関するガイドラインはまだ整備されていない。しかしながら，平成28年3月11日に，厚生労働省医薬・生活衛生局審査管理課から事務連絡として，「吸入粉末剤の後発医薬品の生物学的同等性評価に関する基本的考え方」が取りまとめられたことが各都道府県衛生主管部（局）薬務主管課宛に通知がなされた。

その内容は，吸入粉末剤の生物学的同等性評価には，製剤学的同等性評価，薬物動態試験および臨床試験が必要であると明記されている。

FDAは吸入剤の後発医薬品の生物学的同等性に関するガイダンスを発表していないが，ブデソニド[22]やアドエアに関するドラフトガイダンス[23]等は提示している。FDAの基本的な考え方は，formulation, device design, *in vitro* tests, PK, PD or clinical endpoint studiesを総合的に考慮して同等性の判断を行うweight of evidence approachという考え方である。しかもジェネリック品は先発品とデバイスのサイズや形までも同じものを要求している。これは患者の利便性等は全く考慮せずに，20年以上前に開発されたデバイスと同じものを要求するという先発メーカーに有利なドラフトガイダンスであるとも言える。個人的な見解であるが，吸入剤のジェネリック医薬品は安全性や有効性を担保するデバイス性能は先発品と同等であることは必須であるが，患者に対する有効性や安全性を担保した上で，患者に対する利便性を高めたデバイス（吸入容器）であれば，性能に影響を与えない範囲で，先発品のデバイス（吸入容器）のデザインや操作性等の変更は認めるべきであると考える。

一方，EMAでは*in vitro* tests, PK, PDのいずれかの段階で同等性が認められれば良いというstepwise approachを採用しているのがFDAと大きく違う点である。

2014年4月に，Symbicort Turbuhaler® のジェネリック医薬品としてDuoResp Spiromax®（テバ社）がヨーロッパで承認された[24]。この製品は2つのEMAのガイドラインを基に申請し，承認を受けている。特筆すべき点はデバイスのサイズや形等が先発品と全く異なっているデバイスをEMAが承認したということである。このことはジェネリックメーカーが吸入剤へ参入しやすい環境をEMAが提供したということを意味しており，大いに評価できる。

5 おわりに

肺は難治性疾患が多く，対症療法か，治療薬が存在しない場合が多い。そこで，新薬を吸入剤として開発する際は，経肺投与方法やデバイス設計の課題を解決しなければならない。一方，ジェネリック医薬品を吸入剤として開発する際は，生物学的同等性試験をどのようにして効率よく実施するかが重要であり，そのためのロジックを構築しなければならない。

文　　献

1) S. J. Enna and L. S. Schanker, *Am. J. Physiol.*, **222**, 409（1972）
2) H. Okamoto *et al.*, *J. Pham. Sci.*, **89**(8), 1028（2000）
3) J. D. Brain *et al.*, *Environ. Res.*, **11**, 13（1976）
4) M. Bivas-Bentia *et al.*, *Eur. J. Pharm. Biopharm.*, **61**, 214（2005）
5) K. Yamada *et al.*, *J. Pham. Sci.*, **94**(11), 2432（2005）
6) A. Adjei and P. K. Gupta, *J. Control. Rel.*, **29**, 361（1994）
7) K. A. Braun *et al.*, Pulmonary Drug Delivery, p.82, Edito Cantor Verlag（2007）
8) Y. Hasegawa-Baba *et al.*, *J. Toxicol. Pathol.*, **27**, 197（2014）
9) L. Garcia-Contreras, Controlled Pulmonary Drug Delivery, p.443, Springer（2011）
10) W. C. Cannon *et al.*, *Am. Ind. Hyg. Assoc. J.*, **44**(12), 923（1983）
11) M. Sakagami, *Adv. Drug Deliv. Rev.*, **58**, 1030（2006）
12) S. A. Cryan *et al.*, *Adv. Drug Deliv. Rev.*, **59**, 1133（2007）
13) W. Tarsin *et al.*, *J. Aerosol Med.*, **17**(1), 25（2004）
14) S. P. Newman and W. W. Busse, *Resir. Med.*, **96**, 293（2002）
15) U. Munzel *et al.*, *Curr. Med. Res. Opin.*, **21**(6), 827（2005）
16) L. J. Gieschen *et al.*, Respiratory Drug Delivery VI, p.337 , Interpharm Press（1998）
17) S. P. Newman, *Expert Opin. Biol. Ther.*, **4**(1), 23（2005）
18) Y. J. Son and J. T. McConville, *Drug Devel. Indust. Phram.*, **34**(9), 948（2008）
19) CPMP/EWP/4151 /00 Rev.1（2009）

20) CHMP/QWP/49313/2005 corr.（2006）
21) Draft Guidance for Industry Metered Dose Inhaler（MDI）and Dry Powder Inhaler（DPI）Drug Products（1998）
22) Draft Guidance on Budesonide（2012）
23) Draft Guidance on Fluticasone Propionate；Salmeterol Xinafoate（2013）
24) EMA/CHMP/175692/2014（2014）

第2章　経肺投与デバイスの開発事例

石関一則*

1　はじめに

本章では，弊社のもつ自動車部品開発で培った空気流のコントロール技術などを経肺投与デバイス　Dry powder inhalers（DPIs）開発に応用した事例について解説する。自動車部品開発（図1）とDPIs開発における主要な技術の接点を以下に示す。

① 空気流のコントロール技術：燃料と空気を最適な状態で混合し，排気ガスの浄化や高出力を維持する技術

② 自動車部品の評価：常に実車への搭載，つまり使用状態を想定した条件による評価の実践

③ 安全性の追求：製造，品質管理，重要保安部品の指定など安全に関する取組の実践

2　DPIsの種類

DPIsには，様々な形態が存在し，「ディスポタイプ」「カプセルタイプ」「リザーバータイプ」「ブリスタータイプ」に大別される。図2は，国内で市販されている各形態の一例である。対象疾患や投与期間，投与頻度などから形態が決まり，様々な観点から必要とされる機能が付加される（表1）。それぞれの形態における機構開発の一例を紹介する。ディスポタイプは，シンプル

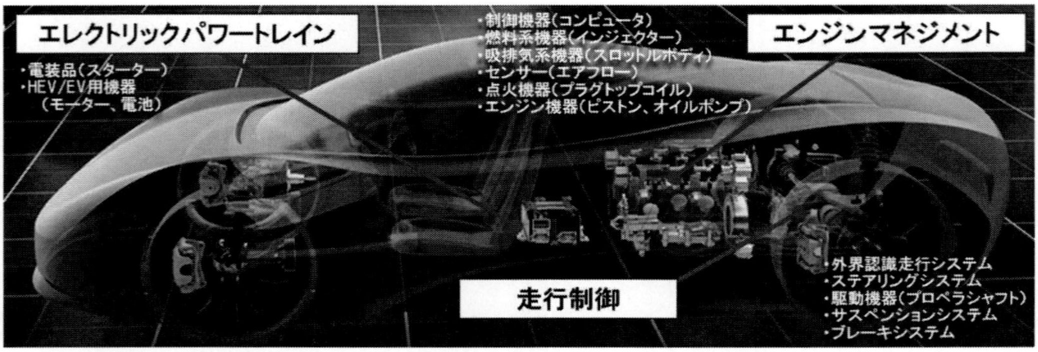

図1　DPIs開発技術を構成する製品群

＊ Kazunori Ishizeki　日立オートモティブシステムズメジャメント㈱　技術開発本部　開発部　担当部長

ディスポタイプ

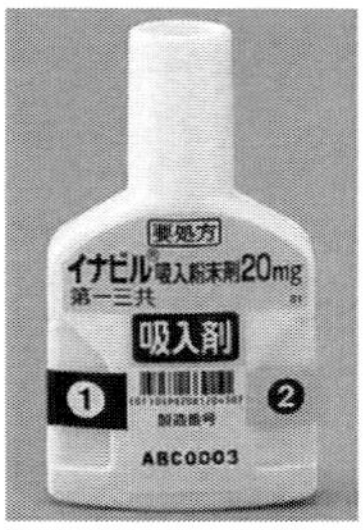

出典：第一三共（株）HP

カプセルタイプ

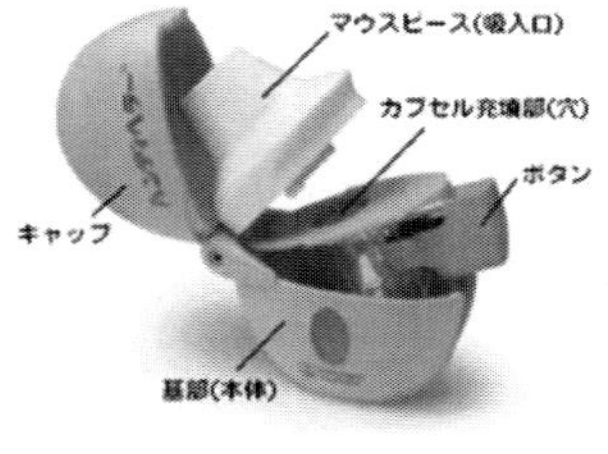

出典：日本ベーリンガーインゲルハイム（株）HP

リザーバータイプ

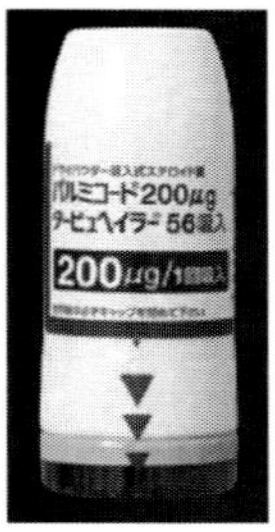

出典：アストラゼネカ（株）HP

ブリスタータイプ

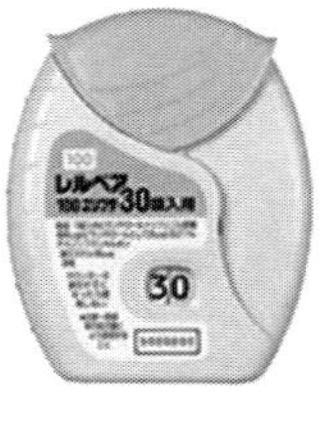

出典：グラクソ・スミスクライン（株）HP

図２　DPIs 形態の一例（国内販売品）

表１　DPIs 機能比較の一例

		ディスポ	カプセル	リザーバー	ブリスター
製剤	封入	○	—	○	—
	計量	—	—	○	—
	防湿	○	—	○	—
機構	開封	○	○	○	○
	カウンター	—	—	○	○

な構成で具現化可能な分散機構の構築，カプセルタイプは，カプセルの開封方法と開封手段（e.g. カッター，針など）への安全策からカプセルの破片など製剤以外のものを吸引しないような対策が望まれ，リザーバータイプは，すり切りに代表される計量機構の具現化と防湿性を維持する方策の両立，さらに動作に連動したカウンター機構の構築が望まれる，ブリスタータイプは，ブリスターの開封方法と吸入後のブリスターの扱いに応じた機構開発が必要で複数回の製剤を内包するマルチドーズ式では，リザーバータイプ同様にカウンターの設定が望まれている。このマルチドーズ式は，リザーバータイプとブリスタータイプの主要な形態といえ吸入動作を伴わない「空うち」と呼ばれる連続操作への対応やいたずらを含む DPIs の誤操作を防止できることが望ましい。

3　製剤の分類

製剤の形態は，大きく分けて「造粒型製剤」と「担体（キャリア）型製剤」に大別される。造粒型は，原薬のみで構成される場合が多く，バインダーの有無など製造のための技術が必要となる。一方，キャリア型は，原薬とは異なる粉体で核粒子を構成し，その周りに原薬を付着させる形態で，乳糖を採用するケースが多くみられる。処方決定に必要な送達薬物量は，造粒型＞キャリア型の関係で原薬の素性や薬効を得るために必要な投与量などに応じた選択がなされている。

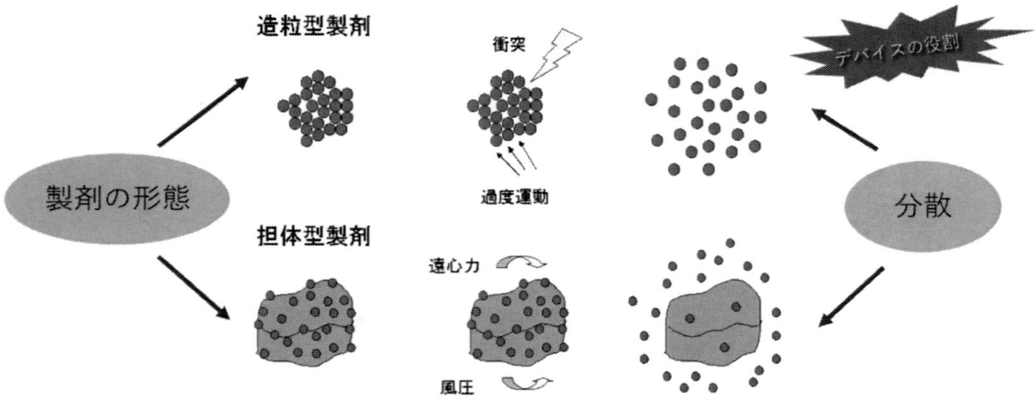

図3　DPIsの役割

DPIsを用いる吸入治療は，気管・気管支領域から肺胞領域に薬物を送達させる必要があり，送達可能な粒子は微細で数µmの空気力学的粒子径とされている。この微細な粒子は，凝集塊を構成しやすく流動性，付着力などに影響し粉体のハンドリング性を悪化させる要因といえる。このハンドリング性を維持，改善するための方策に製剤化がある。一般に製剤化では2次粒子が構成され，空気力学的粒子径が拡大する。機能面では，微量の原薬をカサ増しする賦形剤や流動性向上に鑑みた滑沢剤の添加など様々な機能が付加され粒子が構成される。製剤化によりハンドリング性は向上するものの，拡大した粒子径により気管支以下を対象とした投与が，物理的に困難な状態となってしまう。この状況を改善するのがDPIsといえ，拡大した粒子径を投与に適する粒子径もしくは1次粒子の状態に戻すことを役割としている（図3）。一般にDPIsは，モーターなどの補助動力を用いず，吸入により発生する空気の流れを活用し製剤が分散する状態を作り出す。この空気流のコントロールに自動車部品開発で培った技術を応用しているのが弊社の特徴といえる。造粒型，キャリア型など製剤の形態に応じた対応から流動性など物理的な特性への適合，充填量や投与部位に応じた分散コントロールなどDPIsには多くの開発指標が存在する。吸入剤の投与効率を向上させるにはDPIsだけでなく，目標とする送達部位に適した空気力学的粒子径への分散を前提とした製剤開発が重要で，投与を含めたシステムでの開発が望まれる。

4　DPIsの開発要件

製剤開発のプロセス（図4）は，DPIs開発の節目に大きく影響する。一例をあげると基礎研究ステージと後期の臨床ステージでは，DPIsに求められる内容が大きく異なってくる。市販の状態を意識しながら，各節目に鑑みた開発を行うことが理想で多くの経験とノウハウを必要とする。DPIsの開発は，対象疾患や患者層とその状態を把握することから始まり，気管・気管支から肺胞領域に至る投与部位の特定，医療用医薬品分類（新薬／ジェネリック）への適合，製剤の

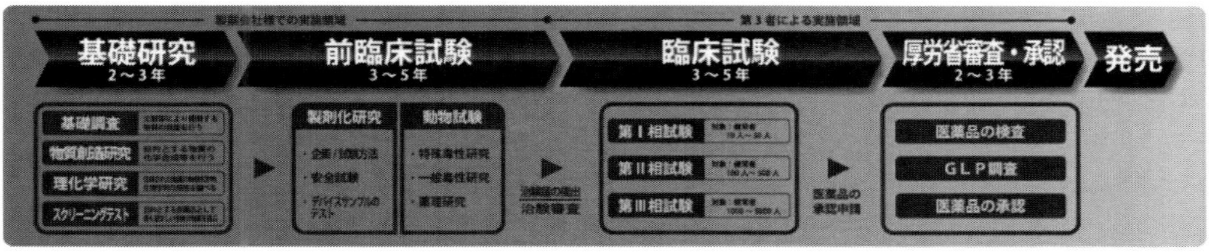

図4　新薬の製剤開発プロセス

形態（造粒型／キャリア型）への適合と投与／充填量に対する柔軟な取組，DPIsの形態に鑑みた2次粒子の分散機構の構築など多岐にわたっている。また，意匠開発も重要な役割を担っており，長期投与が必要なものや使用頻度が高い吸入剤において使用面のサポートや患者のアドヒアランス維持に効果を発揮する。たとえば，意識することなく次の操作を誘導できる形状，ユニバーサルデザイン，機能との融合などDPIsの商品価値向上を可能にする。さらに意匠は特許に比較し短期間（通常1年未満）で権利登録が可能で知財戦略の一翼を担っている。

5　DPIsの開発事例

技術開発のひとつに性能調整がある。主な特性を以下に示す。①排出性：DPIs外に放出された有効成分の割合　Emitted dose（ED），②圧力損失：吸入時DPIsにより発生する抵抗，③微粒子量：有効成分が目標送達部位に到達可能な割合　Respirable fraction（RF）または，Fine particle fraction（FPF）と表現されている。それぞれの特徴について解説する。排出性については，第十七改正日本薬局方第一追補分「6.14　吸入剤の送達量均一性試験法」に鑑みた性能が求められる。試験は，図5の装置を用いDPIsの圧力低下が4.0 kPaになる流量で空気4LがDPIsのマウスピースから吸引される時間をもって実施される。また，DPIsの形態により2つの試験に分類される。①1吸入量の粉末があらかじめ秤量されている吸入剤，これはカプセルタイプなどが該当する，②1吸入量の粉末がDPIs内で秤量される吸入剤，こちらはDPIs「内」とDPIs「間」の送達量の均一性評価が求められリザーバータイプ，ブリスタータイプなどが該当する。つぎに圧力損失について解説する。補助動力を用いないDPIsは，2次粒子を分散させるなどの仕事量に応じ圧力損失が発生する。多くの分散力や仕事量を必要とする製剤を対象としたDPIsには，高い吸入抵抗が付加される傾向にある。圧力損失は，吸いやすい／吸いにくい，というような患者の感覚，印象に影響する。このため付加する仕事量への依存だけでなく，患者の感覚に鑑みた機構開発が必要な指標といえる。微粒子量についても，第十七改正日本薬局方第一追補分として「6.15　吸入剤の空気力学的粒度測定法」が規定された。試験に用いる装置の一例を図6に示す。3種の装置のなかでは装置2のアンダーセンカスケードインパクター法の使用例が多い。これは，慣性衝突を利用してエアロゾルを採取するもので多段のステージを持ち

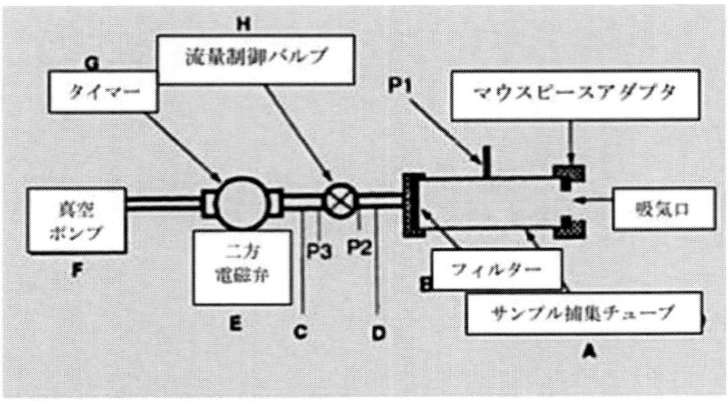

出典：独立行政法人　医薬品医療機器総合機構
レギュラトリーサイエンス・基準作成調査・日本薬局方　平成28年9月分　パブリックコメントより

図５　6.14 吸入剤の送達量均一性試験法

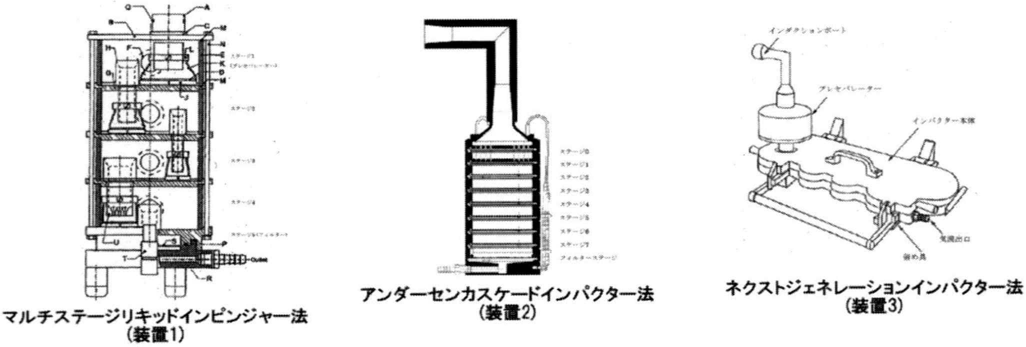

出典：独立行政法人　医薬品医療機器総合機構　レギュラトリーサイエンス・基準作成調査・日本薬局方　平成28年9月分　パブリックコメントより

図６　6.15 吸入剤の空気力学的粒度測定法（試験装置の一例）

28.3 L/min の一定流量で吸引された粒子をステージごとに分級する。この分級の状態が微粒子量の指標として分析される。装置３のネクストジェネレーションインパクター法も装置２と同様の原理で分級後の分析手順を簡略化できる特徴がある。DPIs において安定した性能を維持するには，開発要件と評価指標に鑑みた対応，たとえば空気流の作用方法や分散機構の構築に加え，製剤の物理的な特性を安定，維持する取組が重要となる。図７は，カプセルタイプの弊社開発品に適用した空気流制御技術の一例で，図８は，リザーバータイプに用いられるすり切り挙動のイメージを示したものとなる。すり切りとは，あらかじめ DPIs に充填された複数回分の製剤から１回分を計量する機構でリザーバー内の粒子の空隙率を均一化することが重要となる。図９は，弊社カプセルタイプの開発事例を紹介したもので，左のグラフは，圧力損失と吸入可能流量の関係を示し，右のグラフは造粒型のモデル製剤を用いた微粒子量の分析結果となる。微粒子量は，

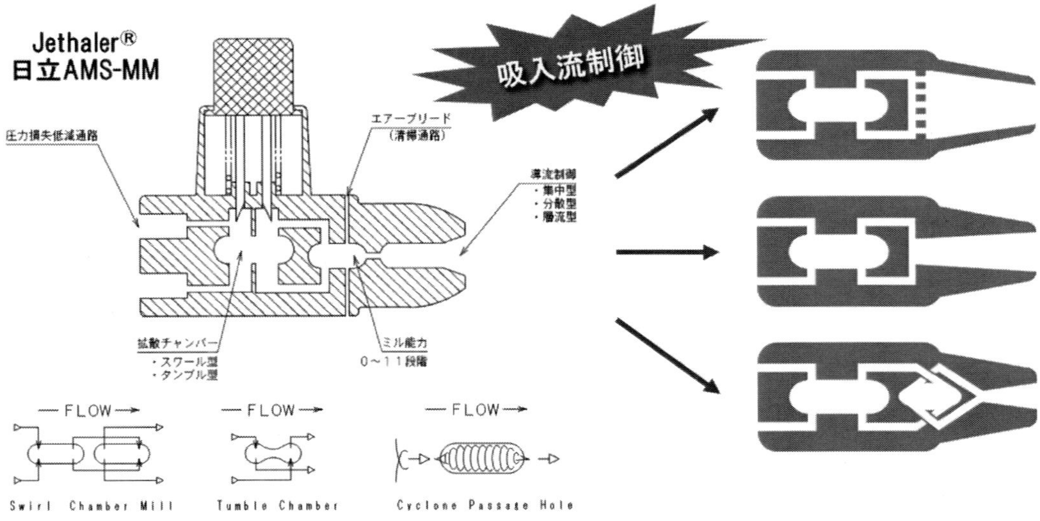

図７　DPIs の空気流制御

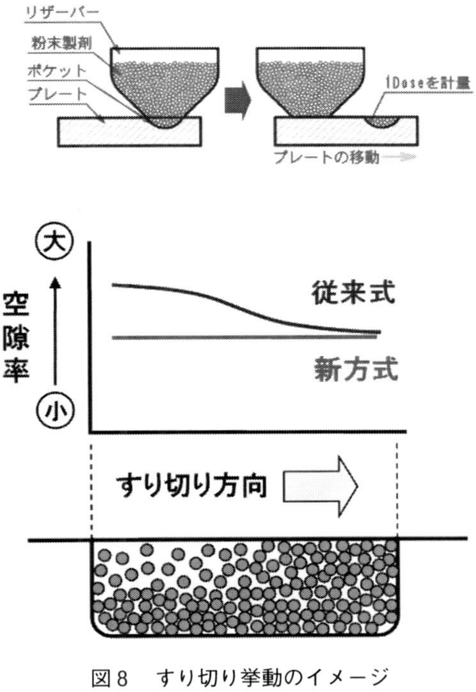

図８　すり切り挙動のイメージ

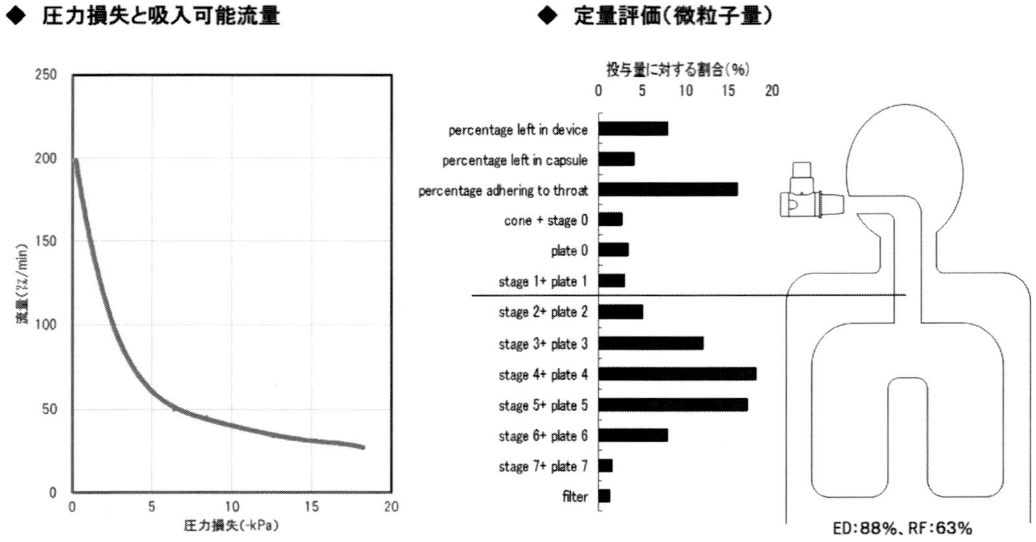

図9　DPIs の実力

アンダーセンカスケードインパクター法を用いステージ2以下を目標部位として集計しED88％，RF63％の結果を得た。

6　まとめ

機構部品であるDPIsは，技術面が注目され開発メーカがそれぞれに特徴を持ったデバイスを吸入薬ごとに具現化しており，薬の効果を向上させる一翼を担っている。一方，吸入薬を使用する患者の視点では，薬の数だけDPIsが存在するような印象も否めない。使いやすいDPIsは，患者のアドヒアランス維持にも有効とされているものの，使いやすさのポイントは，製薬メーカ，DPIsメーカ，医療従事者，患者ごとに重要視するポイントが異なり，開発の視点をどこに置くかで具現化させるものも異なってくる。吸入剤開発は「製剤」「デバイス」「治療法」のシステムを構成する3者の協調した取組が重要で，これにより多くの可能性を見出せる分野といえる。

文　献

1）石関一則，インヘラーの開発とその課題，第18回製剤機械技術シンポジウム（2017）

第3章　医療ニーズに最適化した吸入システム：メプチンスイングヘラー

佐藤哲也*

1　理想の吸入システムと吸入デバイス

医薬品である吸入剤は，気管支・肺に適用する製剤で，日本薬局方（第17改正）上では，吸入エアゾール剤，吸入粉末剤，吸入液剤の3種類に分類され，患者の疾患状態ならびに年齢層（乳幼児，高齢者）などに合わせて，医療ニーズへの適切な剤形が選択される。この選択に関連する患者側因子として，主に，吸入流量の適否，噴射に対する同調性の有無の2点が挙げられる。吸入エアゾール剤は，吸入流量は弱いが，噴射と吸入の同調性は確保できる患者，吸入粉末剤は，吸入流量は適切だが定量噴霧式吸入器 Metered dose inhaler（MDI）使用において噴射と吸入の同調性が確保できない患者，吸入液剤は，吸入流量が弱くて同調性も確保できない患者（乳幼児等）といった具合に，補完的に働く3種類の剤形から最適な剤形が選択される。この点で，3種類の吸入剤は，患者の差異を問わずに薬効を確実に発現させることができる理想の吸入システムとして，広義のアクセシブルデザインとも考えられる。

患者への投与には，各剤形で異なるデバイスが適用され，吸入エアゾール剤には，薬物を噴射剤とともに噴霧して投与できるMDI，吸入粉末剤には，患者の吸気の力で薬物を固体粒子のエアゾールにして投与できるドライパウダー式吸入器 Dry powder inhaler（DPI），吸入液剤には，ネブライザーが用いられる。これらの医薬品デバイスの制作に関して，指針等は明示されておらず，開発メーカー側が設定するというのが実情である。

そこで，DPIのデバイス制作にあたり，理想の吸入剤像を追求しつつ，患者側要因（年齢層等）にも配慮しながら，以下の①～④を焦点としてデバイス設計を行ったスイングヘラー（以下，Swinghalerと記載）の開発事例について紹介する。また，具体的な設計方針の構築にあたり，より多くの患者がアクセシブルとなることを前提にして患者目線で考えた場合，消費者製品（日用品）の設計に適用されるユニバーサルデザイン（Universal design：UD）の概念が参考にできることから，上述の理想の吸入剤像と対比させつつ紹介する。

① 薬剤投与の正確性：計量性が優れていること，二重投与が防止されること

② 薬物の肺内送達性：デバイスの気道抵抗性に基づいた吸入流量の下限値の設定，高い肺内送達性および吸入流量依存性の低減

③ デバイスの操作方法：操作方法がわかり易く容易であること，操作方法が容易に想像できること，五感（視覚，触覚，聴覚）の利用

---

* Tetsuya Sato　大塚製薬㈱　製剤研究所　製剤研究室第二室　主任研究員

④ デバイスの機能：携帯性に優れていること，湿潤環境下でも使用に問題がないこと，吸入可能数が視認できること，操作に過剰な力が不要なこと

2 DPI 用デバイス開発に向けた医療現場の課題抽出

吸入剤の肺内送達性について，γ-scintigraphy 試験で多数評価した経験を持つ S. P. Newman は，吸入剤開発の専門家の視点より DPI 用デバイスに望まれる特徴として表 1 中の 14 項目を指摘[1]している。一方，ユニバーサルデザインは，障害を持つ米国人建築家 Ronald L. Mace により 1980 年代に提唱された。その定義は，「誰でも障害を持つ」という前提の下で，国籍，文化，言語，年齢，性別，体格，障害といった差異や能力に限定されることなく，できるだけ多くの人々が利用可能となるように製品，建物，空間等をデザインすることであり，アクセシブルデザインを基本概念としている。その原則として，「公平性：Equitable use」，「柔軟性：Flexibility in use」，「単純（直観）性：Simple and intuitive」，「情報伝達性：Perceptible information」，「寛容性：Tolerance for error」，「省体力性：Low physical effort」，「空間確保性：Size and space for approach and use」の 7 項目が挙げられ，医薬品デバイスの設計にあたっても，患者目線で考えた場合の本質的な価値基準として参考にすることができる（以下，同 7 原則については，「」付きで記載）。Newman が指摘した項目についてユニバーサルデザイン 7 原則と照合して表 1 にまとめてみたが，非常に共通性が高いことが分かる。ただし，実際に吸入剤市場における既存の DPI の中で，これら全ての特徴を網羅的に組み込んだ製品事例は認められていない。

なお，本邦における規制上，医薬品自体が，消費者製品から除外されることもあり，薬効，安

表 1　DPI 用デバイスに望まれる特徴とユニバーサルデザイン 7 原則の関係

番号	特徴	UD 7 原則
1	肺への効率的かつ再現性のある薬剤送達能力	柔軟性
2	*in vitro* での正確かつ再現性のある投与	寛容性
3	使用時の方向性に制限が無く確実な薬剤運搬性	寛容性
4	患者にやさしい：使いやすい	公平性，単純性，省耐力性
5	吸入技術への依存性を最小限にする	公平性，柔軟性
6	広範囲の薬剤および用量に適している	柔軟性
7	環境条件の影響を受けない	空間確保性
8	安全性：ドーズカウンター，二重投与防止	情報伝達性，寛容性
9	吸入が完了した情報のフィードバック	情報伝達性
10	費用対効果の高さ	（価格妥当性）
11	頑丈でポータブル性を有する	空間確保性
12	既存デバイスを超える臨床上の利点および／または安価	（価格妥当性）
13	再充填可能または再使用可能	（環境負担性）
14	環境にやさしい	（環境負担性）

全性という点で高い機能性を求められる医薬品の開発においては，価格妥当性，持続可能性，環境負担性等を含めたバランス感覚に基づく最大努力が求められる。

医薬品デバイスの基本的な機能として，薬剤投与の観点から正確な計量性が求められる。この点で，MDIは，噴射剤（プロペラント）を使用する特殊性から，薬剤計量性を備えた耐圧性の金属製密封容器が少数メーカーより供給されている。このため，ほぼ外観的に統一された共通形態が採用されており，操作性もシンプルで直観的に理解し易い点から，「単純（直観）性」を備えたデバイスの好事例といえる。一方，DPIでは，各社が，ターゲットとする市場に向けて，よりよいデバイスを開発するべく独自のアプローチで課題解決に努めた。この過程で，製剤技術の観点より，内容医薬品が担体に薬物を付着性で担持させた粉体や，薬物単独もしくは担体とともに凝集体化させて塊にした粉体といった異なる薬剤形態に合わせてデバイス自体に多彩な薬剤計量機構が搭載されつつ，充填工程でカプセルやブリスターなどのシングルユニットにプレフィルドする形式も開発されたことから，おのずとデバイスの操作性にも違いが生まれた。また，デバイス本体がプラスチック製であることを利用して各メーカーが製品識別性を持たせるという意図も重なり，特許権や意匠権の獲得といった側面的要因も絡みながら，さらなるデバイス形態の多様化が進んだ。この結果，DPI用のデバイスは，単回投与型としてシングルユニットにプレフィルドされた薬剤を吸入するユニットドーズタイプ，多回投与型としてマルチユニット形式のブリスターに薬剤を充填したマルチユニットタイプおよび薬剤充填層より吸入操作時に1回投与量を計量する機構を装備したマルチドーズタイプの3種類に分類された（図1参照）。

このようなDPIの市場動向について，患者による誤使用を増加させて，正確な投薬の障壁となることが多数報告[2~4]されている。MDIとは対照的に予想もしなかった複雑な製品形態がひしめく特殊な市場が形成されたことより，ユニバーサルデザインの7原則と照合した場合，皮肉なことに「単純（直観）性」と「情報伝達性」が失われてしまった。そこで，この点をDPI市場における潜在的課題として抽出し，解決することを目的とした。

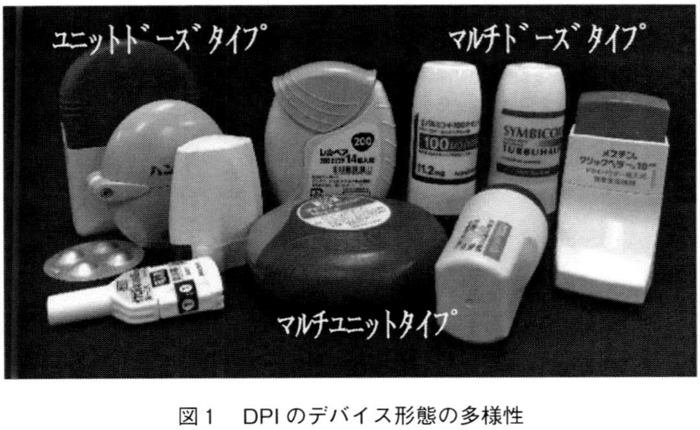

図1　DPIのデバイス形態の多様性

3 DPI用デバイスの開発

3.1 医療状況に最適なデバイス種類の選択

DPI用デバイスの開発にあたり，医療現場が直面する課題を抽出して，それを解決するための提案となる明確なコンセプトの具現化に先立ち，想定される医療状況に対して適切なDPI用デバイスのタイプを3種類の分類中から選択する必要がある。

このデバイスのタイプ選択にあたり，医療状況の中でも最重要である治療対象となる疾患について市場性を調査した。その結果，経肺投与による全身循環系の治療薬よりも，肺内への局所投与による喘息や慢性閉塞性肺疾患（COPD）といった呼吸器疾患系の治療薬の開発が第一候補として挙げられた。この呼吸器疾患系の治療薬の中でデバイス選択のボトルネックとなるような治療薬として，喘息急性期に使用され，緊急性が高くて重要な役割を担うβ刺激薬を製品開発の対象として想定した。喘息発作時への対応から考えた場合，使用前の組み立て操作に時間を要するユニットドーズタイプや，発作の予測が困難であることから，随時，携帯するための小型化が必要なために，多数のブリスターを格納するべく比較的にサイズが大きくて嵩張るマルチユニットタイプのデバイスを選択することは難しい。そこで，発作時への対応で洗練されたMDIと同レベルの操作性および携帯性を備えることを前提としてマルチドーズタイプを選択した。

3.2 Swinghalerの開発コンセプト

ユニバーサルデザインフォーラム（2006.04実施）の調査（調査対象：首都圏・京阪神圏に居住15～79歳一般男女個人）で，日用品の使いづらさの要因としてパッケージ表示・取扱説明書が50％を超えて指摘され，高齢者で顕著化する傾向を示したのとともに，特に不満を感じるという点では，一般用医薬品が文具事務用品，食品・飲料に次いで第3位で指摘された[5)]。そこで，DPI用デバイスの開発コンセプトとして，操作方法が簡便であるとともに，“わかり易く，使い易い”ことをメインテーマとして掲げた。また，潜在的課題として抽出した「単純（直観）性」と「情報伝達性」を追求する上で，パッケージ表示・取扱説明書が障壁となることに関連して，高齢化（小児も含む）に加えて多国籍化する社会情勢への対応も求められる。そこで，年齢・言語といった視点からのアクセシブルデザイン追求への回答として，五感である視覚・聴覚・触覚に訴えるアプローチによって操作方法が想像し易く，理解し易いデバイスの設計を試みた（表2）。

3.3 コンセプト達成に向けたアプローチとUD 7原則の関係

「単純（直観）性」と「情報伝達性」を求めて，外観上，視覚的に吸入口や押しボタンが半透明の防湿キャップ越しに見える形態を採用することによって，同キャップを開いて薬剤を吸入することや，押しボタンを押す操作が必要なことを容易に想像できるようにした（図2参照）。また，触覚的に，キャップを開いた時にヒンジにロック感を持たせることで，固定できて持ち易く

表２　DPI 用デバイス“Swinghaler”の開発コンセプト

番号	項目	理由	UD 7 原則
1	操作方法が簡便である	喘息発作時への対応	公平性，単純性
2	小型で携帯性に優れる	喘息発作時への対応	空間確保性
3	薬剤投与の正確性・二重投与防止	治療効果，安全性	寛容性
4	薬物を肺内に効率よく送達する	治療効果	柔軟性
5	吸入流量依存性が少ない	治療効果	公平性，柔軟性
6	操作方法が「わかり易く，使い易い」	治療効果（コンプライアンス）	単純（直観）性，情報伝達性，省耐力性

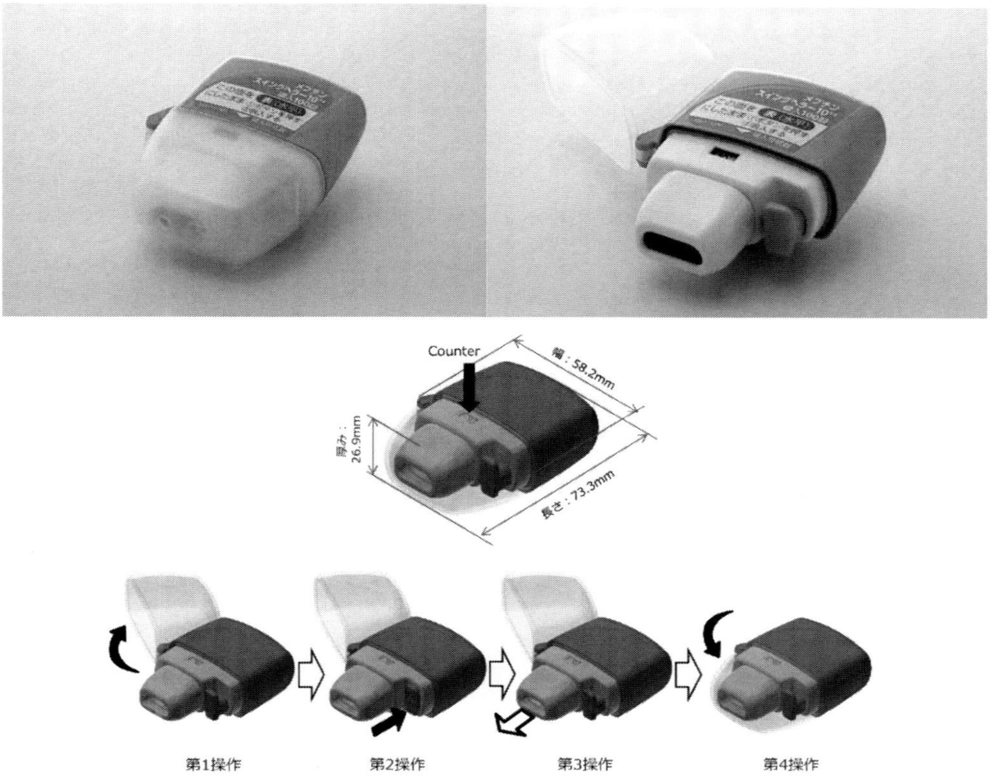

図２　Swinghaler の外観およびサイズと操作方法[6)]

できることを認識できるようにした。また，触覚的に，防湿キャップを閉める時や，押しボタンを押し込んだ時にラッチ感を持たせて，聴覚的に音も絡ませることにより操作の完了が実感できるようにした。

DPI デバイスの操作方法について，マルチドーズタイプでは，先行して市場導入された MDI の投与前に容器を振盪する操作を踏襲して薬剤計量性が確保されるように設計されたデバイスが散見された[7,8]。一方，MDIでも患者が同操作を失念して計量安定性が損なわれることが指摘[9]されており，DPIでも同様に懸念された[10]。そこで，Swinghalerの開発では，「単純性」の観点より，押しボタンを押す操作のみで計量作業が完了して，吸入待機の状態まで到達することを目標に，薬剤の計量機構が工夫された。患者による投薬前手順を①～⑥に，デバイスのサイズおよび操作方法について図2に示す。

① 防湿キャップを開ける（図2・第1操作）

② ドーズ（吸入可能数）カウンターのある面を上に向けて水平に持ち，押しボタンを押す（図2・第2操作：計量部に1回分の薬剤がセットされる）

③ マウスピースをくわえる前に，軽く息を吐く

④ マウスピースをくわえて，早く深く息を吸入する（図2・第3操作）

⑤ マウスピースから口を離して，軽く数秒間，息止めをする

⑥ 防湿キャップをしっかり閉じる（図2・第4操作）

複数回を吸入する場合は，②～⑤の操作を繰り返し行う。患者によって投薬の意思はなくても防湿キャップを開ける場合があるため，計量機構をキャップの開閉機構に連動させることは避けて，キャップを開けた後に，投薬への意思を持って押しボタンを押すという設計を採用した。それでも，操作について迅速性を追求した結果，患者が吸入するという作業（図2・第3操作時）を除いたデバイス自体の操作回数は，防湿キャップを開け（第1操作），押しボタンを押し（第2操作），防湿キャップを閉める（第4操作）という3回に収めた。また，医薬品に求められる投与の正確性という点から，粉体の流動性とのバランスにより，薬剤貯蔵庫内の均一性を確保するための機構として回転式の羽根が設置された（図3参照）。

この計量性の評価結果として，メプチン（塩酸プロカテロール）粉末について100回噴射した場合の噴射重量（目標値：2.5 mg/Actuation）と送達主薬量の均一性について，前者は平均値が2.63～2.67 mg/Actuation（n＝3，相対標準偏差：4％以内），後者はUSP基準の±25％内に収

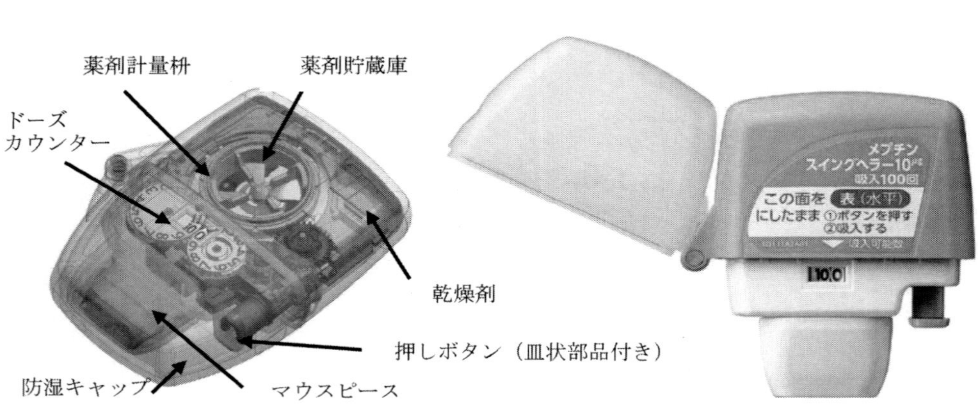

図3　Swinghalerのデバイス透視図とドーズカウンター

まることが報告[11]されている。

「公平性」の観点より，DPI用デバイスの利用者の最大化を追求するにあたり，患者の呼気によってエアロゾル化を促すBreath-actuatedな原理であることから，吸入し難くないような気道抵抗性を設定するのとともに，治療効果に直結する薬物の肺内送達量の吸入流量依存性についても抑制する必要がある。気道抵抗性については，先行開発されて世界的に汎用されている吸入粉末剤用デバイスのTurbuhalerを参考に，同等を目標として設定した（図4参照）。一方で，デバイス使用の適否判定につながる吸入流量の下限値については，同じ気道抵抗性を有するTurbuhalerを喘息患者[12]（n＝101，男性38人・14.9～76.3歳，女性63人・15.3～78.7歳）および3～19歳の子供[13]（n＝265）が使用した場合に，性差や年齢差を通しての吸入流量が20 L/min以上であったことより，この値を設定した。

デバイスは患者が自発呼吸する際の吸気によって流路中で粉末の分散・塊砕を進行させ，肺内へと送達する薬物微粒子を担体表面から解離させてエアロゾルを発生させる機能を担う。例えるならば破砕機に近く，その流路には高い機能性が要求され，塊砕能力に直結する構造形態（断面積，長さ，形状など）が追求される。この結果，患者吸入時の気道抵抗がこれらの構造形態に連動して変化し，塊砕のエネルギーとなる流量の増減に大きく影響する。一方，小児・老人を含む年齢，性別に疾患状態を加えた場合，患者の呼吸機能は多岐に富み，デバイスの破砕機能に大きく影響する。この点から，究極の性能として，薬物微粒子のエアロゾル発生効率が低流量から高く，かつ流量に非依存的なデバイス設計が望まれる。そこで，Swinghalerの性能条件として，

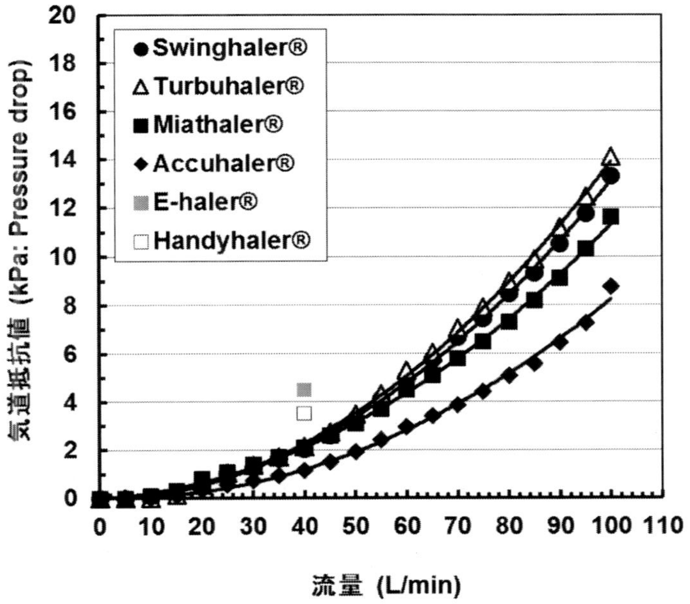

図４　デバイスの気道抵抗性[14]

吸入流量 20 L/min 以上でラベル表示量に対する十分な薬物量の肺への送達が得られることを設定した。また，エアロゾル化された薬物微粒子を効率良く発生させて，他 DPI 用デバイスに比較[15]して吸入流量依存性が少ないジェネレーターを設計することを設定した（図 5 参照：旧市販メプチン製剤クリックヘラー：Clickhaler との比較）。この吸入流量依存性の低減により，多くの患者にとって使い易くした上で良好な治療効果を得ることもユニバーサルデザインの 7 原則の「柔軟性」に該当する重要な因子である。ちなみに，臨床現場では，吸入粉末剤を患者に適用する際の判断基準の一つとして，吸入流量を調べるテスター用デバイス等も活用されている。

同 DPI デバイス開発では，使用場所を選ばないという「空間確保性」の観点から，粉末状態である内容医薬品が湿度に弱い場合を想定して，使用時の周囲環境の湿度変化に対応しつつ安定性を確保するために特殊な乾燥剤を開発して組み込んだ（図 3 参照）。また，デバイス本体に防湿キャップを連結して一体化させ，キャップを開けた状態では嵩張って携帯性に乏しく，患者に自発的にキャップを閉めさせるように促す形状にした。この結果，先述の乾燥剤自身の性能も自ずと守られて延長し，長期間で機能維持ができるように整えた。

「寛容性」の観点より，患者への薬剤の過剰投与を避けるために，薬剤の二重投与防止機構を設ける必要がある。患者が，デバイスを使用する際には，ドーズカウンター側を上面にしてデバイスを水平に保持した状態で押しボタンを押す。同機構では，この押しボタンが元の位置へと復帰する際に，薬剤貯蔵庫の底に設置された円盤状部品の上に円の中心から扇状に約 90 度の角度で設置された 2 個の薬剤計量枡が，円弧状にスイングしながら双方向に移動して貯蔵庫内の薬剤を擦切って計量する（Swinghaler の名称の由来）。この時，患者が吸入するデバイスの気道流路中には，片側 1 個の枡だけが存在し，他方は貯蔵庫内に格納されるように設計されていて，投与 1 回分のみが患者の吸気による気流に乗るという形式を採用した（図 6 参照）。

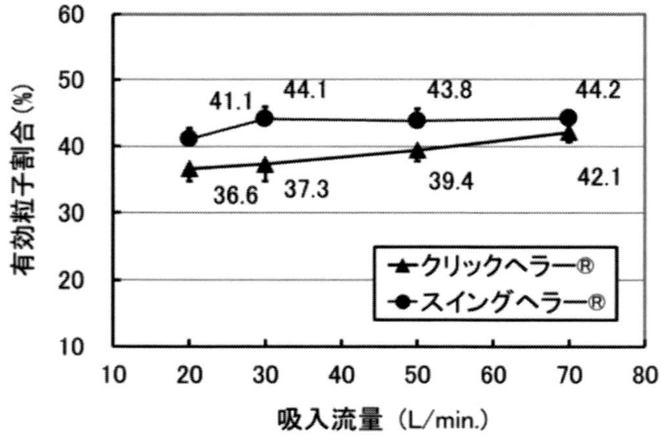

図 5　メプチン製剤の吸入流量依存性
有効粒子割合：噴射薬物中で肺内送達される可能性がある薬物の割合

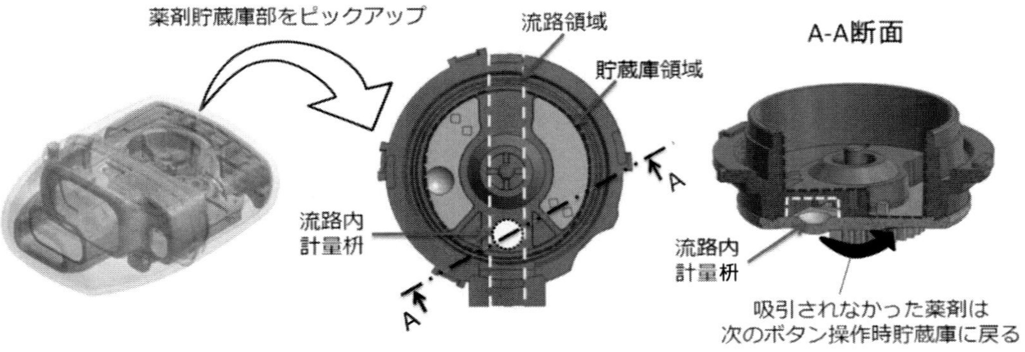

図６　二重投与防止機構

加えて，「情報伝達性」の観点より，喘息患者にとって発作を伴う急性期に備えるべく，薬剤の吸入可能数（残量）が正確かつ容易に視認できるようにインジケータータイプを避けて，数字が大きくて見易いドーズカウンターを採用した（図３参照)。

また，「省耐力性」の観点より，操作に過剰な力が不要なように，押しボタンやキャップの開閉時の圧力加減には十分に注意した。さらに，押しボタンを押す際に，より押し易くするために指を乗せる部分の面積を広げる皿状部品を設置した。それでも，諸事情により押し難いという患者には，梃子の原理を利用した専用補助具を準備して提供している。

4　まとめ

臨床現場に向けたデバイスの製品開発において，患者の差異・能力と真摯に向き合いつつ，“誰でも障害”を持つという前提の下で，製品開発を行うことは非常に重要である。常に，より多くの患者が使い易い製品を目指して改良してゆく過程（意見聴取と技術革新）の積み重ねが重要であり，製品の進化という点でゴールは存在しない。また，企業は，収益確保の効率的な追求とは別に，社会貢献の観点より，価格妥当性，持続可能性，環境負担性を考慮しつつ，内容医薬品を含めての製品進化（育薬）に責任を持つ必要がある。

文　　　献

1)　S. P. Newman, *Exp. Opin. Biol. Ther.*, **4**(1), 23 (2004)
2)　J. van der Palen *et al.*, *Eur. Respir. J.*, **14**, 1034 (1999)
3)　M. Molimard, *et al.*, *J. Aerosol Med.*, **16**(3), 249 (2003)

4) F. Lavorini *et al., Respir. Med.,* **102**, 593 (2008)
5) 指宿ひとみ, *RAD-AR-News,* **17**(4), 14 (2007)
6) R. Shirai *et al., Clin. Pharm. Drug Dev.,* **7**(4), 392 (2018)
7) M. Vidgren *et al., Aerosol Sci. Technol.,* **22**, 335 (1995)
8) M. Parry-Billings *et al., Pharm. Technol.,* **23**, 70 (1999)
9) 山下博民ほか, 医療薬学, **28**(5), 456 (2002)
10) 吉田寛幸ほか, 医療薬学, **41**(1), 50 (2015)
11) Y. Fukunaga *et al., RDD Europe 2013,* **2**, 335 (2013)
12) T. Engel *et al., Eur. Respir. J.,* **3**, 1037 (1990)
13) S. Pedersen *et al., Arch. Dis. Child.,* **65**, 308 (1990)
14) T. Sato *et al.,* 1st Asian Pharm. Sci. Technol. Symposium, 154 (2007)
15) M. Krummen *et al.,* Drug Delivery to the Lungs 16th, 169 (2005)

第4章　医療ニーズに最適化した吸入システム：シムビコート®タービュヘイラー®

石田稚人[*1]，佐々木絢子[*2]

緒言

吸入療法は喘息の治療と長期管理において最も基本的な治療法である[1)]。吸入ステロイド薬（ICS）やICSと長時間作用型β_2刺激薬（LABA）の配合剤は長期管理薬として用いられ，喘息症状および気道炎症を抑制し呼吸機能を改善することにより，喘息増悪の頻発による呼吸機能の低下，そして喘息死といった将来のリスクを低減することが報告されている[2, 3)]。吸入薬は，薬剤を気管支および肺の炎症局所へ直接送達することができるため，迅速かつ高い治療効果が得られ，ほかの投与経路に比べて薬剤の投与量を減らすことができ，さらに全身性の副作用を最小限に抑えられると考えられている[1)]。

しかし吸入薬を適切に吸入できていない患者では十分な治療効果を得られないことが報告されており[4)]，現在の喘息ガイドラインではデバイスの違いに基づいた個々の患者の使い易さや嗜好などを考慮した吸入薬の選択，適切な喘息治療が遂行されるための患者教育，吸入指導や定期的な吸入手技の確認の実施を推奨している[3)]。

本章では，ブデソニド／ホルモテロール配合剤であるシムビコート®タービュヘイラー®の特性を中心に吸入器[5)]について概説し，国内では唯一，定期吸入に加え発作時に追加吸入するブデソニド／ホルモテロール維持療法と抗炎症作用を併せ持つレリーバー療法に関する最新のエビデンスを紹介する。

1　吸入器の種類と特徴

吸入薬の吸入効率は，吸入器の設計および特性，デバイスの内部抵抗，薬剤の粒子径とエアロゾルの移動速度，また患者の吸入手技などの因子に大きく左右される[6)]。また吸入薬の問題点として，主にエアロゾル化した薬剤の粒子が口腔や咽頭内に沈着することや，薬剤噴射と吸気のタイミングを合わせること（吸気同調）ができていないことで薬剤の十分な肺内到達が得られていないなどが報告されている[1)]。

＊1　Masato Ishida　アストラゼネカ株式会社　メディカル本部
呼吸器／炎症／自己免疫領域　喘息メディカルアフェアーズグループ
＊2　Ayako Sasaki　アストラゼネカ株式会社　メディカル本部
呼吸器／炎症／自己免疫領域

実臨床において現在利用可能な吸入デバイスは，ネブライザー，加圧噴霧式定量吸入器（pMDI），ドライパウダー式吸入器（DPI），レスピマットソフトミスト吸入器（SMI）の4種類である[1)]。ネブライザーは圧縮空気で薬剤を噴気するジェット式，高周波によりエアロゾルを発生させる超音波式および高周波で振動する振動子が微細孔から薬液を押し出してエアロゾルを発生するメッシュ式の3種類がある。ネブライザーはほかのデバイスに比べて，安静呼吸においても確実に薬剤を気管支や肺の炎症部位に送達させる利点があり，デバイスの作動と吸気を同調させる必要がない。しかし，ネブライザーは使用前に組み立て薬液を装填し，使用後は解体し洗浄する必要があり，薬剤残量が生じる[1)]。pMDIは，デバイス作動時に溶解もしくは懸濁状態の薬剤をエアロゾル化する。pMDIは，エアロゾルの生成速度が患者の吸気に比べて速いため，吸入動作を同調させる必要がある。吸気同調が困難な患者には，吸入補助具の使用が推奨される[1, 6)]。DPI製剤は一般的に二成分混合物であり，ラクトースやステアリン酸マグネシウムなどの賦形剤と薬物粒子を混合した微細粒子（1～5 μm）からなる。気流せん断応力または粒子—粒子間，粒子—デバイス間の衝突といったエネルギー(force）を利用して凝集粒子を細分化することでエアロゾル化を行う[1)]。DPIは吸入器の作動と吸気を同調させる必要はなく[6)]，患者の吸入気流により生じる牽引力が凝集粒子を細分化するため，患者の吸入努力が効果的な粒子分散および肺堆積効率に大きく影響する[6)]。各DPIデバイスの内部抵抗と吸入に必要な吸気流速を表1に示

表1　各DPIデバイスの内部抵抗と吸入に必要な吸気流速[5, 7)]

デバイス	デバイスの内部抵抗*	吸入に必要な吸気流速 (L/min)
Multi-dose DPIs		
Easyhaler®	High	30
ジェヌエア®	Medium	40
NEXThaler®	Medium-high	35
Novolizer®	Medium	35
Spiromax®	Medium-high	30
タービュヘイラー®	Medium	30
Capsule DPIs		
Aerolizer®	Low	40
ブリーズヘラー®	Low	50
ハンディヘラー®	High	20
Blister DPIs		
ディスカス®	Medium	30
エリプタ®	Medium	30

*デバイス内での気圧低下：抵抗低＜5 Mbar，中5～10 Mbar，高＞10 Mbar。
DPI：ドライパウダー式吸入器。
Easyhaler®，NEXThaler®，Novolizer®，Spiromax®，Aerolizer®は2018年8月時点で本邦未承認。

す[5,7]。SMIは，pMDIとネブライザー両方の長所を備えており，pMDIと同じく携帯に適したサイズというだけでなく，ネブライザーと同様に噴霧剤の混じっていない薬液をゆっくりエアロゾル化するため，口腔や咽頭への薬剤粒子の沈着が減少する点が挙げられる[1]。一方で短所としてpMDIと同様にデバイスの作動と吸気を同調させる必要がある。

喘息による炎症は中枢気道のみならず末梢気道，さらに肺実質にも存在する。吸入薬の効果が十分に発揮されるためには，薬剤が中枢から末梢まで広範に分布し，かつ沈着する必要がある。気道への薬剤の到達・沈着には，薬剤の粒子径が大きく影響する[8]。1.5～5 µmが肺実質への到達・沈着に適した粒子径であり，1～3 µmの粒子は，末梢気道から肺実質まで到達するために有効な粒子径であると報告されている[9,10]。1 µm未満の粒子は呼気として排出される可能性が高く，一部は肺胞内に沈着して全身を循環する血流に入る[10]。5 µm以上の粒子は慣性衝突によって大半が口腔咽頭に沈着しやすく，沈着した薬剤は嚥下されて口腔咽頭の局所性の副作用や全身性の副作用を引き起こす可能性があると示唆されている[10]。また吸気流速が大きくなると口腔咽頭に沈着する薬剤量が増大する[10]。そのため，1～5 µmが気道への到達・沈着に有効な粒子径であると考えられているが，吸気流速を31 L/minとした条件下では1.5～3 µmの粒子において60％を超える肺組織への沈着が認められ，中枢気道から末梢気道まで最も効率よく炎症部位へ到達・沈着することができる粒子径であるという結果が得られている[9,10]。

2　吸入器の選択―患者に合わせた個別化アプローチ

最新のシステマティックレビュー（1975年から2014年の間に吸入手技に関する観察研究を報告した文献を検索）では，吸入器の誤操作が頻繁に観察され，過去40年間にわずかな改善しか見られなかったことを報告している[11]。吸入器の誤操作は，吸入前の最大呼気流量（PEF）不足，吸入器の不正確な調整，デバイスの作動と吸気の同調不良，吸気流速不足および／または深い吸入不足，吸入後の息止めの欠如などを含む多くの要因に起因する[11]。

これらの問題は，個々の患者の使い易さや嗜好などを考慮してデバイスを選択し，患者吸入指導や定期的な吸入手技の確認を実施することで解決できる可能性がある。例えば，①ネブライザー：pMDIおよびDPIの吸入操作が適切にできない患者，小児，高齢者，人工呼吸器装着患者，意識不明の患者，②スペーサー付きpMDI：呼吸機能が低下している患者，DPIを用いるには吸気流速が十分でない患者，③DPI：デバイスの作動と吸気の同調が十分でない患者，④ソフトミスト吸入器：DPIを用いるには吸気流速が十分でない患者，デバイスの作動と吸気の同調が十分でない患者，呼吸機能が低下している患者，高齢者，など個々の患者の使い易さからデバイスの選択をすることを考慮することで改善できる可能性がある[1]。現在，医師，薬剤師と看護師などメディカルスタッフの連携による患者教育と定期的な吸入指導の実施[4]により吸入手技の改善が試みられている[11]。

3　タービュヘイラー® の開発

吸入手技に伴う課題は1960年代のpMDIの市販後から報告されており，適切に吸入できていない患者では十分な治療効果を得られないことが多かった[12)]。喘息を有する成人患者を対象に行ったアンケート調査では（n＝4,078）患者全体の71％でpMDIの誤操作が確認され，主な要因はデバイスの作動と吸気の同調不良であった（71％中47％）[13)]。pMDIに関連した吸入手技の問題は，これらのデバイスの噴射剤使用による環境上の懸念も組み合わさって，タービュヘイラー® などDPI開発の大きな誘因になった[14)]。

3.1　タービュヘイラー® デバイスの構造

タービュヘイラー®（図1）は，噴射剤やその他の薬剤添加物が不要なMulti-dose DPIで[15)]，ホルモテロール（FM，オーキシス®），ブデソニド（BUD，パルミコート®）およびブデソニド／ホルモテロール（BUD/FM）配合剤（シムビコート®）などさまざまな薬剤のデバイスに用いられている。シムビコート® タービュヘイラー® の薬剤貯蔵部では，ブデソニド，ホルモテロールフマル酸塩水和物および乳糖水和物の空気力学的質量中央径（MMAD）は3 μm以下になるよう微細化されているが，この混合物の粉体流動性を高めるために，スフェロイド（凝集塊）の状態で貯蔵されている[16)]。回転グリップを回すことで，1吸入分の薬剤が薬剤貯蔵部から分量ユニットの穴に移動する。患者が吸入すると，下部気流口から空気がタービュヘイラー® に入って分量ユニットを通過し，吸気導管に露出している分量ユニットの穴に移動した1吸入分の薬剤を押し上げる[15)]。空気より押し上げられた薬剤の凝集塊は吸気導管内を通り，上部気流口から入った空気とともにらせん形導管とマウスピースの導管に到達し，導管の中で乱気流が生じる。この乱気流によって薬剤は微粒子化され，肺内到達に至適なサイズの粒子になる（吸気流速が60 L/minで吸入した時の平均粒子径：ブデソニド2.4 μm，ホルモテロール2.5 μm）[17)]。タービュヘイラー® の1吸入分の薬剤の微粒子化は，患者の吸気流速とデバイス内で生じる乱気流という2つの因子に依存しており，これらのバランスを取る必要がある[5)]。患者が吸入すると，タービュヘイラー® 自体が媒体内の抵抗により，凝集塊の細分化と薬剤の微粒子化に必要な乱気流を生み出す[5)]。タービュヘイラー® の微粒子画分（FPF＜5 μm）は患者の吸気努力によって増加し，速い吸気流速によって口腔咽頭の沈着を妨げることができる[9)]。以上のことから，タービュヘイラー® は肺内沈着率が高い至適粒子径の薬剤を送達できる。

3.2　タービュヘイラー® デバイスの特性

タービュヘイラーを効果的に使用するのに必要な吸気流速は30 L/minで，幅広い喘息患者に適合していると考えられる。成人の急性期喘息患者がタービュヘイラー® を使用したときの最大吸気流速（PIF）は平均60 L/minであり，十分な臨床効果が得られる至適吸気流速といわれている[18)]。安定期喘息患者が自宅でタービュヘイラー® を用いたときのPIFは68 L/minであっ

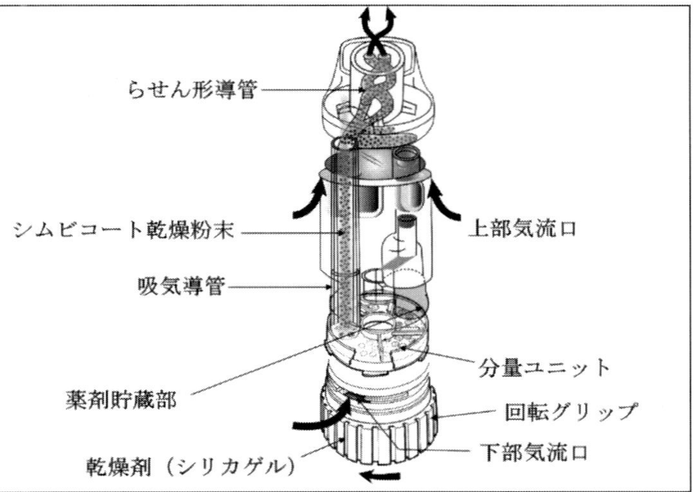

タービュヘイラーの特徴
Multi-dose 型ドライパウダー式吸入器 残量カウンターあり 耐湿性 振動に影響を受けない デバイスの内部抵抗：Medium
短所
詰め替え機構なし フィードバックシステムなし

図1　タービュヘイラー

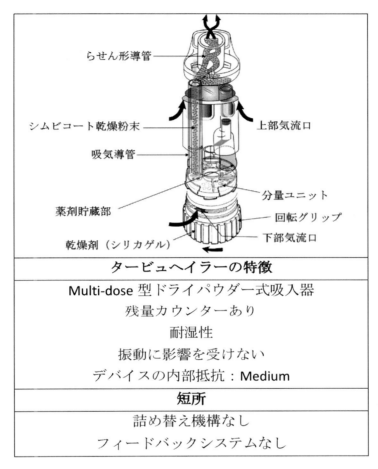

た[19]。同様に，軽症から中等症の喘息を有する小児がタービュヘイラー® を用いたとき，PIF は平均 60 L/min（年齢群 3～6 歳）および平均 72 L/min（年齢群 7～10 歳）であった[20]。

DPI 製剤を湿度の高い室内で保存すると，エアロゾルの特性に影響を及ぼし，結果として肺沈着量を減少させる可能性があることが報告されている[21]。製剤の安定性を評価した MIST 試験では，BUD を装填したタービュヘイラー® と，BUD を装填した他の DPI デバイスと比較したところ，6ヵ月保存後（相対湿度 75%，19～22℃）にタービュヘイラー® から放出される BUD の用量（DD）および微細粒子含量（FPD）に有意な低下はみられなかった（8%，11%）。一方，Easyhaler®（2018 年 8 月時点で本邦未承認）および Novolizer®（2018 年 8 月時点で本邦未承認）は，DD の有意な低下を示し（25%，14%），Easyhaler® では FPD の有意な低下（54%）も認められた[21]。タービュヘイラー® は，回転グリップ内に内部の相対湿度を低く保つために乾燥剤が封入されており，さらに蓋で密閉することによって外部の湿度から薬剤を保護できるという特徴がある[21]。

患者の吸入量と吸入デバイスの取り扱いの誤りは，吸入デバイスの性能に影響を及ぼすことが報告されている。吸入量と吸入前に振る動作がDDに与える影響をタービュヘイラー®，Easyhaler® およびSpiromax®（2018年8月時点で本邦未承認）で評価した（各デバイスにBUD/FMを160/4.5 μgもしくは320/9 μgを装填）WIND試験では，タービュヘイラー® とEasyhaler® は，Spiromax®（0.25 L対4 LでDDが50%低下）と比較して，吸入量による影響が小さかった（DD10%低下）[22]。

pMDI製剤では吸入前に振る動作をしなかった場合DDは約50%減少するが，DPI製剤は使用前に振る必要はない。160/4.5 μgを装填したタービュヘイラー® では，吸入前に振る動作の有無にかかわらずDDに差は認められなかった（320/9 μgを装填した場合はDD10%低下）[22] が，Easyhaler® は吸入前に振るとDDが50%低下し，Spiromax® はDDが20%減少した（320/9 μgを装填した場合はDD80%低下）[22]。

以上のことから，タービュヘイラー® は吸入量に影響されないため，吸入量が少ない喘息患者にも効果的であり[22]，また吸入前にデバイスを振る動作の有無にも影響されないため，患者の吸入デバイスの誤った取り扱いによる影響を最小限にとどめることができる。

4　喘息治療

Global Initiative for Asthma（GINA）および本邦の喘息予防・管理ガイドライン（JGL）には，低用量ICSは軽症喘息患者に対する治療法として，喘息の症状緩和および増悪リスクの低減に効果的であるが，低用量ICSを使用しているにもかかわらず，症状の持続，増悪がみられる患者には治療のステップアップとして，ICS/LABA併用が効果的であると記載されている[2,3]。

4.1　喘息治療におけるICS/LABA併用療法

複数の無作為化比較対照試験（RCT）の結果から，ICS/LABA併用療法は，呼吸機能，喘息症状，増悪，発作治療薬の使用を含む喘息コントロールの改善の効果が，ICSの用量の増加と比較してより高いことが示されている[23]。低用量ICSを使用しているにもかかわらず症状が持続している成人喘息患者を対象とした6ヵ月間のRCTでは，ベクロメタゾンプロピオン酸エステル／サルメテロール（BDP/SAL）併用群（400/100 μg）は，高用量BDP（1,000 μg）単剤群と比較して，朝のPEFの変化量が有意に増加した（$p<0.05$）[24]。同様に，高用量BDP（1,000 μg）単剤療法ではコントロール不良であった喘息患者を対象とした別の6ヵ月間のRCTでは，BDP（2,000 μg）単剤群と比較して，BDP/SAL併用群（1,000/100 μgおよび1,000/200 μg）は朝のPEFを有意に改善した（>45 L/min［両用量のBDP/SAL］対16 L/min［BDP（2,000 μg）］）[25]。

Formoterol and Corticosteroids Establishing Therapy（FACET）試験[26] およびOptimal Treatment for Mild Asthma（OPTIMA）試験[27] において，喘息治療におけるBUD/FM併用

療法の有用性が示されている。FACET試験では，成人の中等症から重症喘息患者を対象に，FMをBUDに追加することによる喘息症状の改善効果を12ヵ月間評価した[26]。重度な喘息増悪率はBUD単剤群と比較してBUD/FM併用群では大幅に低下した（BUD 200 μg対BUD/FM 200/24 μg，0.91対0.67［26%低下］；BUD 800 μg対BUD/FM 800/24 μg，0.46対0.34［26%低下］）。BUD/FM併用群では，BUD単剤群に比べて喘息症状と呼吸機能が大きく改善された[26]。12歳以上の軽症喘息患者を対象としたOPTIMA試験[27]では，ICS未治療患者においてBUD単剤群はBUD/FM併用群と比較して，有意に重度な喘息増悪率を低下させた（プラセボ：0.77，BUD 200 μg：0.29，BUD/FM 200/9 μg：0.34）。しかし，ICS治療患者においてはBUD/FM併用群はBUD単剤群と比較して，有意に重度な喘息増悪率を低下させた（BUD 200 μg：0.92，BUD/FM 200/9 μg：0.56，BUD 400 μg：0.96，BUD/FM 400/9 μg：0.36）[27]。

ICSによる治療は肺炎リスクの増加と関連していると報告されているが[28, 29]，BUDを用いた臨床研究では肺炎リスクの増加は現在のところ認められていない[30]。

4.2　喘息治療におけるシムビコート® タービュヘイラー®

これまでの多くの研究によって，単一の吸入デバイスを用いたBUD/FM併用療法の有用性が実証されている。単一の吸入デバイスを用いたBUD/FM併用療法は，単剤の吸入剤を複数使用するよりも，患者の吸入手技の遵守と薬剤送達に関して有用である。シムビコート® タービュヘイラー® はBUD/FM配合剤を装填した吸入薬である。ICS治療でコントロール不十分な成人喘息患者を対象にシムビコート® タービュヘイラー®（BUD/FM 640/18 μg）の有効性を検証した試験において，シムビコート® タービュヘイラー® によるBUD/FM併用群は，別々の吸入デバイスに装填されているBUD単剤（640 μg）とFM単剤（18 μg）の併用群と比較して，朝のPEF増加量は同程度であり（35.7 L/min対32.0 L/min），またBUD（640 μg）単独投与と比較すると顕著に増加させた（0.2 L/min，$p<0.001$）[31]。有害事象はどの群でも同様の結果であった[31]。ICS単独療法ではコントロール不十分の軽症から中等症の喘息患者を対象にした別のRCTでは，シムビコート®（BUD/FM 160/9 μg）は高用量BUD（400 μg）と比較して，著明に朝のPEFを改善した（16.5 L/min対7.3 L/min，$p=0.002$）[32]。有害事象はどの治療群でも同様の結果であった[32]。

4.3　喘息治療におけるブデソニド／ホルモテロール維持療法と抗炎症作用を併せ持つレリーバー療法

多くの喘息患者は気道炎症の抑制のためのICS維持療法と，発作時に症状緩和のための短時間作用型吸入β_2刺激薬（SABA）が推奨されている[33]。しかし症状が悪化すると，多くの患者は症状緩和のためにSABAに頼りICS治療を疎かにする傾向があり，喘息症状の根底にある気道炎症に対する治療は不十分となる[34]。「Asthma paradox」[35]と言われるこの課題は，抗炎症作用を併せ持つレリーバー療法として即効型のβ_2-agonistとICSの併用療法により，患者の

SABAへの依存抑制とICS治療を継続することができる。実際に，シムビコート® タービュヘイラー® は，気道炎症抑制のための長期管理薬としても，症状緩和のための抗炎症作用を併せ持つレリーバー療法としても，使用が可能である。単一の吸入デバイスの使用によって，固定された比率の薬剤の成分が吸入でき，また複数の異なる吸入デバイスを用いることが回避されるために，患者の吸入デバイスの誤操作の減少と服薬遵守率の向上が見込まれる[36]。最近報告されたSymbicort Given as Needed in Mild Asthma（SYGMA）第Ⅲ相試験は，12歳以上の軽症喘息患者を対象にBUD/FM（200/6 μg）を発作治療薬として使用し，抗炎症作用を併せ持つレリーバー療法としての効果を評価した[37, 38]。SYGMA 1試験の結果から，BUD/FM（頓用）は，テルブタリン（TER）（0.5 mg，頓用）と比べて，喘息症状の改善に対して優越性が示されたが，BUD（200 μg，1日2回）+TER（頓用）との比較では劣性が示された（34.4%対31.1%対44.4%）[37]。SYGMA 2試験の結果では，重度の喘息増悪リスクの減少について，BUD/FM（頓用）は，BUD（200 μg，1日2回）+TER（頓用）に対し非劣性が示された（0.11対0.12）[38]。

SYGMA試験の結果から，抗炎症作用を併せ持つレリーバー療法は症状が現れると同時にICSを送達することで喘息症状の根本である気道炎症を抑制し，ICS維持療法と同等に喘息増悪のリスクを低減するといえるが，本邦における喘息治療の目標は，JGLにも記載されているようにICSの維持療法によりコントロール良好を達成し将来のリスクを最小限にとどめることである[2, 3]。この治療目標を達成するために，BUD/FM維持療法と抗炎症作用を併せ持つレリーバー療法の両方を備えた同一の吸入薬を用いる戦略が検討されている[36]。このアプローチには，症状緩和のためにSABAと同様の即効性のあるLABAが必要である。

FMは，SABAのサルブタモールと同等の即効性（3分以内）[39]と最大12時間の長期間の作用という長所を兼ね備えている。シムビコート® タービュヘイラー® は，数多くのRCT（表2）と臨床研究が行われ，BUD/FM維持療法と抗炎症作用を併せ持つレリーバー療法について評価されている。

軽症から中等症の喘息患者を対象としたSTEAM試験[36]では，BUD/FM維持療法と抗炎症作用を併せ持つレリーバー療法群とBUD+TER群との比較により，BUD/FM維持療法と抗炎症作用を併せ持つレリーバー療法は少ないICS投薬量（240対320 μg／日）で，著明に喘息症状と朝のPEFを改善した（34.5対9.5 L/min，$p<0.001$）[36]。同様に，中等症から重症の喘息患者を対象としたSTEP試験[40]では，BUD/FM維持療法と抗炎症作用を併せ持つレリーバー療法群はBUD+TER群と比較して，少ないICS投薬量（466対640 μg／日）で，顕著な喘息症状の改善がみられた[40]。

将来の増悪リスクに関するBUD/FM維持療法と抗炎症作用を併せ持つレリーバー療法の効果を評価したSTAY試験では，BUD/FM維持療法と抗炎症作用を併せ持つレリーバー療法群はBUD/FM（維持療法）+TER（発作薬）群およびBUD（維持療法）+TER（発作薬）群と比較し，重度の喘息増悪リスクが顕著に低下した[41]。

BUD/FM維持療法と抗炎症作用を併せ持つレリーバー療法のアプローチにおけるBUD/FM

表2　BUD/FM維持療法と抗炎症作用を併せ持つレリーバー療法の無作為化比較対照試験

試験名	試験期間／患者数	治療群	重度の喘息増悪／患者－年¥	初回の重度の喘息増悪までの期間¥	全身ステロイド治療の日数	結論
STEP†, Scicchitano ら, 2004年	12ヵ月, n＝1,890	BUD/FM 320/9 μg＋160/4.5 μg 頓用	0.23 対 0.42 45％減少 (p<0.001)	39％減少 (p<0.001)	1,776 日対 3,177 日	BUD/FM維持療法と抗炎症作用を併せ持つレリーバー療法は高用量BUDの維持療法に比べ効果が高かった ・重度の喘息増悪率減少 ・ステロイド減量 ・喘息症状の改善
		BUD 640 μg＋TER 0.4 mg 頓用				
STEAM‡, Rabe ら, 2006年	6ヵ月, n＝697	BUD/FM 160/9 μg＋80/4.5 μg 頓用	0.08 対 0.35 76％減少 (p<0.001)	70％減少 (p<0.001)	114 日対 498 日	
		BUD 320 μg＋TER 0.4 mg 頓用				
STAY, O'Byrne ら, 2005年	12ヵ月, n＝2,760	BUD/FM 160/9 μg＋80/4.5 μg 頓用	0.19 対 0.35 対 0.40 46％減少 vs BUD＋TER (p<0.001) 53％減少 vs BUD/FM＋TER (p<0.001)	45％減少 vs BUD＋TER (p<0.001) 50％減少 vs BUD/FM＋TER (p<0.001)	1,255 日対 2,577 日対 2,918 日	BUD/FM維持療法と抗炎症作用を併せ持つレリーバー療法はICS/LABA固定用量およびBUD単剤に比べ効果が高かった ・重度の喘息増悪率減少 ・喘息増悪までの期間延長 ・発作薬使用回数の減少
		BUD 640 μg＋TER 0.4 mg 頓用				
		BUD/FM 160/9 μg＋TER 0.4 mg 頓用				
SMILE, Rabe ら, 2006年	12ヵ月, n＝3,394	BUD/FM 320/9 μg＋160/4.5 μg 頓用	0.19 vs 0.29 vs 0.37 34％減少 vs BUD/FM＋FM 49％減少 vs BUD/FM＋TER	27％減少 vs BUD/FM＋FM 45％減少 vs BUD/FM＋TER	1,295 日対 2,174 日対 2,930 日	BUD頓用およびFM頓用はいずれもBUD/FM維持療法と抗炎症作用を併せ持つレリーバー療法のアプローチの有効性に寄与した
		BUD/FM 320/9 μg＋FORM 4.5 μg 頓用				
		BUD/FM 320/9 μg＋TER 0.4 mg 頓用				
COMPASS, Kuna ら, 2007年	6ヵ月, n＝3,335	BUD/FM 320/9 μg＋160/4.5 μg 頓用	0.23 対 0.32 28％減少 (p＝0.0048)	26％減少 (p＝0.026)	694 日対 1,133 日	BUD/FM維持療法と抗炎症作用を併せ持つレリーバー療法は固定用量BUD/FMに対し優越性を示した ・重度の喘息増悪率減少
		BUD/FM 640/18 μg＋TER 0.4 mg 頓用				
AHEAD, Bosquet ら, 2007年	6ヵ月, n＝2,309	BUD/FM 320/9 μg＋160/4.5 μg 頓用	0.25 vs 0.31 21％減少 (p＝0.039)	有意差なし (p＝0.12)	764 日対 990 日	BUD/FM維持療法と抗炎症作用を併せ持つレリーバー療法は高用量のFLU/SALと比較して，初回の増悪までの期間を延長しなかったが，喘息増悪率を減少させた
		FLU/SAL 1,000/100 μg＋TER 0.4 mg 頓用				

† 中等症から重症喘息，‡ 軽症から中等症喘息，¥ 治療介入有。
BUD：ブデソニド，FLU：フルチカゾン，FORM：ホルモテロール，HR：ハザード比，ICS：吸入ステロイド薬，LABA：長時間作用型β_2刺激薬，SABA：短時間作用型β_2刺激薬，SAL：サルメテロール，TER：テルブタリン。

のBUDの寄与を評価するために，BUD/FMで治療を受けている有症状の患者を対象としたSMILE試験が実施された。SMILE試験の結果から，抗炎症作用を併せ持つレリーバー療法の重度の喘息増悪に対する予防効果が確認された[42]。コントロール不良の喘息患者を対象としたAHEAD試験では，BUD/FM維持療法と抗炎症作用を併せ持つレリーバー療法群では高用量FLU/SAL＋SABA（維持療法）群と比較して，著明に喘息増悪率が減少した[43]。COMPASS試験では，BUD/FM維持療法と抗炎症作用を併せ持つレリーバー療法ではFLU/SAL（維持療法）＋SABA群と比較して，著明に喘息増悪回数が減少した[44]。

実臨床下での臨床研究においては，COSMOS試験の結果から，BUD/FM維持療法と抗炎症作用を併せ持つレリーバー療法は，FLU/SAL＋SABAと比べ，顕著に重度の喘息増悪率（22%，$p<0.0025$）およびレスキュー療法の使用（38%，$p<0.001$）が低下した[45]。同様に，BUD/FM維持療法と抗炎症作用を併せ持つレリーバー療法と従来療法を比較したCHAMPION試験においても，BUD/FM維持療法と抗炎症作用を併せ持つレリーバー療法群は少ないICS投薬量にもかかわらず，有意に喘息増悪率を低下させた（15%，$p=0.021$）[46]。BUD/FM維持療法と抗炎症作用を併せ持つレリーバー療法において，高用量（維持用量）と低用量（維持用量）を比較したEUROSMART試験では，高用量のBUD/FM維持療法と抗炎症作用を併せ持つレリーバー療法群は初回の重度の喘息増悪までの期間を延長させた（ハザード比0.82，$p=0.03$）[47]。

これらの実臨床下での臨床研究から得られた結果により，BUD/FM維持療法と抗炎症作用を併せ持つレリーバー療法の有効性と安全性が確立された。

結論

タービュヘイラー®は肺内沈着率が高い至適粒子径の薬剤を送達できるデバイスである。その性能は湿度や患者の吸気量および取り扱い上の誤操作による影響を受けず，幅広い年齢層の患者に適している。シムビコート®タービュヘイラー®に装填されているBUD/FMは，FMがSABA（即効性）とLABA（長期間作用）の両方の特性を備えていることから，ICS/LABAのなかでもっとも有用な組み合わせである。BUD/FM維持療法と抗炎症作用を併せ持つレリーバー療法は，喘息症状を効果的にコントロールし将来の増悪リスクを低下させるだけでなく，長期管理薬の過小使用およびSABAの過剰使用を防ぐなど，喘息治療において有用な治療戦略であると言える。

文　献

1) M. Ibrahim *et al.*, *Med. Devices* (*Auckl*), **8**, 131 (2015)

2）Global Initiative for Asthma（2018）
3）一般社団法人日本アレルギー学会 喘息ガイドライン専門部会監修，喘息予防・管理ガイドライン 2018，協和企画（2018）
4）D. Price *et al.*, *Respir. Med.*, **107**, 37（2013）
5）R. W. Dal Negro, *Multidiscip. Respir. Med.*, **10**, 13（2015）
6）F. Lavorini, *ISRN Allergy*, 102418（2013）
7）P. Haidl *et al.*, *Respir. Med.*, **118**, 65（2016）
8）H. Chrystyn, *Allergy*, **54**, 82（1999）
9）A. H. de Boer *et al.*, *Eur. J. Pharm. Biopharm.*, **96**, 143（2015）
10）P. Demoly *et al.*, *Respir. Med.*, **108**, 1195（2014）
11）J. Sanchis *et al.*, *Chest*, **150**, 394（2016）
12）K. B. Saunders, *Br. Med. J.*, **1**, 1037（1965）
13）V. Giraud and N. Roche, *Eur. Respir. J.*, **19**, 246（2002）
14）S. P. Newman and W. W. Busse, *Respir. Med.*, **96**, 293（2002）
15）K. Wetterlin, *Pharm. Res.*, **5**, 506（1988）
16）J. Milenkovic *et al.*, *Int. J. Pharm.*, **448**, 205（2013）
17）W. Tarsin *et al.*, *J. Aerosol Med.*, **17**, 25（2004）
18）P. H. Brown *et al.*, *Eur. Respir. J.*, **8**, 1940（1995）
19）R. J. Meijer *et al.*, *Thorax*, **51**, 433（1996）
20）E. Ståhl *et al.*, *Pediatr. Pulmonol.*, **22**, 106（1996）
21）C. Janson *et al.*, *NPJ Prim. Care Respir. Med.*, **26**, 16053（2016）
22）C. Janson *et al.*, *Pulm. Ther.*, **3**, 243（2017）
23）H. S. Nelson, *Prim. Care Respir. J.*, **15**, 271（2006）
24）A. P. Greening *et al.*, *Lancet*, **344**, 219（1994）
25）A. Woolcock *et al.*, *Am. J. Respir. Crit. Care Med.*, **153**, 1481（1996）
26）R. A. Pauwels *et al.*, *N. Engl. J. Med.*, **337**, 1405（1997）
27）P. M. O'Byrne *et al.*, *Am. J. Respir. Crit. Care Med.*, **164**, 1392（2001）
28）T. McKeever *et al.*, *Chest*, **144**, 1788（2013）
29）C. J. Qian *et al.*, *Br. J. Clin. Pharmacol.*, **83**, 2077（2017）
30）P. M. O'Byrne *et al.*, *Am. J. Respir. Crit. Care Med.*, **183**, 589（2011）
31）O. Zetterström *et al.*, *Eur. Respir. J.*, **18**, 262（2001）
32）U. G. Lalloo *et al.*, *Chest*, **123**, 1480（2003）
33）N. Shahidi and J. M. Fitzgerald, *J. Asthma Allergy*, **3**, 169（2010）
34）M. R. Partridge *et al.*, *BMC Pulm. Med.*, **6**, 13（2006）
35）P. M. O'Byrne *et al.*, *Eur. Respir. J.*, **50**, 1701103（2017）
36）K. F. Rabe *et al.*, *Chest*, **129**, 246（2006）
37）P. M. O'Byrne *et al.*, *N. Engl. J. Med.*, **378**, 1865（2018）
38）E. D. Bateman *et al.*, *N. Engl. J. Med.*, **378**, 1877（2018）
39）E. Seberová and A. Andersson, *Respir. Med.*, **94**, 607（2000）
40）R. Scicchitano *et al.*, *Curr. Med. Res. Opin.*, **20**, 1403（2004）
41）P. M. O'Byrne *et al.*, *Am. J. Respir. Crit. Care Med.*, **171**, 129（2005）

42) K. F. Rabe *et al., Lancet,* **368**, 744 (2006)
43) J. Bousquet *et al., Respir. Med.,* **101**, 2437 (2007)
44) P. Kuna *et al., Int. J. Clin. Pract.,* **61**, 725 (2007)
45) C. Vogelmeier *et al., Eur. Respir. J.,* **26**, 819 (2005)
46) P. Demoly *et al., Respir. Med.,* **103**, 1623 (2009)
47) M. Aubier *et al., Eur. Respir. J.,* **36**, 524 (2010)

次世代吸入製剤とデバイスの開発

2018 年 11 月 15 日　第 1 刷発行

監　　修　岡本浩一　　(T1094)
発 行 者　辻　賢司
発 行 所　株式会社シーエムシー出版
東京都千代田区神田錦町 1-17-1
電話 03(3293)7066
大阪市中央区内平野町 1-3-12
電話 06(4794)8234
http://www.cmcbooks.co.jp/
編集担当　渡邊　翔／仲田祐子

〔印刷　あさひ高速印刷株式会社〕

ISBN978-4-7813-1353-5 C3047 ¥76000E